Bill Sardi

Anti-Aging-Durchbruch

Wird ein Lebensalter von 125 Jahren in guter Gesundheit dank einer natürlichen Anti-Aging-Pille bald normal sein?

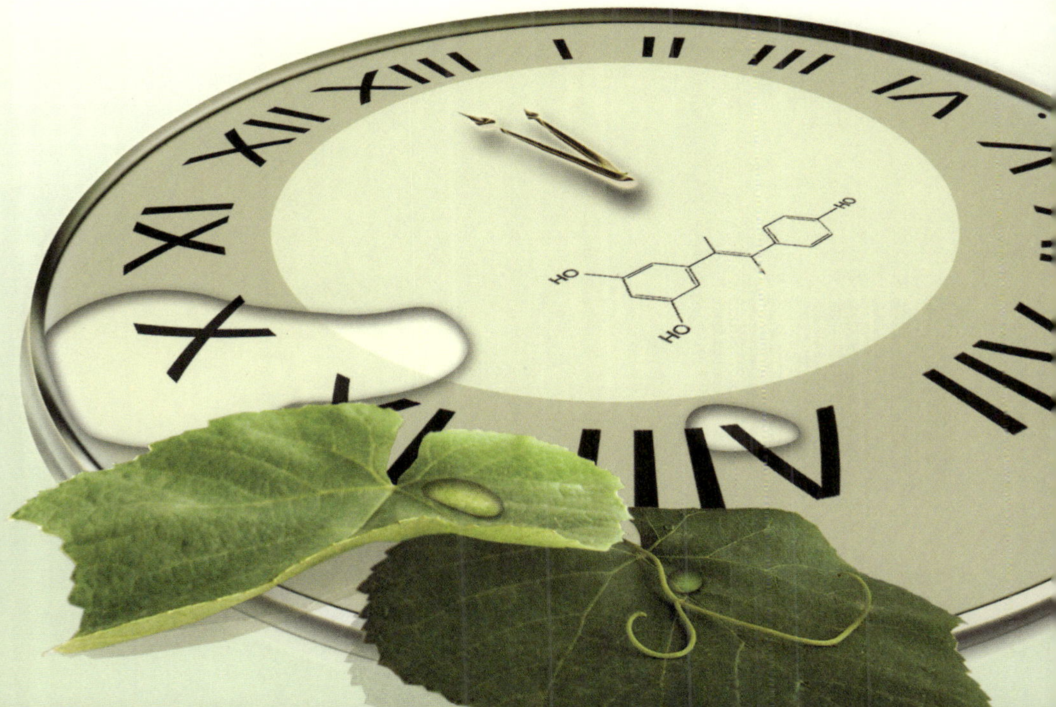

Auf der Suche nach dem genetischen Schalter für ein langes Leben und einem natürlichen Molekül, das ihn aktiviert

Titel der amerikanischen Originalausgabe:
The Anti-Aging Pill, Is the 125-year Life Span About to Become Common? Scientists Find the Genetic Switch for Longevity and a Natural Molecule that Turns it on. 1st Edition

ISBN 0-9774272-0-X
9 780977 427208

Dieses Buch dient ausschließlich zu Informationszwecken. Informieren Sie sich in anderen Literaturquellen bevor Sie gesundheitsbezogene Entscheidungen treffen.

Inhalt

KAPITEL I

Was wäre wenn?

>> Kapitelinhalt <<

Das Leben aller Organismen wird durch eine Gruppe von Programmen gesteuert, die man sich wie *„Uhren"* vorstellen könnte. Einer dieser Mechanismen löst zum Beispiel die Pubertät aus. Ebenso wird das Altern gesteuert. Was wäre, fragen die Wissenschaftler, wenn wir diese Alterungsuhr finden und umstellen könnten?

Nun, die Menschheit hat sie gerade gefunden. Und nichts wird mehr so sein wie früher.

In diesem Buch voller Entdeckungen werden wir uns einem neuen und wachsenden Verständnis vom Leben und seinen Prozessen widmen. Diesen Pfad der Entdeckungen werden wir langsam betreten, um Sie auf ihrem Weg so hilfreich wie möglich zu begleiten. Das Buch beinhaltet neue Termini und Konzepte, die wir erklären werden. Für ein näheres Verständnis und weitere Informationen steht eine Website zur Verfügung.

Wir möchten Sie einladen am Anfang dieses Weges der Entdeckungen viele Ihrer Ansichten über das Altern zu löschen. Beginnen Sie bei sich selbst – wie viele Lebensjahre haben Sie Ihrer Meinung nach noch zu leben? Normalerweise wird angenommen, dass man sieben oder acht Lebensdekaden erwarten darf und die Jahre, die diese Grenze überschreiten, würden höchstwahrscheinlich Zeiten der Senilität und Unfähigkeit sein. In der Tat erwarten Lebensversicherungsanstalten, dass Sie – und alle anderen Menschen – rechtzeitig sterben. Auf ähnliche Weise verwendet das Kranken- und Sozialversicherungssystem verlässliche Sterbetafeln um unser Ableben vorherzusagen. Stellen Sie sich nun aber vor, die bisherigen (und zuverlässigen) Fakten zu löschen; stellen Sie sich vor, dass sich alle Vorhersagen zur Lebenserwartung ändern würden – nicht um einige Jahre, sondern um *Jahrzehnte*.

125 Jahre Lebenserwartung könnten zu einer gewöhnlichen Erscheinung werden. Und was bedeutend ist, diese zusätzliche Lebensdekaden könnten in *guter Gesundheit* verbracht werden. Die Menschen würden ein langes und funktionell hochwertiges Leben ohne die meisten Alterserkrankungen führen.

„Ich denke, dass das Älterwerden von einem kleinen Set genetischer Mechanismen gesteuert wird, einer einfachen Uhr. Wenn wir herausfinden würden, was diese Steuermechanismen sind, dann könnten wir den gesamten Alterungsprozess verzögern. Anstatt altersbedingte Pathologien Schritt für Schritt zu verschieben, wären wir in der Lage mit der Verschiebung des Alterungsprozesses ebenso die meisten, wenn nicht sogar alle Krankheitsbilder hinauszuzögern." Joao Pedro de Magalhaes, Universität Namur, Belgien.

- Magalhaes, J. P.: Is mammalian aging genetically controlled? Biogerontology, 2003, S. 119-120.

Sicherlich erwarten Sie jetzt eine Geschichte über einen Guru aus dem Himalaya, der behauptet, sein Stamm lebe länger aufgrund eines Gesangs, einer Wurzel oder einer Frucht. Doch dies hat weder mit Hellseherei noch mit Mystik zu tun, sondern entspringt dem Schoß der Wissenschaft. Ein Genetiker aus Harvard lüftet das Geheimnis der Langlebigkeitsmechanismen, welche tief in der menschlichen DNA verwurzelt sind. Mit Sicherheit bedeutet dies einen dramatischen Sprung für die menschliche Lebenserwartung, der zu Veränderungen in unserer Gesellschaft führen wird. Wenn seine Forschungen über die Langlebigkeitsmechanismen alle Menschen in der ganzen Welt betreffen, könnte diese Entdeckung durchaus zu einer der bedeutendsten für Jahrhunderte werden. Das Erstaunliche daran ist, dass ein großer Teil dieses Wissens uns schon seit langem begleitet.

Die Menschheit frischt die Langlebigkeitsmechanismen wieder auf

Über Jahrtausende hinweg bereiten die Chinesen Tees aus einem Kraut, dem so genannten *fo-ti*, mit dem Ziel das Leben zu verlängern. Auf ähnliche Weise genossen die Japaner den *Itadori* Tee um Langlebigkeit zu erzielen. Die Vertreter der Mittelmeerkulturen tranken traditionell Tafelwein im Glauben er wäre wohltuend UND gute Medizin zugleich. In der Gewissheit, es gediene dem Wohlbefinden, befolgen viele Kulturen des mittleren Ostens die hochgeschätzte Tradition des Fastens. Jahrhunderte lang haben wieder andere Radium emittierende heiße Quellen genutzt, um ihren Gesundheitszustand zu verbessern oder zu erhalten. Bis vor kurzem haben Medizinexperten diese uralten Sitten hochmütig belächelt.

Doch das ist nun vorbei: Alle diese altehrwürdigen Gesundheitspraktiken gehen zweifellos Hand in Hand mit dem menschlichen, genetisch überlieferten Überlebensmechanismus, der, wenn er ausgelöst worden ist, tatsächlich *Gesundheit und Langlebigkeit* hervorrufen kann. Die Wissenschaft ist dabei diesen Überlebensmechanismus zu enthüllen, zumal den Forschern dessen Auswirkungen schon längst bekannt waren, die Funktionsweise jedoch bisher ungeklärt blieb.

Westliche Mediziner hatten sich üblicherweise auf Einzelkrankheiten konzentriert, und entwickelten für jedes spezifische Leiden gezielte Medikamente. Nur selten machten sich die Wissenschaftler auf die Suche nach Wegen hin zu einem längeren Leben an sich. Gleichwohl hat die sich entwickelnde Medizin über das letzte Jahrhundert die Lebensspanne stetig verlängert.

Es gibt heute tatsächlich viele Menschen, die Ihren persönlichen Gesundheitszustand durch Änderungen im Lebensstil deutlich verbessern und damit auch eine längere Lebensdauer erreichen. Aber um ehrlich zu sein, die viele Mühe bringt oft nur wenig Früchte.

Viele versuchen durch Sport ihren Cholesterinspiegel niedrig zu halten und zugleich ihren Blutdruck zu senken, doch keine der üblichen Methoden dürfte mehr als 6 bis 18 Monate der zu erwartenden Lebenspanne hinzufügen.

Die Weltgesundheitsorganisation (WHO) nimmt an, dass die Menschheit fünf bis zehn gesunde Lebensjahre hinzugewinnen könnte, wenn jeder die 25 größten Risikofaktoren beachten und diesen vorbeugen würde. Zu diesen Faktoren gehören unter anderem Unterernährung während der Kindheit und Schwangerschaft, ungeschützter Geschlechtsverkehr, hoher Blutdruck, Rauchen, Alkohol, ungenügende Hygiene, verschmutztes Wasser, Eisenmangel und Übergewicht.

Man schätzt, dass jährlich auf der ganzen Welt 56 Millionen Menschen sterben. Bis zu 40 Prozent dieser Todesfälle treten aufgrund der Nichtbeachtung von Risikofaktoren vorzeitig ein und könnten vermieden werden. Offensichtlich gibt es eine größere Anzahl von unterernährten Kindern und Erwachsenen in den Ländern der dritten Welt und mehr Fälle von Übergewicht in den Industrieländern. Glücklicherweise handelt es sich hierbei nicht um globale Risikofaktoren. Wenn man diesen vermeidbaren Risiken aus dem Weg geht, könnten nach Angaben der Weltgesundheitsorganisation etwa 16 Jahre zur Lebenserwartung der Menschen in den ärmsten Ländern Afrikas und 5,4 Jahre in den reichsten Ländern Europas hinzukommen.[2]

Die folgende Tabelle zeigt, dass die größten Bemühungen zur Verbesserung der Gesundheit und Verlängerung der Lebensdauer auch im besten Falle nicht mehr als fünf bis zehn zusätzliche Jahre für die Bevölkerung in den hochentwickelten Industrieländern erzielen. Dabei hat die Kalorienreduzierung das Potenzial für drei bis fünf zusätzliche Lebensdekaden. Gerade deshalb richtet sich das Hauptaugenmerk der Forscher auf diesen Sachverhalt mit dem Ziel eine Anti-Aging-Pille zu entwickeln.

Faktoren die die Lebenserwartung erhöhen	Zusätzliche Lebensjahre
Cholesterin-Senkung durch Statin-Therapie[1]	0.5
Sport[2]	1.5
Cholesterin-Werte unter 200, Blutdruck unter oder gleich 120/80, Nichtraucher[3]	5.8 – 9.5
Senkung der Gesundheitsrisiken (Rauchen, Alkohol, Wasserverunreinigung, Fettleibigkeit)[4]	5.4 – 16.0
Operation des Prostatakarzinoms bei älteren Männern[5]	0.0
Vegetarier, Erhöhung der Lebenserwartung im Alter von 30 Jahren im Gegensatz zu Nicht-Vegetariern[6]	4.42 – 7.28
Aufgabe des Rauchens im Alter von 45 Jahren[7]	5.6 – 7.2
Tägliche Einnahme von 300 Milligramm Vitamin C über die Nahrung oder als Ergänzung (US Durchschnitt 110 mg)[8]	6.0 (Männer)
Weibliches Geschlecht (im Unterschied zu Männern ein angeborener Vorteil anhand des gegebenen niedrigen Eisenwertes)[9]	5.0 – 8.0
Kalorienreduktion, 40% weniger Kalorien (1100 Kalorien pro Tag)[10]	30.0 – 50.0

[1] J. Am. College Cardiology. 2002, Jg. 40, S.49-55.

[2] Harvard University Gezette. June 12, 1997.

[3] Lancet. July 26, 2003, Ser. 362, S. 271-280

[4] J. Am. Med. Assoc. 2002, Ser. 282, S. 2012-2018.

[5] AM. J. Preventive Med. 1994, Jg. 10, S. 187-193.
New Eng. J. Med. 2002, Jg. 347, S. 781-789.

[6] Arch Int. Med. 2002, Jg. 161, S. 1645-1652.

[7] Canada Why should I stop smoking? In: Becel Heart Health Information Center.

[8] Epidemiology. 1992. Jg. 3, S. 194-202.

[9] Womens Health. 1987, Jg. 12, Ser. 103045.
Am. J. Prev. Med. 2000, Jg. 18, S. 77-82.

[10] Genes & Development. 2003, Jg. 17, S. 313-321.

Wie groß ist (oder war) die höchste Lebensspanne eines Menschen?

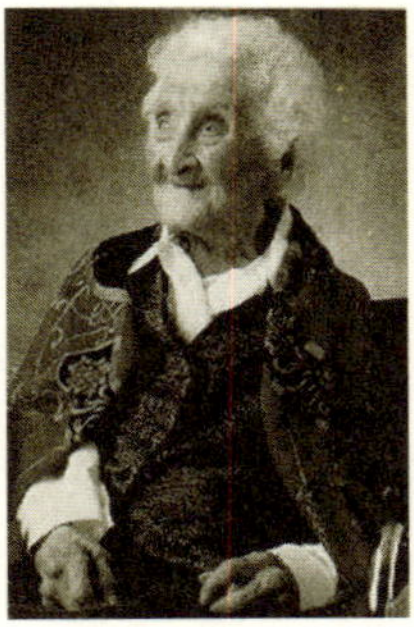

Jeanne Louise Calment

Jeanne Louise Calment ist der älteste registrierte Mensch der modernen Ära. Sie lebte 122 Jahre. Sie wurde in Arles (Frankreich) am 21. Februar 1875 geboren, und starb am 4. August 1997. Sie heiratete ihren Mann 1896 und überlebte ihn um 55 Jahre, ihr einziges Kind um 63 Jahre, und ihr einziges Enkelkind um 37 Jahre. Man sagte, dass ihr Langlebigkeit schon in die Wiege gelegt wurde, da ihr Vater das Alter von 94 erreichte und die Mutter 86 Jahre lebte. Sie fuhr Fahrrad bis in das hohe Alter von 100 Jahren, wodurch sie die Menschen zwang ihre negative Einstellung dem Alter gegenüber zu überdenken. Aber sie werden es nicht glauben, Jeanne Louise aß mehr als zwei Pfund Schokolade pro Woche, behandelte Ihre Haut mit Olivenöl und trank täglich ein Gläschen Portwein.

Aus der Sicht der heute zur Verfügung stehenden Erkenntnisse über den Langlebigkeitsmechanismus können wir sehen, dass Jeanne Louise durch alltägliche Routine ein Enzym in ihrem Körper aktiviert hatte, das ihr ein langes Leben schenkte. Jeannes Gene waren nicht die ausschlaggebende Ursache für Ihr langes Leben – heute glauben wir, dass ihr täglicher Lebensstil den Langlebigkeitsmechanismus ausgelöst hat.

Der eintretende Boom der Hundertjährigen

In Europa erfahren wir in den letzten Dekaden einen beachtlichen Anstieg von 40 Prozent bei der Zahl sehr alter Erwachsener. Das US Census Bureau sagt voraus, dass die Anzahl der über Hundertjährigen in den Vereinigten Staaten zum Jahre 2050 bis auf 834000 ansteigen wird.

Erwartete Zahl der über Hundertjährigen, Vereinigte Staaten	
2020	131.000
2030	214.000
2040	447.000
2050	834.000

Hundertjährige in den Vereinigten Staaten 1990, erarbeitet 1999, US Census Bureau.

Die Insel der Hundertjährigen: Sardinien

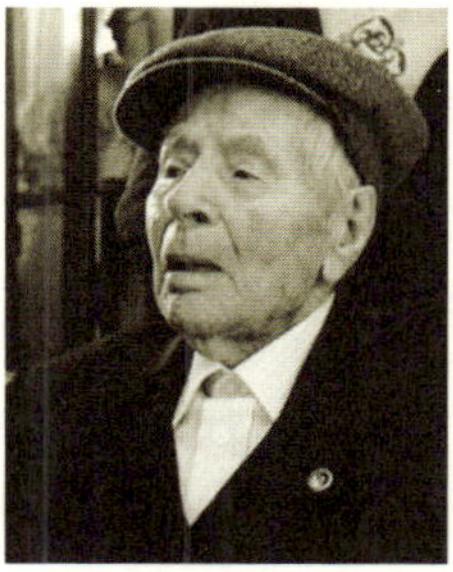

Antonio Todde wurde auf Sardinien 115 Jahre alt und damit der am längsten lebende Mann der Neuzeit. Sein Geheimnis für ein langes Leben war jeden Tag ein Glas Rotwein, oder auch mal zwei.

Im Jahre 2002 wurde Antonio Todde an seinem 112. Geburtstag in das Guiness-Buch der Rekorde als ältester Mann der Welt aufgenommen. Er wurde 1889 in einem sardinischen Bergdorf geboren, im gleichen Jahr, als der Eiffelturm fertiggestellt wurde. Vor seinem Tode behauptete er, das Geheimnis seines langen Lebens sei ein tägliches Glas Rotwein, den sein Enkelsohn aus den in der Nähe der Stadt Nuoro wachsenden Trauben herstellte. In Antonios eigenen Worten lag sein Geheimnis für ein langes Leben: *„Sie bekommen einen Tag nach dem anderen, und machen weiter“*, sagte er. *„Lieben Sie einfach Ihren Nächsten, und trinken Sie ein gutes Glas Wein.“* Sie werden gleich sehen, dass seine Ernährungsgewohnheiten - aus Trauben und Wein bestehend - eine bedeutende Rolle für sein langes Leben gespielt haben dürften.[3]

Darüberhinaus war Antonio nur einer der vielen Hundertjährigen, die auf Sardinien leben. Die Langlebigkeit dieser Menschen ist ihrem regelmäßigen Weinkonsum zuzuschreiben.

Antonio Todde wurde auf Sardinien 115 Jahre alt und damit der am längsten lebende Mann der Neuzeit. Sein Geheimnis für ein langes Leben war jeden Tag ein Glas Rotwein, oder auch mal zwei.

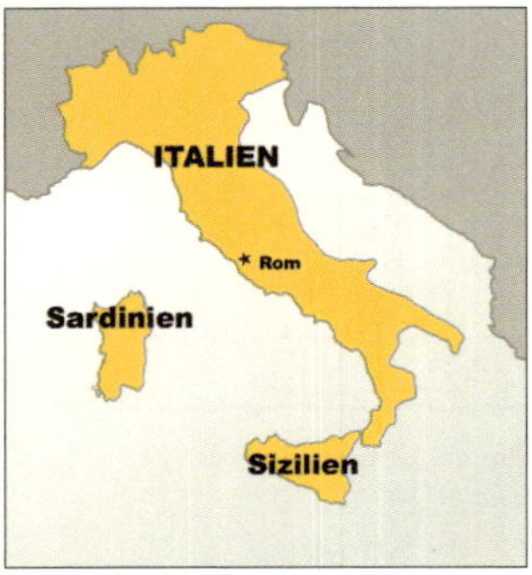

Sardinien ist eine Insel, die von vielen Hundertjährigen bewohnt wird.

Mitten in China entdeckten Journalisten 1998 das am längsten lebende Paar. Li Guanghai, geboren 1897 (er wurde 101 Jahre alt) und Wang Fangzhen, geboren im Jahre 1896 (sie wurde 102 Jahre alt), haben im Jahre 1916 geheiratet, und sind heute das Ehepaar, das am längsten gelebt hat. Die Frau trinkt vor der Nachtruhe immer ein wenig vom selbst gemachten Wein und zugleich trinken sie beide starken Tee. Nach dem vierzigsten Lebensjahr haben sie unter keiner ernsthaften Erkrankung gelitten. Beide haben auf den Bauernfeldern bis zu einem Alter von 85 Jahren gearbeitet. Und das Paar geht noch heute regelmäßig in die nahe gelegene Stadt zu Fuß.[4]

Die 122 Jahre alte Französin Jeanne Louise Calment trinkt täglich Portwein und genießt 2 Pfund Schokolade pro Woche; der 115 Jahre alte Italiener Antonio Todde nimmt täglich ein Glas Rotwein zu sich; der 101 Jahre alte Li Guanghai und seine 102 Jahre alte Ehefrau Wang Fangzhen konsumieren starken Tee und täglich einen Wein. Heute sehen wir diese Menschen in einem völlig neuen Licht, indem wir einen zuvor unbemerkten Faktor wahrnehmen, der sich wie ein roter Faden durch ihr Leben zieht. Der gesundheitsstärkende Faktor von Wein und Tee, die beide mit ähnlichen Molekülen, den so genannten *Polyphenolen*, ausgestattet sind.

Während die Alterungsforscher bemüht sind eine Anti-Aging-Pille herzustellen, die Langlebigkeitsmechanismen durch die Kalorienreduktion regeln soll, erreichten Jeanne Calment, Antonio Todde und Königin Elisabeth gerade durch den regelmäßigen Konsum eines kalorienreichen alkoholischen Getränks ein

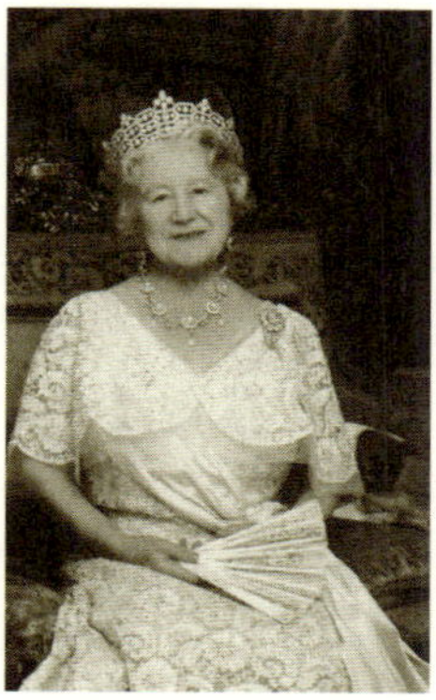

Die Königin Mutter
von England

Die englische Königin Elisabeth, geboren am 4. August 1900, bekannt als „Queen Mum" starb im Alter von 101 Jahren am 30. März 2002. Sie überlebte ihre Tochter Prinzessin Margaret um 30 Jahre.

Dr. Thomas Stuttaford, medizinischer Redakteur bei der London Times, schrieb ihre Langlebigkeit sowohl genetischen Faktoren, als auch dem täglichen Glas Rotwein zu. „Eineinhalb Gläser Rotwein täglich ohne Ausnahme verstärken die angeborenen genetischen Voraussetzungen." Laut Stuttaford verbinden Wissenschaftler auf der ganzen Welt die positiven Auswirkungen von Wein auf das kardiovaskuläre System mit den Stoffen Resveratrol und Quercetin, die man im Wein fand.

- Struttaford, T.: Genes and gin aid longevity. www.drinkingandyou.com.

sehr hohes Alter. Dieses Rätsel ist als das *„Französische Paradox"* bekannt geworden, da die Menschen in den Weinanbaugebieten Frankreichs länger leben als ihre Landsleute anderswo.[5] Was haben diese weintrinkenden Hundertjährigen mit der Entwicklung der Anti-Aging-Pille zu tun? Gibt es im Wein eine Komponente, die die Auswirkungen einer Kalorienreduktion imitiert?

Die Aussichten für eine Anti-Aging-Pille

Ist die Arbeit der Altersforscher sinnlos? Ist die Anti-Aging-Pille nur ein Wunschtraum? Mehrere Jahrzehnte lang schien dies der Fall zu sein. Im Jahre 1961 zeigten Leonard Hayflick und Paul Moorhead anhand eines Laborversuchs, dass sich die menschlichen Zellen nur in begrenzter Zahl teilen können. Diese Feststellung läutete eine fatalistische Epoche in der Alterungsforschung ein. Eindeutig konnte bewiesen werden, dass es eine Beziehung zwischen der Anzahl der aufeinanderfolgenden Zellteilungen und der Lebenserwartung einer Spezies gibt. Manche Lebewesen, wie die Galapagos-Schildkröten, haben

Zellen, die sich bis zu 110 Mal teilen können. Die Zellen von Menschen, die an frühzeitiger Alterung leiden (eine Krankheit mit dem Namen Progeria), weisen stärker begrenzte Möglichkeiten bei der Zellteilung auf. Seit dem Befund von 1961 hat die Wissenschaft mehr gelernt. Und die Hoffnungslosigkeit wich.

Eine erhebliche Zahl von Gerontologen ist heute der Überzeugung, dass der Mensch schon innerhalb des kommenden Jahrhunderts, wenn nicht gar früher, die Altersgrenze von 150 Jahren erreichen wird.

Manche Anti-Aging-Pioniere sprechen sogar von unbegrenztem Altern. Genau, das ist die Aussicht auf Unsterblichkeit. Aubrey de Grey, Genetiker und Alterungswissenschaftler an der Universität Cambridge, spricht von einem *„künstlich verlangsamten, vernachlässigbaren Alterungsprozess,“* einer unbegrenzten Hinauszögerung des Alterns. In diesem Buch werden wir nicht so weit gehen.

Neu gegründete pharmazeutische Unternehmen planen den Tag, an dem patentierbare Moleküle die durchschnittliche menschliche Lebensspanne erheblich über die gegenwärtigen 70 bis 80 Jahre anheben werden. Aber laufen Sie nicht gleich in die nächste Apotheke. Mindestens vier Gesellschaften bemühen sich genau darum, was den Wahrheitsgehalt dieser Idee wohl stützt. Abgesehen davon ist es aber eher unwahrscheinlich, dass die Anti-Aging-Pille innerhalb der nächsten zehn Jahre auf den Markt kommt, da eine Studie an Menschen Jahrzehnte dauern würde. Die Idee der Pharmazeuten wird der Menschheit diese Pille also kaum im Laufe der nächsten Jahre bringen. Ebenso ergibt es nicht viel Sinn die Anti-Aging-Pille als einen dosierten Wirkstoff zu beschreiben, den Ärzte ihren Patienten verschreiben, wenn diese alt werden. Vielmehr wird die Anti-Aging-Pille wohl der breiten Öffentlichkeit als Nahrungsergänzung, die die Gesundheit fördert und einen lebensverlängernden Effekt hat, zur Verfügung stehen.

Die Suche nach der Anti-Aging-Pille ist unter denen, die sich als Vertreter der *Avantgarde* proklamieren, überaus populär geworden. Dies ruft Erinnerungen an die Menschen hervor, die ihre Körper nach dem Tode einfrieren ließen (Cryonics), im Glauben an zukünftige Entdeckungen, die sie wieder zurück ins Leben bringen sollen.

Nach Jahrzehnten der Forschung wissen die Wissenschaftler nun, dass eine kalorienarme Ernährung den Alterungsprozess in gewisser Weise beeinflusst. In der wissenschaftlichen Welt gibt es darüber keinen Zweifel. Es besteht einstimmiger Konsens darüber, dass die Kalorienreduzierung zu einem erheblich längeren Leben beiträgt, was bei Hefezellen, Fruchtfliegen, Würmern, Säugetieren (Makaken) und letztlich auch am Menschen belegt werden konnte. George Roth und seine Kollegen vom *National Institute on Aging* verfügen über Hinweise, dass die lebensverlängernden Eigenschaften einer Kalorienrestriktion auch auf den Menschen anwendbar sind. Bei den am längsten lebenden Menschen wurden die gleichen biologischen Marker gefunden, die auch Versuchstiere mit einem eingeschränkten Speisenplan aufwiesen. Dies seien ein gesenkter Insulinwert, eine niedrigere Körpertemperatur und ein stabiler Adrenalinspiegel. Es gibt also Faktoren, die man mit einem langen Leben in Verbindung bringen kann.

„Hiermit steigt die Wahrscheinlichkeit, dass wir pharmazeutische Wirkstoffe finden werden, die diese Auswirkungen nachahmen können", so Stephen Spindler, Wissenschaftler auf dem Gebiet der menschlichen Lebensspanne an der *University of California*.[6]

Was können die Wissenschaftler aber mit dieser Feststellung zurzeit anfangen? Die Vermarktung streng reduzierter Ernährungsgewohnheiten würde nicht besonders ankommen. Es gibt einige Gruppen, die diese Idee eifrig voranbringen, aber deren Mitgliederzahl ist begrenzt.

Die Wissenschaftler forschen weiter nach einem Mittel zur Nachahmung der Anti-Aging-Faktoren, d.h. nach einer Pille, die die Eigenschaften der Kalorienrestriktion nachahmen würde. Dieses Buch stellt die Suche und die ersten scheinbaren Erfolge in dem Bestreben nach einer Anti-Aging-Pille dar.

Im letzten Jahrzehnt, als das menschliche Genom zum ersten Mal genau aufgezeichnet wurde, eröffneten sich große Möglichkeiten für Erfindungen auf dem Gebiet der Alterungsforschung. In einem kurzen bedeutsamen Zeitraum wurde der gesamte DNA-Code des Menschen entziffert. Damit haben wir alle erfahren, dass die Gene auch *„Baupläne"* für Enzyme und Proteine tragen, die (1) Krankheiten hervorrufen, oder (2) Krankheiten unterdrücken und (3), genau, den Alterungsprozess entweder beschleunigen oder abbremsen können.

Glauben die Menschen an die Endlichkeit der Lebenspanne und einen sinnlosen Kampf gegen das Altwerden? Würden die Menschen für die Anti-Aging-Pille, falls sie erhältlich wäre, Schlange stehen? Diese E-Mail wurde an die Anwälte von Cryonics geschickt, die Interesse an der Aufbewahrung ihrer toten Körper hatten, um tiefgefroren auf neue, sie zum Leben erweckende Technologien zu warten.

Message-Nummer: 13406
Datum: Sonntag, 19. März 2000 17:42:10-0500
Von: Henry R. Hirsch
Betreff: Ich bedauere, es gibt keine Anti-Aging-Pille

Ich habe in meiner früheren Nachricht die Unwahrheit verbreitet. Ich verfüge über keine Savalife Anti-Aging-Kapseln, bin kein Biochemiker, und Sie sollten besser keine Aktien von Phuture Pharmaceuticals Philadelphia kaufen, da es diese Firma nicht gibt.

Warum ich die Zeit der Cryonet Leser mit diesem Stück Fiktion vergeudete? Ich brachte einfach nur ein Argument gegen die Ansicht derer, die eine endliche Lebensspanne für eine gute Sache halten. Es gibt viele, die mit einer Lebensspanne von, sagen wir einmal, hundert Jahren einverstanden sind. Dennoch bin ich überzeugt, dass die meisten von denen dennoch für eine Anti-Aging-Pille Schlange stehen und auch mehr als nur 25 Cent pro Stück ausgeben würden.

Wo sind also die Pillen? Das ist es, was die Menschheit erfahren möchte? Wann werden sie zugänglich sein? Sagen Sie einfach wann.

Neue Forschungsbefunde über die Langlebigkeit

Die Aufgabe der Verlängerung des menschlichen Lebens ist entmutigend:

- Die Telomere oder Endstücke der DNA müssen ausgedehnt werden um die Zellenerneuerung aufrechtzuerhalten.
- Mutationen der DNA müssen leicht reparierbar sein.

- Die Anreicherungen von Alterungsprodukten, wie Lipofuscin im Gehirn und in den Augen, Beta-Amyloid-Ablagerungen im Gehirn, Cholesterin in den Blutgefäßen wie auch Verkalkungen im gesamten Körper müssen entfernt werden.

- Immunzellen müssen revitalisiert werden, um auf Angriffe von Krankheitskeimen, genau wie während der Jugend reagieren zu können.

- Die Verhärtung und der Elastizitätsverlust des Gewebes muss rückgängig gemacht werden.

- Die Hormonproduktion muss auf dem gleichen Niveau gehalten werden, um die jugendliche Vitalität bewahren zu können.

Wie können wir dies alles leisten? Es gibt bereits Beweise dafür, dass wir das können. Die Wissenschaftler wissen zum Beispiel, dass die Kalorienreduzierung zu einem längeren Leben beiträgt, was bei Hefezellen, Fruchtfliegen, Würmern und höheren Tieren nachgewiesen werden konnte.

Nun, wenn die Menschheit nur herausfinden könnte, welche Mechanismen sich hinter dem Rätsel der Langlebigkeit einiger Menschen verstecken. Extreme Langlebigkeit kommt vor, aber lässt sich nicht an einer bestimmten Formel festmachen.

Warum leben immer mehr und mehr Menschen weltweit bis zu einem hohen Alter von 100 Jahren? Ein Teil der Hundertjährigen scheint alle essenziellen Nährstoffe aufzunehmen, aber in entsprechend kalorienarmer Form. Im Gegenteil zu diesen Menschen gibt es eine Gruppe, die viel Fett und viele Kalorien zu sich nimmt und nicht gerade dem gesündesten Essen frönt, wobei dieses einen *„geheimnisvollen“* Langlebigkeitsfaktor zu aktivieren scheint, der den Körper gegen die schlechten Ernährungsgewohnheiten verteidigt.

Gebiet	Langlebigkeit aufgrund von
Nuoro, Sardinien (Italien)	Rotwein
Okinawa	Kalorienrestriktion

Einige Gruppen von Menschen erreichen eine extreme Langlebigkeit durch eine reduzierte Kalorienaufnahme. Andere wiederum leben paradoxerweise bis zu ihrer zehnten Lebensdekade, obwohl sie fett- und kalorienreiche Nahrung zu sich nehmen. Letztere müssen daher einen starken Langlebigkeitsfaktor besitzen, der diese gesundheitsschädlichen Gewohnheiten überwindet und ausgleicht.

Genetisch oder familiär?

Bevor wir in der Diskussion über extreme Langlebigkeit und die Suche nach der Anti-Aging-Pille fortfahren, müssen wir unseren Verstand von fatalistischen Ansichten befreien, die behaupten, dass Langlebigkeit von unseren Eltern und Großeltern geerbt wird. Das bereits angeführte Beispiel, in dem Königin Elisabeth ihre Tochter um 30 Jahre überlebt hatte, soll zur Illustration dieser fehlerhaften Annahme von vererbter Langlebigkeit dienen.

Es wird wohl viel zu viel Wirbel um den Zusammenhang zwischen Genen und einem langen Leben gemacht. Diskussionen über ein langes Leben, in die die Ahnentafel miteinbezogen wird, enden üblicherweise mit jemandem, der sagt: *„Mein Urgroßvater lebte 98 Jahre, mein Großvater 92 Jahre, und mein Vater wurde 91 Jahre alt, also habe ich wohl ganz gute Gene."* Tatsächlich hat wahrscheinlich jeder von uns ein ganz ähnliches Set von Genen, doch die Frage lautet, ob diese Gene ein- oder ausgeschaltet werden.

Genetik und Langlebigkeit werden oft mit dem, was man familiär nennt, erwechselt. Wenn ein Mann einen hohen Blutdruck hat, genauso wie sein Vater und sein Großvater, bedeutet dies, dass er unter einer vererbten Hypertonie aufgrund schlechter Gene leidet? Nicht unbedingt. Nur ungefähr 5 Prozent der Krankheiten sind defekten Genen zuzuschreiben.[7] Glaubwürdiger ist die Annahme, dass die Ursache des hohen Blutdrucks über Generationen in der ganzen Familie auf einem ähnlichen Lebensstil, den anerzogenen Ernährungsgewohnheiten und den Umgebungsfaktoren beruht. Wenn die Männer aus unserem Beispiel in allen drei Generationen kaum Bewegung in ihrem Alltag, Übergewicht und einen übermäßigen Konsum von Salz und wenig Kalium aufweisen und zudem im nordischen Klima leben, wo sie wenig Vitamin D infolge mangelhafter Sonneneinstrahlung produzieren, so würden dies regulierbare

Faktoren sein, die aufgrund eines Zusammenspiels mit den Genen Hypertonie verursachen können.

Zwillinge und Langlebigkeit

Sicherlich bietet sich kein besserer Vergleich zur Erforschung des Zusammenhangs zwischen Genen und Langlebigkeit an als bei Zwillingen. Zwei Menschen, die den gleichen genetischen Code tragen, sind für die wissenschaftliche Forschung ein ideales Feld. Bei der Untersuchung der Vererbung von Langlebigkeit unter 600 dänischen Zwillingen konnten Umweltfaktoren für die meisten Abweichungen in der Lebensspanne verantwortlich gemacht werden.[8] Ganz ähnlich hat eine andere Untersuchung von Zwillingen zum Ergebnis geführt, dass genetische Faktoren für die individuelle Langlebigkeit keine Bedeutung haben.[9] Sport und Rauchen waren bei ein- und zweieiigen Zwillingen gewichtigere Faktoren als das Erbgut.[10] Im besten Falle können vielleicht 25 Prozent der Fälle von Langlebigkeit auf genetische Faktoren zurückgeführt werden.[11]

Sind die Japaner mit einer angeborenen Langlebigkeit ausgestattet?

Eine Untersuchung des Gesundheitszustandes der Japaner bietet ein ausgezeichnetes Beispiel für die Wichtigkeit regulierbarer Gesundheitspraktiken und Ernährungsgewohnheiten im Zusammenhang mit altersbedingten Krankheiten.

Obwohl die Japaner jüngst einen starken Anstieg des Cholesterinspiegels sowie auch des Blutdrucks verzeichnen und die Anzahl der Raucher an der Gesamtpopulation relativ hoch ist, verzeichnet man beim Risiko koronarer Herzerkrankungen und der Sterblichkeitsrate in jedem Alter viel niedrigere Werte in Japan als in den Vereinigten Staaten und anderen westlichen Gesellschaften. Bedeutet dies etwa, dass die Japaner mit gesünderen Genen ausgestattet sind?

Wenn in Japan lebende Japaner mit der dritten oder vierten Generation von Emigranten verglichen werden, die einen eher westlichen Lebensstil auf Hawaii führen, dann löst sich dieser scheinbare genetische Vorteil in Luft auf.

So erkranken 25 von 100000 in Asien geborenen Japanerinnen an Gebärmutterkrebs, während in Amerika geborene Japanerinnen eine Häufigkeit von 51 Fällen unter 100000 Frauen aufweisen.[12] Die Aufnahme von mehr gesättigten Fettsäuren und weniger Omega-3-Fettsäuren ist in großem Maße für die Verschlechterung der messbaren Gesundheitsfaktoren zwischen Japanerinnen aus Japan und auf Hawaii verantwortlich zu machen.

Dennoch sollte erwähnt werden, dass bestimmte ethnische Gruppen über Gene verfügen, die sie gegenüber anderen anfälliger für bestimmte Krankheiten machen. So tragen z.B. Asiaten ein Gen für die Erstellung eines Enzyms, das sie anfälliger für Mastdarmkrebs macht, wobei der Konsum von rotem und zubereitetem Fleisch diesen Anfälligkeitsfaktor hervorruft.[14] Mit anderen Worten, sogar wenn eine Person die Anfälligkeit für eine Krankheit, wie in diesem Falle Mastdarmkrebs, geerbt hat, wird sie ohne eine entsprechende Ernährung kein solches Krankheitsbild entwickeln.

Die Frage ist, ob diese Gene ein- oder ausgeschaltet werden.

Über die Langlebigkeit der Japaner wurde bereits viel diskutiert. Aber Langlebigkeit ist in Japan erst eine recht neue Erscheinung. Als Inselnation ist Japan nur bei der Reisproduktion Selbstversorger und muss andere Lebensmittel importieren. Die angemessene Beschaffung von Lebensmitteln, Proteinen und kalorienreicher Nahrung haben die Ernährung in den vergangenen 40 Jahren dort bemerkenswert verbessert. Diese Fortschritte werden als die bedeutendsten Faktoren für die japanische Topposition in Bezug auf Langlebigkeit betrachtet.[15] In der ökonomisch schwächsten Präfektur Japans, auf der Insel Okinawa, ist die höchste Lebensdauer zu beobachten. Es gibt dort mehr als 20000 Japaner, die bis zu der Altersgrenze von 100 oder sogar mehr gelebt haben.

Lebenserwartung 2002	Hundertjährige auf 100000 Einwohner
Vereinigte Staaten 82,5 Frauen/74,5 Männer	5-10[1]
Japan 85,2 Frauen/78,2 Männer	16,1
- Okinawa Präfektur	42,5
- Kochi Präfektur	39,0
- Shimane Präfektur	35,8
- Kagoshima Präfektur	30,8
Sardinien, Nuoro (Italien)[2]	13,5

[1]Die nicht exakte US-Volkszählung erlaubt es uns nicht, eine genaue Anzahl der Hundertjährigen zu bestimmen.

[2]Deiana, L., Ferrucci, L., Pes, G.M.: AKEntAnnos. The Sardinia study o⁻ extreme longevity, Aging. Forschungsbericht. 1999, Ht. 11, S.142-149.

Japan: Zahl der Menschen mit einem Alter von 100 Jahren oder mehr	
1963	153
1981	1000
1998	≈10000
2002	≈20000

Fortschritte in der Lebenserwartung

Einst waren es die öffentliche Hygiene, die Wasseraufbereitung, Impfstoffe und Antibiotika, die so viele Infektionskrankheiten wie den Typhus, Dysenterie, Gelbfieber und Cholera beseitigten. Die Kindersterblichkeitsrate wurde wiederum durch Gesundheitspflege und eine richtige Ernährung reduziert. Infolgedessen sprang die menschliche Lebenserwartung nach oben. Aufgrund ungenügender Hygiene und Volkskrankheiten lag die durchschnittliche Lebenserwartung am Ende des Römischen Reiches nur bei etwa 30 Jahren.[16] Am Anfang des 20. Jahrhunderts erst stieg die Lebenserwartung auf bis zu 50 Jahre an. Die Endeckungen von Louis Pasteur (mikroskopische Keime), Ignaz Semmelweiss

(Händewaschen), Joseph Lister (Antiseptika) und anderen, für die die Keimtheorie der Krankheiten im Mittelpunkt stand, waren immer noch recht neu und daher kam die Entdeckung des Antibiotikums durch Alexander Fleming erst im Jahre 1922. Um genau zu sein, schon sechzig Jahre früher wurden unter dem Mikroskop von Louis Pasteur die Bakterien vernichtenden Eigenschaften des Knoblauchs beobachtet, doch diese Entdeckung, die Millionen Leben vor dem frühzeitigen Tod durch Krankheiten wie Grippe hätte retten können, blieb unbeachtet.[17]

In den 30er Jahren des 20. Jahrhunderts begannen die Wissenschaftler kleine Nahrungsbestandteile zu enthüllen, als Vitamine bekannt, die das Wachstum anregen und als Vorsorge gegen Mangelkrankheiten wie Skorbut, Pellagra, Beri-Beri, Anämie und Knochenweiche wirkten. Später reicherte man die Lebensmittel mit diesen Stoffen an, was verbreitete Gesundheitsprobleme praktisch auslöschte.

Der statistische Sprung der Lebenserwartung war vor allem die Folge der sinkenden Kindersterblichkeit. Die Lebenserwartung steigt auch heute noch weiter an. Da immer mehr Entwicklungsländer eine Modernisierung durchlaufen, nimmt die Zahl sehr alter Erwachsener (die lange nach dem hundertsten Lebensjahr leben) in der Bevölkerung erstaunlich zu.

Aber sind die bisherigen und aktuellen Fortschritte beim Gesundheitszustand der Bevölkerung für die in bestimmten Regionen der Welt beobachtete Langlebigkeit verantwortlich? Gewiss bietet die durch eingedämmte Infektionskrankheiten und geringere Kindersterblichkeit sinkende Sterberate mehr Möglichkeiten für die Menschen ein sehr langes Leben zu erlangen, aber erklären diese Fortschritte auch die extreme Langlebigkeit?

Die menschliche Höchstlebenspanne scheint mit der Zeit langsam anzusteigen Höchste aufgezeichnete menschliche Lebensspanne, Schweden	
1860er	101
1960er	105
1990er	108

Wilmoth, J.R.; Deegan, L.J.; Lundstrom, H.: Increase of maximum life span in Sweden, 1861-1999. In: Science, 2000, Ser. 289, S. 2366-2368.

Ablenkungen und Nebensichten der Alterungsforschung

Die Öffentlichkeit wurde mit so vielen Halbwahrheiten über das Altern und falschen Anti-Aging-Medikamenten abgelenkt, dass wir uns diesen widmen müssen, bevor wir die Diskussion über die Anti-Aging-Pille fortsetzen. Es gibt bereits viele Erzeugnisse, die das Altern angeblich rückgängig machen sollen. Doch sind diese auch wirksam?

Zweifelhafte Behauptungen über die Langlebigkeit

Es gibt viele zweifelhafte Behauptungen über die Entdeckung des *„Jungbrunnens“*, insbesondere heutzutage, da das Internet für selbsternannte Gurus oder Zaubertrankhändler eine ideale Plattform darstellt, um unbegründete und irreleitende Gerüchte über Langlebigkeit in die Welt zu setzen. Eine Gruppe von insgesamt 51 Wissenschaftlern nahm sich die Zeit, einen Beitrag mit der Überschrift *„Jungbrunnen ohne Wahrheit“* in der Zeitschrift *Scientific American* zu unterschreiben.[19] In dem Bericht heißt es, dass *„keine der sich gegenwärtig verkaufenden Erfindungen das menschliche Altern verlangsamen, anhalten oder rückgängig machen kann“*.

Der Bericht besagt weiter, dass *„jeder, der heute behauptet, ein Anti-Aging-Produkt anzubieten, sich entweder täuscht oder lügt.“* Dennoch räumten die Autoren des Papiers ein, dass die Kalorienrestriktion (wobei von einer Reduktion von 20 - 40% ausgegangen wird) oder die Genmanipulation einer weiteren Erforschung wert seien.

Einige Wissenschaftler sahen in einem Nebennierenhormon, dem DHEA, die Quelle der ewigen Jugend. Die Werte des DHEA lassen mit steigendem Alter nach. Dieses Hormon ist ein chemischer Vorbote der menschlichen Sexualhormone Testosteron und Östrogen, der Hormone der Potenz und auch der Vermehrung. Im Alter von 85 Jahren ist die Produktion von DHEA im Körper um 95 Prozent gesunken.[20] DHEA regt das Immunsystem an, unterdrückt Erkrankungen wie Diabetes, unterstützt das Gehirn bei Fehlsteuerungen, nachlassendem Gedächtnis und die Lernfähigkeit, und beugt nicht zuletzt auch Fettleibigkeit und Osteoporose vor.[21]

DHEA ist in USA ohne Rezept erhältlich und es wird damit geworben, dass es die Fähigkeit besitzt altersbedingte Erscheinungen zu mildern. DHEA als Nahrungsergänzung dient bei Tieren zur Lebensverlängerung.[22] Tiere haben jedoch eine andere Physiologie und gereichen im Falle von DHEA kaum zu einem guten Modell für die menschliche Langlebigkeit.[23] Bei Mäusen führte die Beigabe von DHEA zur Nahrung weder zum Erhalt der Immunfunktion, noch beugte es Krankheiten vor oder führte gar zu einem längeren Leben.[24]

Bei Studien an Menschen kam es zu Auseinandersetzungen um die Vorteile und die Gefahren, die DHEA birgt.[25] Seine Nebenwirkungen waren unter anderem Akne, Gesichtsbehaarung bei Frauen, Störungen der Cholesterinbalance und Anregung des Wachstums von Tumoren, die zu den Sexualhormonen in Beziehung standen (Brust, Prostata).[26] Bei gesunden Erwachsenen besteht gegenwärtig kein wissenschaftlicher Grund DHEA zu verschreiben. Die Ersatztherapie normalisiert die DHEA-Werte bei Erwachsenen bis zum 50. Lebensjahr, hat jedoch keine positiven Auswirkungen auf den altersbedingten Muskelverlust.[27] Der Ersatz von DHEA ist somit enttäuschend und stellt kein Allheilmittel gegen das Altern dar,[28] selbst dann, wenn DHEA den im Alter auftretenden Anstieg der Cortisolwerte, eines anderen Nebennierenhormons, auszugleichen scheint.[29]

Eine verblüffende Studie sollte an Mäusen einen Vergleich zwischen der Gabe von DHEA und kalorienarmer Ernährungsweise anstellen, da potenziell beide Möglichkeiten über ähnliche Auswirkungen verfügen. In einigen Fällen konnte DHEA die Nahrungsaufnahme erhöhen. Im weiteren zeigte das Hormon aber keinen Einfluss auf das Gesamtkörpergewicht, die Lebenspanne oder die Krebsrate. Im Gegensatz zu DHEA sank bei der kalorienbeschränkten Ernährung das Körpergewicht um 26 Prozent und zugleich verlängerte sich die Höchstlebensspanne um 15 Prozent.[30] Es scheint also für die DHEA-Anwendung im Zusammenhang mit einer Lebensverlängerung nicht gut auszusehen.

Die Menschheit würde auf die falsche Fährte kommen, wenn sie nach der Verlängerung der Fruchtbarkeit und des Sexualtriebs trachten würde, anstatt sich auf ein langes Leben an sich zu konzentrieren.

Andere Theorien: Insulinsteuerung

Seit sich die Kalorienbegrenzung als wirksam erwies, da sie das Bedürfnis nach Insulin senkte, schien gerade das Insulin der Schlüssel zur Kontrolle des Alterungsprozesses zu sein. Mark A. Lane, Donald K. Ingram und George S. Roth berichten in einem Artikel für *Scientific American* mit dem Titel *„Die ernsthafte Suche nach der Anti-Aging-Pille"* von einem Wirkstoff, den Forscher bereits in den 40er und 50er Jahren zur Krebsbekämpfung bei Tieren einsetzten und der den Insulinspiegel im Blut senkte.

Erste Versuche an Labortieren zeigten, dass eine chemische Verbindung, das so genannte 2DG (2-Deoxy-Glucose = Desoxyzucker), bei gleicher Nahrungsmenge den Blutzuckerwert auf ein Niveau wie bei nüchternem Magen, aber auch das Körpergewicht und die Körpertemperatur senkt. Frühere Entdeckungen ergaben die Möglichkeit, dass einige Auswirkungen der Kalorienreduzierung auch bei gewöhnlichen Ernährungsgewohnheiten imitiert werden konnten.

Aber laut Lane, Ingram und Roth brachte 2DG die Wissenschaftler auf dem Wege nach Entdeckungen auf die falsche Bahn. Die Hoffnung auf eine *„Wunderpille"* scheiterte. 2DG erwies sich für einige Tiere als giftig.

Hormonersatz

Ein anderes Wundermittel stellt der Hormonersatz dar. Ersatzhormone können als Nahrungsergänzung eingenommen werden, doch die Frage ist, welche Hormone ersetzt werden sollen, wenn die Hormonproduktion im Alter abnimmt. Thyroid, Östrogen, Wachstumshormone, der Insulin-Wachstumsfaktor, DHEA und Melatonin gehören alle zu den Hormonen, bei denen es zu einer Senkung der Hormonproduktion im fortgeschrittenen Alter, vor allem nach dem 50. Lebensjahr, kommt. Die moderne Medizin sollte nicht den gleichen Fehler machen, wie bei der Behandlung durch die Östrogenersatztherapie. Östrogenersatz wurde drei Dekaden lang verschrieben, wobei nur wenige klinische Tests vorgenommen wurden. Plötzlich, im Jahre 2002, wurden Millionen amerikanischer Frauen durch die neue Tatsache erhöhter Raten von Krebs und Alzheimer nach einer Hormonbehandlung geschockt.[31]

Die Behandlung durch Wachstumshormone verhilft älteren Erwachsenen zu einer niedrigeren Körpermasse, kann jedoch ernsthafte Nebenwirkungen erzielen (Diabetes, Glukoseunverträglichkeit, erhöhtes Krebsrisiko). Eindeutig sollte die Anwendung von Wachstumshormonen, falls überhaupt, stark begrenzt werden.[32] Der dauerhafte Gebrauch von Wachstumshormonen kann sogar das Karpal-Tunnel-Syndrom und Arthritis hervorrufen. Die Verschreibung von

Wachstumshormonen bei Tieren verlängert ihre Lebenspanne ebenfalls nicht. Bei todkranken Patienten erhöhen Wachstumshormone die Sterblichkeit.[33] Dagegen dürfte Sport die Werte von Wachstumshormonen in einer ungefährlicheren Weise ansteigen lassen als der Hormonersatz.[34]

Die kontrollierte Behandlung älterer Erwachsener mit Wachstumshormonen verursachte ein schlankeres Körpererscheinungsbild auf der einen Seite, doch auf der anderen Seite kam es zu einem häufigeren Auftreten von Symptomen des Karpal-Tunnel-Syndroms, Arthritis und einer doppelten Diabetesrate. Bei keinem der Männer, die eine unwirksame Tablette zu sich nahmen, tauchten diese Probleme auf. Die Wissenschaftler schlussfolgerten daraus, dass: *„aufgrund häufiger Nebenwirkungen (beträchtliche Diabetes und Glukoseunverträglichkeit) die Anwendung von Wachstumshormonen bei älteren Patienten einer genauen Kontrolle unterzogen sein sollte.“*[35]

Melatonin wird während des Schlafs von der Epyphyse (Zirbeldrüse) am Gehirnstamm ausgeschieden. Dieses Hormon ist ein sehr starkes Antioxidans und Heilmittel. Als Nahrungsergänzung wird es in den USA oft als Schlafmittel und Synchronisator bei der Überschreitung von Zeitzonen für Reisende verkauft. Melatonin wurde auch als Anti-Aging-Hormon vorgeschlagen, denn bei Fruchtfliegen bewirkte Melatonin eine Verlängerung der Lebensspanne um bis zu 33 Prozent.[36]

Bezüglich der Melatoninbehandlung wurden bereits viele positive Berichte publiziert:

- Melatonin ist ein wirksamer Antikrebs-Wirkstoff, der die Nebenwirkungen einer Chemotherapie ausgleicht, und die Überlebenszeit von Krebspatienten im Endstadium verlängert.[37]
- Melatonin wurde als wirksameres Antioxidans, als Vitamin C, das Weinextrakt Resveratrol oder das Extrakt aus Grünem Tee beschrieben.[38]
- Melatonin wirkt typischen, altersbedingt niedrigen Antioxidantienwerten (Glutathion) entgegen.[39]
- Melatonin hilft die Funktionalität der Energiezentren (Mitochondrien) innerhalb lebendiger Zellen aufrechtzuerhalten.[40]

- Melatonin wirkt präventiv gegen Gehirnalterung bei Tieren.[41]
- Die Melatoninbehandlung regt das Immunsystem an.[42]
- Ein anderer Bericht deutet wiederum an, dass Melatonin bei älteren Laborratten das Immunsystem nicht gestärkt hat und weniger effektiv zu sein scheint als die Kalorienrestriktion.[43]

Offenbar sind die Resultate hinsichtlich des Melatonins vielversprechend, und die Beigabe von Melatonin könnte bei Anti-Aging-Diäten einen gewissen Raum einnehmen.

Stammzellenersatz

Stammzellen sind Zellen, die sich noch nicht differenziert haben, d.h. sind noch keine Zellen, die für spezifische Aufgaben im Körper (Gehirn, Haut, Leber usw.) zuständig sind. Die Stammzellenforschung versucht Stammzellen als Ersatz für verschiedene Arten von Gewebe, vor allem von Nervenzellen einzusetzen. Der *„Abbau"* von Stammzellen bei ungeborenen Kindern ist eine streitbare Frage.

Über eine lange Zeit dachte man, dass sich die Gehirnzellen von Erwachsenen nicht regenerieren. Doch neue Studien haben an bestimmten Teilen des Gehirns die Fähigkeit von Zellregeneration und -erneuerung beobachtet.[44] Ebenso hofft man, beschädigte Zellen des Herzmuskels mit Stammzellen ersetzen zu können.[45] Aber die Stammzellentherapie hat mehr den Anhauch einer Autoreparatur, die im Falle des Versagens oder einer Verletzung gewisser Körperteile zum Einsatz kommen könnte, als dass sie einer Anti-Aging-Behandlung wirklich entsprechen würde. Sie könnte nur an örtlich begrenztem Gewebe angewendet werden, nicht allgemein um den Alterungsprozess hinauszuschieben.

Die vielen Theorien vom Altern

1. Cross-linking-Theorie: Proteine verbinden sich und verursachen einen Verlust an Gewebeflexibilität und -elastizität.
2. DNA-Zerstörungstheorie: Fehlgene häufen sich an und werden nicht repariert.
3. Mitochondrientheorie: Nimmt an, dass die Mehrheit der Schäden im Körper in den Mitochondrien (Energiefabriken) auftreten, was den Energiehaushalt der Zelle beeinträchtigt.
4. Hayflick-Theorie: Die Anzahl von Zellteilungen ist limitiert. Dann sterben sie ab.
5. Ablagerungstheorie: Abfallstoffe werden in den Zellen akkumuliert und zerstören diese letztlich.
6. Theorie der Kalorienreduzierung: Die Lebensspanne kann durch das Beschränken der Kalorienaufnahme verlängert werden.
7. Hormontherapie: Verringerung der Hormone führt zum Altern.
8. Telomer-Theorie: Nimmt eine innere Uhr an, die das Leben der Zellen anhand der Beschränkung ihrer Teilungen steuert.

Eine weitere Anti-Aging Strategie: Deprenyl

Eine weitere chemische Anti-Aging-Strategie, die das Leben von Mäusen verlängert, beruht auf der Blockade des Enzyms Monoaminoxidase (MAO), welches die Werte des Dopamins, einer Gehirnsubstanz, abschwächt.

Das Medikament Deprenyl, auch als Selegilin oder Eldepryl bezeichnet, ist ein MAO-Hemmstoff, der zur Behandlung des Parkinsonsyndroms verwendet wird. Deprenyl wurde 1965 von Dr. Joseph Knoll am Institut für Pharmakologie an der Semmelweis Universität für Medizin in Budapest/ Ungarn, entdeckt. Laut Knoll schütze Deprenyl die Nervenzellen vor Toxinen. MAO entfernt üblicherweise Nervenmittlersubstanzen, wie Serotin, Dopamin und Noradrenalin, doch mit fortschreitendem Alter steigt auch die Aktivität von MAO, was zu abnormal niedrigen Werten bei den Mittlersubstanzen, die für ein ordnungsgemäßes Funktionieren des Gehirns notwendig sind, führt.

Nach 45 Jahren der Forschung ist Knoll der Ansicht, dass das Altern über das Gehirn gesteuert werden kann. Dafür existieren auch einige Beweise, da der Einsatz von MAO-Blockern zu einer Verlängerung der Lebensspanne bei Tieren führte. Er befürwortet daher eine Dosierung von wenigen Milligramm Deprenyl ab einem Alter von etwa 40 Jahren, um den Gehirnverfall hinauszuschieben.[46]

„Es besteht Grund zu der Annahme, dass die prophylaktisch verabreichte, geringe Dosis einer sicheren, katecholaminergische Vorgänge verstärkenden Substanz während der späteren Phase des Lebens die altersbedingte Abnahme der Verhaltensfunktion verlangsamt, eine Verzögerung des natürlichen Todes und eine niedrigere Prädisposition zur Parkinson- und Alzheimerkrankheit bewirkt.“, so Knoll.[47]

Bei alten (nicht bei jungen) Ratten erhöht Deprenyl die Hyperoxid-Dismutase-Werte, einem Antioxidationsenzym, das die Eisen- und Kupferfreigabe von Bindungsproteinen verhindert. Gelöstes Eisen, Kupfer und andere Metalle im Gehirn werden als die Ursache von Schäden angesehen, die bei Säugetieren im fortgeschrittenen Alter auftreten.[48]

Das Nationale Institut für Langlebigkeitsforschung in Japan berichtet, dass die Anwendung von Deprenyl wiederholt zu einer Steigerung der Lebensspanne einiger Tierarten wie Ratten, Mäusen, Meerschweinchen und Hunden führte. Weiter stärke es das Immunsystem und verfüge über zahlreiche Anti-Aging-Auswirkungen überall im menschlichen Körper.[49]

Wie auch immer, wissbegierige Wissenschaftler des Instituts für biologische Psychiatrie am Universitätskrankenhaus Groningen/ Niederlande untersuchten, ob eine Kalorienreduzierung oder Medikamente einen Schlaganfall bei dafür anfälligen Ratten verhindern können. Alte Ratten, denen Deprenyl gegeben wurde, zeigten keine Veränderungen des Blutdrucks. Dagegen überlebten sieben von acht auf Diät gesetzte Ratten und hatten gleichzeitig einen niedrigeren Blutdruck im Gegensatz zu einer Überlebensrate von nur 50 Prozent bei den Ratten, bei denen das übliche Nahrungsregime beibehalten wurde.[50]

Des Weiteren haben Londoner Forscher eine gestiegene Sterblichkeit bei Ratten beobachtet, die einer langfristigen Behandlung durch Deprenyl ausgesetzt waren. Andere Berichte deuteten an, dass Deprenyl auch die Sterberate bei Menschen erhöht.[51] Deprenyl ist wohl auch nicht die viel versprechende Pille auf die die Welt wartet.

Theorie von den freien Radikalen/ Antioxidantien

Im Allgemeinen nimmt man an, dass die in der Nahrung befindlichen Antioxidantien, (die also nicht unbedingt als Nahrungsergänzung aufgenommen werden müssen) den Gesundheitszustand verbessern, aber in der Frage der Lebensverlängerung nicht wirksam sind. Eine Studie ergab jedoch, dass die tägliche Dosis von 300 Milligramm oder mehr Vitamin C entweder in der Nahrung oder als Ergänzung die Lebensspanne bei Männern um bis zu sechs Jahre verlängert. Zugleich reduziert diese Dosis die Sterberate um die Hälfte. Das sind bemerkenswerte Ergebnisse, wenn wir bedenken, dass das menschliche Leben durch Sport und Cholesterinreduktion, wie erwiesen wurde, um nicht mehr als 6-18 Monate verlängert werden kann.[52]

Denham Harman, emeritierter Professor am Institut für Medizin der Universität in Nebraska, Hochschule der Medizin, ist der Vater der Theorie von den freien Radikalen oder Antioxidantien, die diese Erscheinung mit dem Altern in Verbindung bringt. In seiner Anfang der sechziger Jahre publizierten Abhandlung, beschreibt er die Auswirkungen von Nebenprodukten der zellularen Sauerstoffverarbeitung, welche lebendes Gewebe beschädigen können. Diese Entdeckung öffnete vielen die Augen.[53] Allerdings vermag der Einsatz von Antioxidantien dem menschlichen Leben eine zusätzliche Lebensspanne von nur etwa fünf Jahren hinzuzufügen, so Harman.[54]

Zink, Mangan, und Kupfer sind zur Bildung von Antioxidans- oder *„Anti-Rost“*-Enzymen erforderlich, die Superoxid-Dismutase und Katalase genannt werden. Zur Bildung des Glutathions werden wiederum Schwefelverbindungen und das Vitamin C benötigt. Ohne ein Antioxidans, der Superoxid-Dismutase, kann molekular an Proteine gebundenes Eisen im Blutkreislauf freigesetzt werden. Dadurch würde das umliegende Gewebe *„rosten“* und Bakterien und Viren, aber sogar auch Tumorzellen zum Wachstum angeregt werden. Fliegen, die aufgrund einer ungewöhnlich langen Lebensspanne gezüchtet wurden, wiesen höhere Werte der Superoxid-Dismutase auf. Das gleiche gilt auch für langlebige Würmer.[55]

Superoxid-Dismutase

> ***„Jahrzehnte der Suche nach einem Antioxidans, das das Leben verlängert und das Altern hemmt, brachten keine zufriedenstellenden Resultate mit sich."***
>
> \- Eric Le Bourg, in Das Altern verzögern: Könnte die Hormesis-Studie hilfreicher sein, als die Genmethode, die auf das Überleben von Nahrungsentzug zielt? Biogerontologie. 2003, Jg. 4, S. 319-324.

Die Superoxid-Dismutase ist ein Antioxidationsenzym, das im Körper gebildet wird und nachweislich sowohl die Auswirkungen vom frei gelöstem Eisen und Kupfer mildert, als auch die durch Strahlung verursachte Beschädigung von Zellen abwenden kann.[59]

Die Verfechter der Antioxidantientheorie des Alterns bemühen sich, einen Weg zur Verlängerung der Aktivität der so genannten Superoxid-Dismutase (SOD) in lebendigen Zellen zu finden. Wenn die Zellen Sauerstoff verarbeiten, bilden sie eine kleine Menge davon, was als Superoxid-Radikal bekannt ist, welches die Fähigkeit besitzt, metallische Minerale wie Eisen und Kupfer innerhalb der Mitochondrien (Energieversorger) der Zellen zu lösen.

Was verursacht das Rosten in den Mitochondrien?

Im Jahre 1980 stellte J. Miquel eine Theorie vom Altern in den Mitochondrien vor. Die Bildungsrate von *„Rost-Stoffen"* in den Mitochondrien korrespondiert mit der höchsten Lebensspanne aller Spezies. Die Mitochondrien-Oxidation ist bei Frauen signifikant geringer als bei Männern, was die Tatsache erklären könnte, warum Frauen die Männer überleben.[56]

Mehr als 90 Prozent dieses Rostens im Körper geschieht innerhalb der Mitochondrien. Ungefähr 4,4 Prozent des gesamten bei normaler Atmung verbrauchten Sauerstoffs wird in ein toxisches und unvermeidbares Nebenprodukt, das Superoxid-Radikal, umgewandelt. Dieses wird primär in den Mitochondrien gebildet. Die Zellen produzieren einen Anti-Rost-Wirkstoff, um das Superoxid-Radikal zu hemmen. Dieses Antioxidans nennt man Superoxid-Dismutase. Mäuse, denen das Gen für die Bildung von Superoxid-Dismutase fehlt, sterben einige Tage nach der Geburt.[57]

Die Mitochondrien können Schwierigkeiten bei der Verarbeitung von Kupfer haben. Kupfer stellt ein unentbehrliches Spurenelement im Körper dar, das besonders für die Bildung verschiedener Enzyme benötigt wird. Dennoch sind erhöhte Kupferwerte im Körper für lebende Zellen giftig. Daher sollten die Kupferwerte sehr genau kontrolliert werden. Eines der Kennzeichen eines hohen Alters in den Zellen ist die durch ungebundenes Kupfer verursachte starke Neuordnung der DNA innerhalb der Mitochondrien.[58]

Nach einem Transfer des menschlichen Superoxid-Dismutase-Gens in die Nervenzellen von Fruchtfliegen lebten diese um bis zu 40 Prozent länger.[60]

Die Aktivität der Superoxid-Dismutase ist bei übergewichtigen Individuen geringer, was teilweise ihre Neigung zu Gesundheitsproblemen erklären würde.[61]

Seit über 30 Jahren versuchen Wissenschaftler eine Methode zu finden, die die SOD Aktivität in lebenden Zellen erhöhen würde. Wäre es nicht großartig einfach eine Superoxid-Dismutase Pille zu nehmen und damit den Alterungsprozess im Körper abzustellen? Das Problem besteht allerdings darin, dass die Magenenzyme und die Größe der SOD-Moleküle eine orale Aufnahme durch die Nahrung verhindern.[62] Obwohl sie weit und breit als nützliche Nahrungsergänzung beworben wird, konnte nicht nachgewiesen werden, dass oral aufgenommene Superoxid-Dismutase irgendwelche Auswirkungen auf die internen Antioxidantienwerte im Körper zeigte.[63] Auch wenn die SOD-Pillen absorbiert werden würden, müsste die SOD genau dann gebildet werden, wenn die Zellen sie brauchen, damit sie ein effektives Antioxidans sein kann.

Koenzym Q10 und die Mitochondrien

Eine andere Herangehensweise bezüglich des Anti-Aging ist der Versuch den Mitochondrien, den kleinen energieversorgenden Organellen innerhalb der Zellen, bei der Erhaltung ihrer korrekten Funktion zu Hilfe zu kommen. Die Mitochondrien tragen ihre eigene DNA, die von der DNA des Zellkerns abgesondert ist.

Das Koenzym Q10 ist ein Antioxidans innerhalb der Mitochondrien, das den Prozess der Übertragung und Gewinnung von Energie unterstützt, und die mitochondrieneigene DNA vor Beschädigungen schützt. Kalorienreduzierung scheint die Bildung des Koenzyms Q10 zu fördern und mag daher teilweise den lebensverlängernden Effekt der Nahrungseinschränkung erklären.[64]

Die orale Anwendung des Koenzyms Q10 könnte rein theoretisch die Mitochondrialfunktion und die Energiebildung in den Zellen steigern.[65] Dennoch hat die Anwendung des Koenzyms Q10 als Nahrungsergänzung bei Tieren zu keiner Verlängerung der Lebensspanne geführt.[66]

Strahlung: Vermehrung von freien Radikalen verlängert die Langlebigkeit

Eine weitere rätselhafte Entdeckung: Während die Antioxidantien (Anti-Rost-Wirkstoffe) die Lebensspanne lebendiger Organismen potenziell ausdehnen können, führt eine gering dosierte Bestrahlung, die Oxidationsprozesse einleitet, paradoxerweise zu den gleichen Resultaten. Die Oxidation freier Radikale wird durch eine potenziell gefährliche Strahlendosis ausgelöst, die bei Mäusen eine lebensverlängernde Wirkung brachte. Wenn die Strahlungsintensität die Grenze der zellularen Abwehrmöglichkeiten überschreitet, kommt es zu einem schnellen Absterben der Zellen. Dies wäre dann eine tödliche Dosis. Doch eine geringe Strahlenbelastung scheint einen Abwehr- oder Überlebensmechanismus auszulösen, bekannt als Hormesis, die das Leben verlängert und zugleich wohl das Krebsrisiko reduziert. (Siehe Kapitel 4 bezüglich Hormesis.)

Lebensverlängerer	Oxidationprozesse (Rosten) im lebenden Gewebe
Kalorienreduzierung	Steigerung
Kleinere Strahlungsdosen auf den gesamten Körper	Senkung

Eisen und Altern

Eisen zählt zu den bedeutendsten Faktoren des Alterns. Die Ansammlung von Eisen im Körper beeinflusst die Lebensspanne einiger Spezies. Laut einer Studie kam es bei männlichen Ratten zu keiner Eisenakkumulation solange deren Wachstum nicht beendet war.[67] Nach abgeschlossener Entwicklung baut der menschliche Körper Eisen in einer Menge von 1 Milligramm pro Tag an

Frauen können diese Eisenansammlung aufgrund ihres monatlichen Verlusts an Blut durch die Menstruation verlängern (80 Prozent des Eisens im Körper befindet sich in den roten Blutkörperchen) oder spenden viel Eisen während der Schwangerschaft an das erwartete Kind. Im Alter von 40 Jahren haben Männer im Vergleich zu Frauen doppelt so hohe Eisenwerte und auch eine doppelt so hohe Rate bei Herzerkrankungen, bösartigen Tumoren, Diabetes und Infektionskrankheiten.[68, 69]

Es ist allgemein bekannt, dass Frauen länger leben als Männer. Frauen überleben dabei ihre Partner im Durchschnitt um acht Jahre, was wahrscheinlich der Eisenbelastung zuzuschreiben ist.

Aufgrund der verzögerten Eisenakkumulation, ist der Anteil der Frauen unter den Hundertjährigen gegenüber den Männern vorhersehbar höher.

Verhältnis der Hundertjährigen nach Geschlecht

Land	Verhältnis Frauen zu Männer unter Hundertjährigen
Italien	4 zu 1
Sardinien (ital. Mittelmeerinsel)	2 zu 1*
Calabrien, Süditalien	2 zu 1*
Japan	8 zu 1
Vereinigte Staaten	4 zu 1

*Ein günstigeres Zahlenverhältnis Männer zu Frauen könnte aus dem Konsum von Rotwein, der reich an Kupfer und Eisen bindenden Pigmenten ist, resultieren.[70]

Steuerung von Eisen zur Hinausschiebung des Alterungsprozesses

Es wird zurzeit viel über die Kalorienreduzierung der Nahrung als unentbehrlicher Faktor zur Lebensverlängerung geredet. Deshalb soll hier die Chelat-Therapie als Methode der Eisensteuerung kurz angerissen werden. Die Kontrolle der Eisenaufnahme und die Entfernung ungebundenen Eisens mithilfe einer natürlichen Chelat-Therapie könnte zu einer billigen, realisierbaren und wirksamen Methode zur Steuerung zahlreicher Krankheiten werden.[71] Ungebundenes Eisen produziert hochtoxische Sauerstoffverbindungen, insbesondere das Hydroxil-Radikal. Somit sollte die Eisensteuerung in den Bereich der Anti-Aging-Forschung eingehen.[72]

Wissenschaftler aus dem schweizerischen Genf berichteten, dass *„trotz der vorgebrachten Beweise die Rolle des Eisens und die pharmakologischen Möglichkeiten zu dessen Fixierung bisher im Wesentlichen unerforscht blieben.“*[73]

Es sollte dabei jedoch folgendes klargestellt werden: Während bei Frauen die Anlagerung von Eisen erst nach dem endgültigen Ausbleiben der Menstruationsblutungen beginnt und sie im Allgemeinen länger leben als Männer, gewinnen sie hierdurch nur etwa fünf bis acht Lebensjahre im Unterschied zu den Männern. Es handelt sich also nicht um die Superlanglebigkeit, die in diesem Buch beschrieben wird.

Telomere und Altern

Eine Zeit lang hoffte man, dass die Verwendung des Enzyms Telomerase, das die mit dem Altern kürzer werdenden Enden der Chromosomen regenerieren kann, eine neue Behandlungsform darstellt. Aber Krebszellen aktivieren die Telomerase und werden hierdurch unsterblich, wodurch diese Herangehensweise nicht mehr sicher und undurchführbar ist.[74] Studien haben außerdem gezeigt, dass an Telomerasemangel leidende Mäuse kein frühzeitiges Altern aufwiesen.[75]

Telomere, die Endstücke der Chromosomen, die bei jeder Teilung immer kürzer werden, kommen an einen Punkt, an dem sie den zellulären Erneuerungsprozess nicht mehr leisten können und die Zelle zu altern beginnt. Dieser Verlust an Telomeren zieht Schäden an der DNA nach sich. Telomerase, ein Enzym, das bei der Reparatur von Telomeren hilft, wurde in Zellen von Laborkulturen integriert. Diese schienen den Zustand der Jugend beizubehalten. Jedoch werden Mäuse, die einen Telomerdefekt haben, nicht rapide älter. Daher nimmt man an, dass die Verkürzung der Telomere bei Mäusen nicht den normalen Altersprozess bedingt.

Genetische Steuerung der Langlebigkeit

Es herrscht die Ansicht, dass die Langlebigkeit sowohl über genetische (angeborene) Faktoren, als auch von der Umwelt beeinflusst wird.[76] Kinder von Hundertjährigen erreichen eher ein extrem langes Leben als andere.[77] Vielmehr als nach multiplen Genen forschen Wissenschaftler nach einem Gen, das Ihnen bei der Steuerung des Alterns helfen könnte. Nun, da das menschliche Genom entziffert wurde, das laut der Ergebnisse nur etwa 30000 Gene umfasst, hat die Suche nach spezifischen Genen, die das Altern steuern können, begonnen. Eine Studie schlägt vor, das möglicherweise das vierte Chromosom den genetischen Steuerungsmechanismus für das Altern enthält.[78]

Als Beispiel kann man anführen, dass die Geschwister von Hundertjährigen eine vierfache Wahrscheinlichkeit aufweisen das Alter von 91 zu erreichen, während nur 57 Prozent der Familienangehörigen von Hundertjährigern mit dem Chromosom vier verknüpft zu sein scheinen.[79] Darüber hinaus sollte man nicht vergessen, dass die Gene auch durch Umgebungsfaktoren beeinflusst werden.[80] Es kommt oft zu Verwechslungen zwischen den Ausdrücken familiär (die Familienbande betreffend) und genetisch vorprogrammiert. Obwohl die Genetik eine Rolle spielt, können Nahrungsfaktoren genetische Schalter zur Produktion von Proteinen stimulieren, die bestimmte biologische Prozesse regulieren.

Altern: Zahlreiche Faktoren oder ein *„Einzelgenschalter“*?

Nachdem die Wissenschaftler mit der Zeit mehr und mehr über das Altern gelernt haben, erstellten sie eine lange und immer noch wachsende Liste regulierbarer Faktoren, die hoffentlich eines schönen Tages den Schlüssel zur Verzögerung des Alterns und hiermit verbundener Alterskrankheiten bieten würde. Dennoch wird dadurch die Anti-Aging-Medizin sogar noch komplizierter. Sollten Hormone ersetzt werden? Sollte Eisen wie bei der Chelat-Therapie entfernt werden? Sollte man Antioxidans-Ergänzungen zur Verfügung stellen? Oder sollte vielleicht die Kalorienaufnahme beschränkt werden (unter der Voraussetzung, dass jemand einen solch kargen Speiseplan stets anwenden würde)?

Langlebigkeit wird von genetischen (vererbten) Faktoren und Umweltbedingungen gesteuert.

Eine kleine Gruppe von Wissenschaftlern wurde beauftragt nach einem genetischen Faktor zu forschen, der das menschliche Altern steuern kann. Dies geschah, als bei Geschwistern von Hundertjährigen (also dieser, die hundert Jahre und länger lebten) eine nur halb so große Sterblichkeitsrate wie bei der übrigen Bevölkerung festgestellt wurde. Diese außergewöhnliche Langlebigkeit hatte ihre Ursache deshalb entweder in durch die Familie bestimmten Faktoren (Umgebung, Ernährungsgewohnheiten) oder in genetischen Faktoren, wobei beide möglicherweise in Wechselwirkung zueinander standen.[81] Aber welche Gene kontrollieren das Altern?

Stumme Gene: Eine weitere Theorie vom Altern

Eine andere, noch komplexere Theorie des Alterns wurde erst in den letzten Jahren entwickelt. Diese Theorie behandelt Mechanismen tief im Kern einer lebenden Zelle. Einige der 30000 Gene sind von Zeit zu Zeit an der Erzeugung von Proteinen beteiligt. Die meisten dieser Gene sind abgeschaltet oder stumm, wie sich die Genetiker gerne ausdrücken. Man könnte dies mit einem Orchester vergleichen, wo einige der Musikinstrumente zu einem bestimmten Zeitpunkt spielen, während die anderen still sind. Wenn Gene Proteine produzieren, nennt man dies Attenuation (Genaktivität), wogegen der Zustand, in dem sich die Gene an der Proteinproduktion nicht beteiligen, Gen-*„silencing"* heißt.

Alte Gene können zu einem ungeeigneten Zeitpunkt aktiviert werden, wobei es z.B. zur Überproduktion von Proteinen kommen kann. Wenn ein Gen stumm wird, ist es eng zusammengewickelt und wird von dem Chromatin, aus dem unsere Chromosomen bestehen, sicher verwahrt. Innerhalb des Chromatins ist die DNA um kleine Proteine, die Histonen, gewickelt, was sie für die zellulären Vorgänge unzugänglich macht und so die genetische Information nicht herausgelesen werden kann. Am Gen-*„silencing"*

Einzelne Nährstoffe können steuern, und steuern bereits die Genaktivität.

sind mehrere Enzyme, besonders das Enzym Histondeacetylase beteiligt. Diese Familie der Enzyme wird zur DNA-Erneuerung und auch zur Genabschaltung benötigt. In den Hefezellen zum Beispiel bewirkt das SIR2-Gen (*silent information regulator* = Verstummungsregulator) das Ausschalten von Gensequenzen anhand von Aktivitätswerten dieser Enzyme.

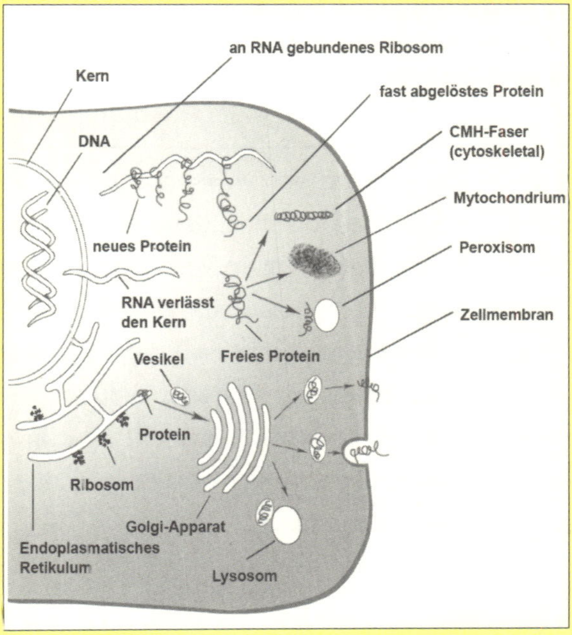

Alternde Zellen erzeugen hunderte oder tausende zusätzliche Kopien der ribosomalen DNA. Ein Enzym, das man Histondeacetylase nennt, kann diese Überproduktion gengesteuerter Proteine *„silencen"* oder abschalten, und dadurch das Leben der Zellen verlängern. Das Sinclair Laboratorium an der Harvard Medical School verfolgte diesen Weg, um einen Steuermechanismus zur Verlängerung der Lebensspanne von Zellen zu finden.

Bei alternden Zellen verläuft dieser Verstummungsmechanismus nicht mehr korrekt, wodurch zusätzliche Proteine (extra-chromosomale ribosomale DNA) erzeugt werden können. So häufen sich in alternden Zellen hunderte oder sogar tausende zusätzliche Kopien der ribosomalen DNA an. Ein fortschreitender Verlust der Fähigkeit Gene abzuschalten (unregulierbare Proteinerzeugung) wird als universeller Grund für das Altern betrachtet.[82] Die Steuerung der Proteinerzeugung in alternden Zellen kann mit einer alternden Uhr verglichen werden. Je mehr ribosomale DNA erzeugt wird, desto mehr nimmt die Geschwindigkeit des Alterungsprozesses zu.

Im Falle der Hefezellen verlängern *„silencing"*-Enzyme das Leben.[83] Die wissenschaftliche Forschung über die Mechanismen der Genabschaltung führte die Wissenschaftler des Sinclair Laboratoriums an der Harvard Medical School zu einer bis dahin unvorstellbaren Endeckung, wie man die Lebensspanne bedeutend verlängern kann, und zwar zuerst durch Kalorienreduktion, und später durch Nahrungsmoleküle, die die Kalorienrestriktion nachzuahmen vermögen.

Die Wissenschaftler sind begeistert, weil es ihnen nun möglich ist in einem Experiment die Aktivitätswerte aller 30000 menschlichen Gene zu messen.[84]

Die Forscher endeckten in Hefezellen, bei Fruchtfliegen und Mäusen Gene, die die Alterungsrate regulieren. Es gibt 35 genau bestimmte Gene, die in vier Kategorien zu unterteilen sind: Metabolismus, Stresswiderstand, Deregulierung von Genen und genetische Stabilität.

Viele dieser Gene haben sogenannte homologe Begleiter in menschlichen Organismen.

Einzelne Nährstoffe können steuern, und steuern bereits die Genaktivität.[85] Weiterhin werden Nährstoffe wie Folsäure bei der Regeneration der DNA benötigt.[86]

Vor kurzem haben David Sinclair und seine Kollegen vom Institut für Pathologie der Harvard Medicin School, eine weitere Endeckung gemacht. Sie stellten fest, dass ein Überlebensgen, das bei Hefezellen unter den Bedingungen von Nahrungsentzug aktiv ist und auch in menschlichen Zellen vorkommt, durch Nikotinamid, einem Vorprodukt des Vitamin B3 (Niacin), ausgeschaltet wird. Wenn ein Organismus genug Nahrung vorfindet, muss er nicht im Überlebensmodus laufen. Nikotinamid ist demnach ein Nahrungsbestandteil, der signalisiert, dass genügend zum Überleben benötigte Kalorien vorhanden sind. Dies zeigt eine klare Beziehung zwischen der Aktivität eines Überlebens- bzw. Langlebigkeitsgens und Faktoren der Nahrungsaufnahme.[87] Dieser neue Forschungsbereich, bei dem natürliche Moleküle zur Steuerung von Genen eingesetzt werden, heißt Nutrigenomik.[88]

Wenn nun die Wissenschaftler einen Nahrungsfaktor hätten, der genau das Gegenteil von Nikotinamid bewirken würde, ein Schalter in der Nahrung, der über die tiefgreifenden Eigenschaften einer Kalorienrestriktion verfügen würde. Das nächste Kapitel behandelt diese Entdeckungsreise.

Verteilung von Hundertjährigen in der Welt nach Entwicklungsgebiet, 2000-2050

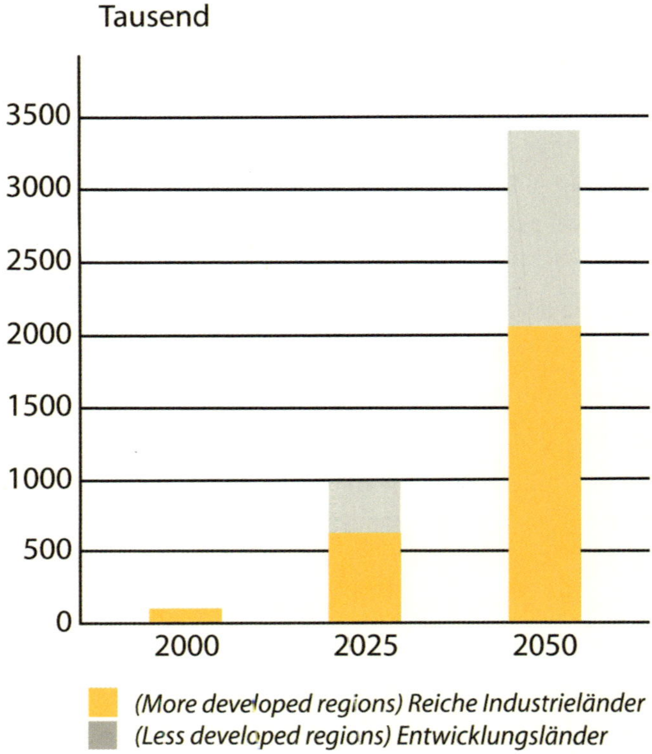

Angaben laut United Nations World Population Aging 1950-2050.

Quellenangaben

[1] Blake, G.J.; Ridker, P.M.; Kuntz, K.M.: Projected life-expectancy gains with statin therapy for individuals with elevated C-reactive protein levels. In: J. Am. Coll. Cardiol., 2002, Jg. 40, S. 49-55.
[2] Risk reduction can add 5-10 years to healthy life expectancy. In: Bull. World Health Organization, 2002, Jg. 80, S.1-2.
[3] Follain, J.: World's Oldest Living Man Owes It All to Wine, Pasta, and Genes. In: London Times, Juli 30, 2000.
[4] She, W.: Centenarian couple: a new Guinness record. In: China Popul. Today, 1998, Jg.15, S. 20.
[5] Montignac, M.: Miracle of Wine, Montignac Pub., 1998.
[6] Eating fewer calories may extend human life. In: Associated Press, August 2, 2002.
[7] Lichtenstein, P.; Holm, N.V.; Verkasalo, P.K.: Environmental and heritable factors in the causation of cancer. In: New Eng. J. Med., 2000, Jg. 343, S. 78-85.
[8] McGue, M.; Vaupel, J.W.; Holm, N.: Longevity is moderately heritable in a sample of Danish twins born 1870-1880. In: J. Gerontol., 1993, Jg. 48, S. 237-244.
[9] Ljungquist, B.; Berg, S.; Lanke, J.: The effect of genetic factors for longevity: a comparison of identical and fraternal twins in the Swedish Twin Registry. In: J. Gerontol. A Biol. Sci. Med. Sci., 1998, Jg. 5, S. 441-446.
[10] Zaretsky, M.D.: Communication between identical twins: health behavior and social factors are associated with longevity that is greater among identical than fraternal US World War II veteran twins. In: J. Gerontol. A Biol. Sci. Med. Sci., 2003, Jg. 58, S. 566-572.
[11] Herskind, A.M.; McGue, M.; Holm, N.V.: The heritability of human longevity: a population-based study of 2872 Danish twin pairs born 1870-1900. In: Human Genetics 1996, Jg. 97, S.319-323.
[12] Liao, C.K.; Rosenblatt, K.A.; Schwartz, S.M.: Endometrial cancer in Asian migrants to the United States and their descendants. In: Cancer Causes Control, 2003, Jg. 14, S. 357-360.
[13] Ueshima, H.; Okayama, A.; Saitoh, S.: Differences in cardiovascular disease risk factors between Japanese in Japan and Japanese-Americans in Hawaii: the Interlipid study. In: J. Hum. Hypertension, 2003, Jg.17, S. 631-639.
[14] Le Marchand, K.; Donlon, T.; Seifried, A.: Red meat intake, CYP2E1 genetic polymorphisms, and colorectal cancer risk. In: Cancer Epidemiology Biomarkers Prev., 2002, Jg. 11, S. 1019-1024.
[15] Mizushima, S.; Yamori, Y.: Nutritional improvement, cardiovascular diseases and longevity in Japan. In: Nut. Health, 1992, Jg. 8, S. 97-105.
[16] Harman, D.: Aging: overview. In: Ann. N Y Acad. Sci., 2001, Jg. 928, S. 1-21.
[17] Pasteur, L.: Ann. Chim. Phys. Ser. 1858, Jg. 52, S. 404.
[18] Viikik, A.: The Biological aging is our inescapable fate – but can we modify it?. In: Z. Gerontol Geriatrics, 1999, Jg. 32, S. 384-389.
[19] Olshansky, S.J.; Hayflick, L.; Carnes, B.A.: No truth to the fountain of youth. In: Sci. Am. 2002, Jg. 286, S. 92-95.
[20] Leowattana, W.: DHEA(s): The fountain of youth. In: J. Med. Assoc. Thailand. 2001, Jg. 84, S. 605-612.
[21] Nawata, H.; Yanase, T.; Goto, K.: Mechanism of action of anti-aging DHEA-S and the replacement of DHEA-S. In: Mech. Ageing Dev., 2002, Jg. 123, S. 1101-1106.
[22] Catalina, F.; Speciale, S.G.; Kumar, V.; u. A.: Food restriction-like effects of dietary dehydroepiandrosterone. In: Exp. Biol. Med., 2001, Jg. 226, S. 208-15.
[23] Allolio, B.; Arlt, W.: DHEA treatment: myth or reality?. In: Trends Endocrinology Metab., 2002, Jg. 13, S. 288-94.
[24] Miller, R.A.; Chrisp, C.: Lifelong treatment with oral DHEA sulfate does not preserve immune function, prevent disease, or improve survival in genetically heterogeneous mice. In: J. Am. Geriatr. Soc., August, 1999, Jg. 47, Ht. 8, S. 960-966.
[25] Rachi, M.; Balduzzi, C.; Corsini, E.: Dehydroepiandrosterone (DHEA) and the aging brain: flipping

a coin in the "fountain of youth.". In: CNS Drug Rev., 2003, Jg. 9, S. 21-40.
[26] DHEA: the last elixir. In: Prescrire Int., 2002, Jg.11, S. 118-123.
[27] Percheron, G.; Hogrel, J.Y.; Denot-Ledunois, S.: The effect of 1-year oral administration of dehydroepiandrosterone to 60-to 80-year old individuals on muscle function and cross-sectional area: a double-blind placebo-controlled trial. In: Arch. Intern. Med., 2003, Jg. 163, S. 720-727.
[28] Schlienger, J.L.; Perrin, A.E.; Goichot, B.: DHEA: an unknown star. Rev. Med. Interne. 2002, Jg. 23, S. 436-446.
[29] Kroboth, P.D.; Amico, J.A.; Stone, R.A.: Influence of DHEA administration on 24-hour cortisol concentrations. In: J. Clin. Psychopharm, 2003, Jg. 23, S. 96-99.
[30] Pugh, T.D.; Oberley, T.D.; Weinbruch, R.: Dietary intervention at middle age, Cancer Res., 1999, Jg. 59, S. 1642-1648.
[31] Fenton, A.: The demise of HRT? the long-term safety of hormone replacement therapy. In: Expert Opin. Drug Safety, 2003, 2, S. 341-345.
[32] Blackman, M.R.; Sorkin, J.D.; Munzer, T.: Growth hormone and sex steroid administration in healthy aged women and men: a randomized controlled trial. In: J. Am. Med. Assoc., 2002, Jg. 288, Ht. 2, S. 282-292.
[33] Takala, J.; Ruokonen, E.; Webster, N.R.: Increased mortality with growth hormone treatment in critically ill adults. In: New Eng. J. Med., 1999, Jg. 341, S. 785-792.
[34] Morley, J.E.: Growth hormone: fountain of youth or death hormone?. In: J. Am. Geriatric Soc., 1999, Jg. 47, S. 1475-1476.
[35] Blackman, M.R.; Sorkin, J.D.; Munzer, T.: Growth hormone and sex steroid administration in healthy aged women and men: a randomized controlled trial. In: J. Am. Med. Assoc., 2002, Jg. 288, S. 2282-2292.
[36] Bonilla, E.; Medina-Leendertz, S.; Diaz, S.: Extension of life span and stress resistance of Drosophila melanogaster by long-term supplementation with melatonin. Exp. Gerontol., 2002, Jg. 37, S. 629-638.
[37] Lissoni, P.; Chilelli, M.; Villa, S.: Five years survival in metastatic non-small cell lung cancer patients treated with chemotherapy alone or chemotherapy and melatonin: a randomized trial. In: J. Pineal. Res., 2003, Jg. 35, S. 12-15.
[38] Lopez-Burillo, S.; Tan, D.X.; Mayo, J.C.: Melatonin, xanthurenic acid, resveratrol, EGCG, vitamin C and alpha-lipoic acid differentially reduce oxidative DNA damage induced by Fenton reagents: a study of their individual and synergistic actions. In: J. Pineal. Res., 2003, Jg. 34, S. 269-277.
[39] Manda, K.; Bhatia, A.L.: Melatonin-induced reduction in age-related accumulation of oxidative damage in mice. In: Biogerontology, 2003, Jg. 4, S.133-139.
[40] Okatani, Y.; Wakatsuki, A.; Reiter, R.J.: Hepatic mitochondrial dysfunction in senescenceaccelerated mice: correction by long-term, orally administered physiological levels of melatonin. In: J. Pineal. Res., 2002, Jg. 33, S. 127-133.
[41] Matsubara, E.; Bryant-thomas, T.; Pacheco, Q.J.: Melatonin increases survival and inhibits oxidative and amyloid pathology in a transgenic model of Alzheimer's disease. In: J. Neurochem., 2003, Jg. 85, S. 1101-1108.
[42] El-Sokkary, G.H.; Reiter, R.J.; Abdel-Ghaffer, S.: Melatonin supplementation restores cellular proliferation and DNA synthesis in the splenic and thymic lymphocytes of old rats. In: Neuroendocrinol. Letters, 2003, Jg. 24, S. 215-23.
[43] Pahlavani, M.A.; Vargas, D.A.; Evans T.R.: Melatonin fails to modulate immune parameters influenced by calorie restriction in aging Fischer 344 rats. In: Exp. Biol. Med., 2002, Jg. 227, S. 201-207.
[44] Sugaya, K.: Neuroreplacement therapy and stem cell biology under disease conditions. In: Cell. Mol. Life Sci., 2003, Jg. 60, S. 1891-1902.
[45] Leor, J.; Barbash, I.M.: Cell transplantation and genetic engineering: new approaches to cardiac pathology. In: Expert Opin. Biol. ther., 2003, Jg. 3, S. 1023-1039.
[46] Knoll, J.: Memories of my 45 years in research. In: Pharmacol. Toxicol.,1994, Jg. 75, S. 65-72.
[47] Knoll, J.: Deprenyl (Selegiline): past, present and future. In: Neurobiology, 2000, Jg. 8, S. 179-

199.
[48] Alper, G.; Girgin, F.K.; Ozgonul, M.: MAO inhibitors and oxidant stress in aging brain tissue. In: Eur. Neuropsychopharmacol.,1999, Jg. 9, S. 247-252.
[49] Kitani, K.; Minami, C.; Isobe, K.: Why deprenyl prolongs survivals of experimental animals: increase of anti-oxidant enzymes in brain and other body tissues as well as mobilization of various humoral factors may lead to systemic anti-aging effects. In: Mech. Ageing Dev., 2002, Jg. 123, S. 1087-1100.
[50] Stevens, H.; Knollema, S.; De Jong, G.: Long-term food restriction, deprenyl, and nimodipine treatment on life expectancy and blood pressure of stroke-prone rats. In: Neurobiol. Aging, 1998, Jg. 19, S. 273-276.
[51] Gallagher, I.M.; Clow, A.; Glover, V.: Long-term administration of (-)-deprenyl increases mortality in male Wistar rats. In: J. Neura.l Transm. Suppl., 1998, Jg. 52, S. 315-320.
[52] Enstrom, J.E.; Kanim, L.E.; Klein, M.A.: Vitamin C intake and mortality among a sample of the United States population. In: Epidemiology, 1992, Jg. 3, S. 194-202.
[53] Harman, D.: Prolongation of the normal lifespan and inhibition of spontaneous cancer by antioxidants. In: J. Gerontol., Juli, 1961, Jg. 16, S. 247-254.
[54] Harman, D.: Free radical theory of aging. In: Mutat. Res., 1992, Jg. 275, S. 257-266.
Harman, D.: In an interview, Harman doubts life expectancy ever will exceed 85 years: Finding The Fountain Of Youth. Associated Press, Juni 13, 2003.
[55] Melov, S.; Ravenscroft, J.; Malik, S.; u. A.: Extension of life-span with superoxide dismutase/ catalase mimetics. In: Science, 2000, Jg. 289, S. 1567-1569.
[56] Sastre, J.; Borras, C.; Garcia-Sala, D.: Mitochondrial damage in aging and apoptosis. In: Ann NY Acad Sci, 2002, Jg. 959, S. 448-451.
[57] Beckman, K.B.; Ames, B.N.: Mitochondrial aging: open questions. In: Ann. N. Y. Acad. Sci., 1998, Jg. 854, S. 118-127.
[58] Heinz, D.: Osiewacz, Mitochondrial functions and aging. In: Gene, 2002, Jg. 286, S. 65-71.
[59] Epperly, M.W.; Gretton, J.E.; Sikora, C.A.: Mitochondrial Localization of Superoxide Dismutase is Required for Decreasing Radiation-Induced Cellular Damage. In: Radiat. Res., 2003, Jg. 160, S. 568-578.
[60] Orr, W.C.; Sohal, R.S.: Extension of life-span by overexpression of superoxide dismutase and catalase in Drosophila melanogaster. In: Science, 1994, Jg. 263, S. 1128-1130.
[61] Tungtrongchitr, R.; Pongpaew, P.; Phonrat, B.: Serum copper, zinc, ceruloplasmin and superoxide dismutase in thai overweight and obese. In: J. Med. Assoc. thai., 2003, Jg. 86, S. 543-551.
[62] Zidenberg-Cherr, S.; Keen, C.L.; Lonnerdal, B.: Dietary superoxide dismutase does not affect tissue levels. In: Am. J. Clin. Nut., 1983, Jg. 37, S. 5-7.
Regnault, C.; Soursac, M.; Roch-Arveiller, M.: Pharmacokinetics of superoxide dismutase in rats after oral administration. In: Biopharm. Drug. Dispos., 1996, Jg. 17, S. 165-174.
[63] Giri, S.N.; Misra, H.P.: Fate of superoxide dismutase in mice following oral route of administration. In: Med. Biol., 1984, Jg. 62, S. 285-289.
[64] Willis, R.A.; Anthony, M.; Loop, R.: The effect of ethanol and/or food restriction on coenzyme Q in liver in rats. In: Molecular Aspects Medicine, 1997, Jg. 18, S. 205-211.
[65] Beyer, R.E.; Burnett, B.A.; Cartwright, K.J.: Tissue coenzyme Q (ubiquinone) and protein concentrations over the life span of the laboratory rat. In: Mech. Ageing. Dev., 1985, Jg. 32, S. 267-281.
[66] Lonnrot, K.; Metsa-Ketela, T.; Alho, H.: The role of coenzyme Q10 in aging; a follow-up study on life-long oral supplementation Q10 in rats. In: Gerontology, 1995, Jg. 41, S. 109-120.
[67] Cook, C.I.; Yu, B.P.: Iron accumulation in aging: modulation by dietary restriction. In: Mech. Ageing Dev., May 1, 1998, Jg. 102, Ht. 1, S. 1-13.
[68] Emery, T.: Iron and Your Health. CRC Press, 1991.
[69] Meyers, D.G.: The iron hypothesis--does iron cause atherosclerosis?. In: Clin. Cardiol., December, 1996, Jg. 19, Ht. 12, S. 925-929.
[70] Franceschi, C.; Motta, L.; Valensin, S.: Do men and women follow different trajectories to reach extreme longevity? Italian multicenter study on centenarians, Aging. 2000, Jg. 12, S. 77-84.

Passarino, G.; Calignano, C.; Vallone, A.: Male/female ratio in centenarians: a possible role played by population genetic structure. In: Exp. Geronto.l, Oktober-November, 2002, Jg. 37, Ht.10-11, S. 1283-1289.
[71] Kontoghiorghes, G.J.; Weinberg, E.D.: Iron: mammalian defense systems, mechanisms of disease, and chelation therapy approaches. Blood Rev. März, 1995, Jg. 9, Ht. 1, S. 33-45.
[72] Polla, B.S.: Therapy by taking away: the case of iron. In: Biochem. Pharmacol., 1999, Jg. 57, S. 1345-1349.
[73] Polla, A.S.; Polla, L.L.; Polla, B.S.: Iron as the malignant spirit in successful ageing. In: Ageing Res. Rev., 2003, Jg. 2, S. 25-37.
[74] Kim, N.W.; Piatyszek, M.A.; Prowse, K.R.: Specific association of human telomerase activity with immortal cells and cancer. In: Science, 1994, Jg. 266, S. 2011-2015.
[75] Blasco, M.A.; Lee,W.; Hande, M.P.: Telomere shortening and tumor formation by mouse cells lacking telomerase RNA. In: Cell, 1997, Jg. 91, S. 25-34.
[76] Perls, T.; Kunkel, L.; Puca, A.; u. A.: The genetics of aging. In: Curr. Opin. Genetic Dev., 2002, Jg. 12, S. 362-369.
[77] Perls, T.; Terry, D.: Genetics of exceptional longevity. In: Exp. Gerontol., 2003, Jg. 38, S. 725-730.
[78] Puca, A.A.; Daly, M.J.; Brewster, S.J.; Matise, T.C.: A genome-wide scan for linkage to human exceptional longevity identifies a locos on chromosome 4. In: Proc. Natl. Acad. Sci., 2001, Jg. 98, S. 10505-10508.
[79] Puca, A.A.; Daly, M.J.; Brewster, S.J.; Matise, T.C.: A genome-wide scan for linkage to human exceptional longevity identified a locus on chromosome 4. In: Proc. Natl. Acad. Sci. 2001, Jg. 98, S. 10505-10508.
[80] Cooper, R.S.: Gene-environment interactions and the etiology of common complex disease. In: Ann. Intern. Med., 2003, Jg. 139, S. 437-440.
[81] Perls, T.T.; Wilmoth, J.; Levenson, R.: Life-long sustrained mortality advantage of siblings of centenarians. In: Proc. Natl. Acad. Sci., 2002, Jg. 99, S. 8442-8447.
[82] Defossez, P.; Lin, S.; Mc Nabb, D.S.: Sound silencing: the Sir2 protein and cellular senescence. In: Bio. Essays, 2001, Jg. 23, S. 327-332.
[83] Xu, R.: Crystal structure of a SIR2 homolog-NAD complex. In: Cell, 2001, Jg. 105, S. 269-72.
[84] Han, E.; Hilsenbeck, S.G.: Array-based gene expression profiling to study aging. In: Mech. Ageing Dev., 2001, Jg. 122, S. 999-1018.
[85] de Mateo Silleras, B.; Mijan de la Torre, A.: Nutrition and gene expression, Nutr Hosp. 2000, 15 Suppl., Ht 1, S. 128-142.
[86] Friso, S.; Choi, S.W.: Gene-nutrient interactions and DNA methylation. In: J. Nutr., 2002, Jg. 132, Ht. 8, S. 2382S-2387.
[87] Anderson, R.M.; Bitterman, K.J.; Wood, J.G.; Sinclair, D.A.: Nicotinamide and PNC1 govern life span extension by calorie restriction in Saccharomyces cerevisiae. In: Nature., Mai 8, 2003, Jg. 423, Ht. 6936, S. 181-185.
[88] Muller, M.; Kersten, S.: Nutrigenomics: goals and strategies. In: Nat. Rev. Genet., 2003, Jg. 4, S. 315-322.

KAPITEL 2

Die Entdeckung

Auf den Spuren der großen Entdeckung

>> Kapitelinhalt <<

Die Wissenschaftler, die sich der Dynamik des Alterns widmen, machen in kurzer Zeit enorme Fortschritte. Da nun der Aufbau des menschlichen Genoms entziffert wurde, hat sich gezeigt, dass es nur aus 30000 Genen besteht und nicht aus Millionen, wie einmal geglaubt. Dadurch ist klar geworden, dass nicht eine ganze Kette von Genen, sondern einzelne Gene für die Steuerung des Alterns zuständig sind, was die begeisterte wissenschaftliche Gemeinde mit neuer Energie erfüllt.

In der Mitte der 90er Jahre des 20. Jahrhunderts kam von glaubwürdigen Forschungsinstituten der Welt, wie dem Massachusetts Institute of Technology, dem National Institute on Aging in Washington D.C., der Harvard Medical School und vielen anderen Forschungszentren der Gedanke, die Anti-Aging-Pille sei nicht so fern vom Bereich des Möglichen. Tatsächlich ging man ohne viel Medienrummel mit der Idee von der Anti-Aging-Pille von der theoretischen Ebene zum Zeichenbrett über.

Man war den Prinzipien des Alterungsprozesses jahrzehntelang nachgegangen, doch es endete oft in Einbahnstraßen, die sich nicht auszahlten. Es tauchten viele nutzlose und für die, die die Mittel ausprobierten, ernüchternde Arzneimittel gegen das Altern auf. Das menschliche Wachstumshormon, das Nebennierenhormon DHEA, Eldepryl, sogar die Gentherapie an sich.

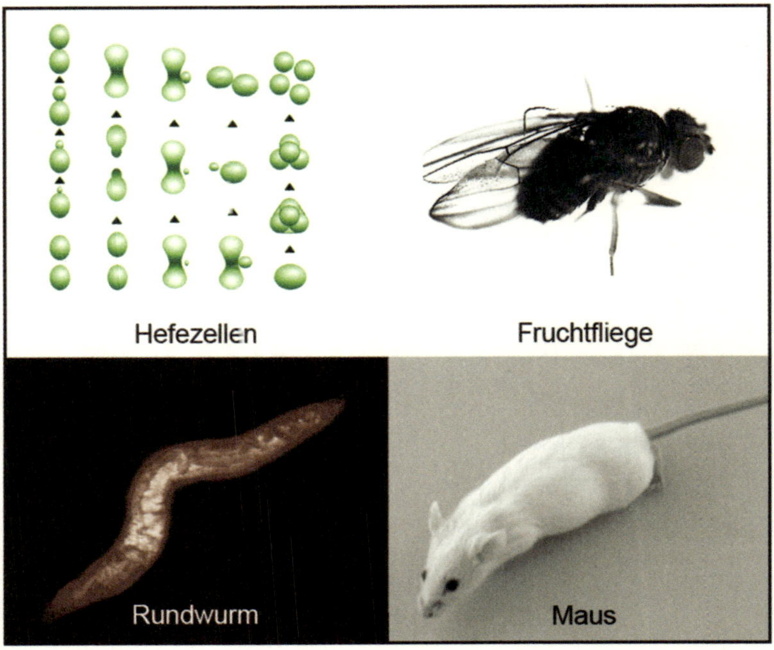

Um das Altern zu erforschen, führen die Wissenschafter Versuche an kurzlebigen Modellen durch, da eine Studie am Menschen Jahrzehnte brauchen würde, um abgeschlossen zu werden. Im Allgemeinen werden Hefezellen, Fruchtfliegen, Rundwürmer und Mäuse als angemessene Modelle für den menschlichen Alterungsprozess betrachtet.

Der erste Schritt besteht in der Wahl des richtigen Modells für das Altern. Die Kalorienreduktion ist einer der vielversprechendsten und fundierten Mechanismen bei der Steuerung der Alterungsrate, die bei praktisch allen lebenden Organismen einsetzbar ist. Aber welche Lebensformen sollten zum Forschungsobjekt gewählt werden, um den Vorgängen, die den Alterungsprozess durch Kalorienrestriktion steuern, nachzugehen? Um in kurzer Zeit möglichst viel sagende Forschungsergebnisse zu gewinnen, nutzen die Forscher für ihre Alterungsstudien kurzlebige Organismen. Die vier für gewöhnlich verwendeten Modelle bei solchen Studien, die im besonderen die Kalorienrestriktion betreffen, stellen Hefezellen, Fruchtfliegen, Würmer und Mäuse dar.

„Die meisten Gerontologen würden wahrscheinlich akzeptieren, dass jüngste Studien die Hoffnung aufkommen lassen, dass der Alterungsprozess verzögert werden kann, wenn das richtige Instrument gefunden wird."

- Eric Le Bourg, in Das Altern verzögern: Könnte die Hormesis-Studie hilfreicher sein, als die Genmethode, die auf das Überleben von Nahrungsentzug zielt? Biogerontologie. 2003, Jg. 4, S. 319-324.

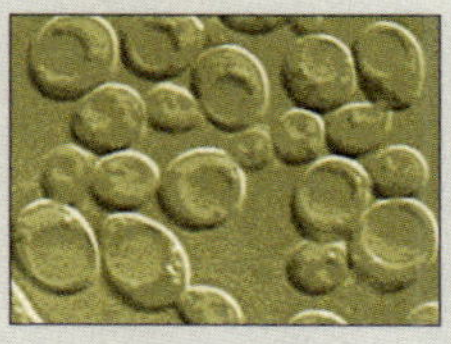

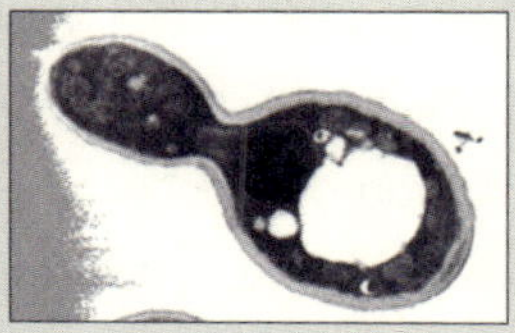

Backhefezellen (Saccharomyces cerevisiae) werden in der Forschung häufig für Studien verwendet, die die Auswirkungen von Nahrungsangebot und Umgebung auf das Altern untersuchen. Auf der linken obigen Abbildung teilt sich eine Hefezelle um eine Tochterzelle zu bilden. Das Sinclair Laboratorium an der Harvard Universität benutzte dieses Alterungsmodell, um anzukündigen, dass es einen Anti-Aging-Wirkstoff in einem gewöhnlich in roten Trauben vorkommenden Molekül entdeckt hatte.

Warum Hefezellen?

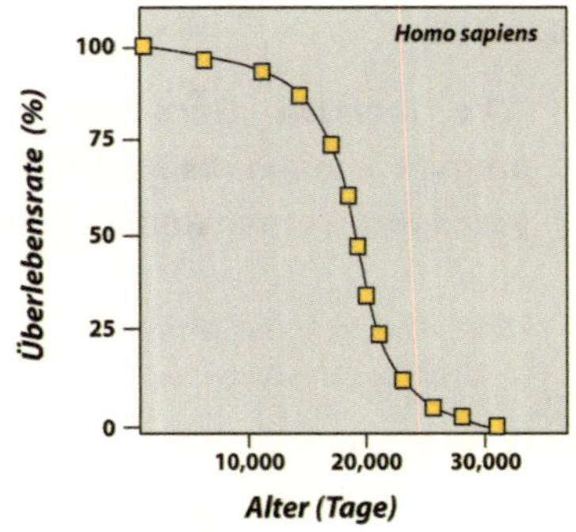

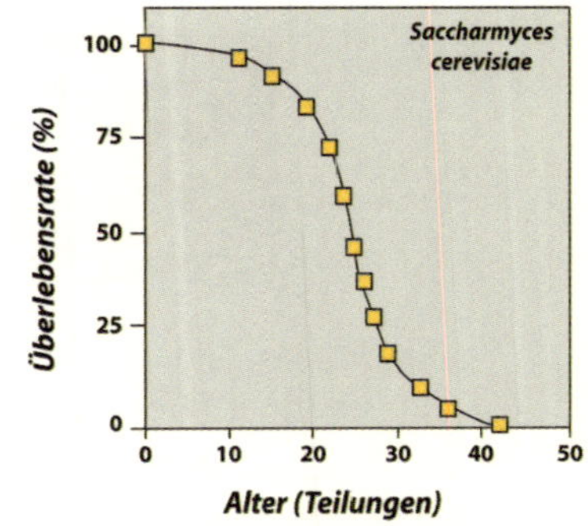

Die Alterungsrate von Hefezellen und *Homo sapiens* scheint sich zu gleichen. Der Alterungsprozess von Hefezellen, Fruchtfliegen, Würmern und Mäusen wird daher als gültiges Modell für die Anforderungen der menschlichen Alterungsforschung betrachtet.

Warum werden Hefezellen zur Erforschung des Alterns verwendet? Dieses Interesse beruht auf ihrer schnellen Vermehrung und ihrer Fähigkeit in kurzer Zeit mehrere Generationen zu schaffen. Natürlich sind die Hefezellen von der Komplexität des menschlichen Körper mit seinen vielen spezialisierten Zellen und Gewebearten weit entfernt. Der menschliche Körper besteht vielleicht aus 100 Billionen Zellen. Daher würden einige behaupten, dass Hefezellen für die Anwendung auf den menschlichen Alterungsprozess ein viel zu einfaches System wären.

Doch auf der anderen Seite verfügen Hefezellen über ihren eigenen Komplex von Genen, an denen die notwendigen biologischen Auswirkungen leicht überprüft werden können. Dass die genetische Instabilität eine wesentliche Rolle beim Altern und den alterungsbezogenen Krankheiten spielt, ist nichts Neues.

Hefezellen sind charakteristischen Veränderungen während des Alterns unterworfen

Es ist bekannt, dass Hefezellen, genau, die allgemein bekannte Backhefe, die in wissenschaftlichen Kreisen auch als *Saccharomyces cerevisiae* bezeichnet wird, eine Verlangsamung ihrer Lebensvorgänge bei fortschreitendem Alter erfahren. Die Zellen werden aufgrund des Verlustes der Fähigkeit, die genregulierte Proteinsynthese abzuschalten *(„silencing“)*, steril. Auf der Oberfläche der Hefezellen bilden sich Narben, und die Zellen wachsen schließlich zu einer ungewöhnlichen Größe heran, was ein weiteres Zeichen für das Altern ist. Die Tochterzellen erben die Eigenschaften des hohen Alters von ihren alten

Müttern, d.h. es kommt zu einer exponentiellen Anhäufung von extrachromosomaler ribosomaler DNA.

Im Großen und Ganzen ist die wissenschaftliche Gemeinde darauf angewiesen, mit diesen kurz lebenden Modellen für die Erforschung der Alterungsprozesse zu arbeiten, da Untersuchungen am Menschen, um es milde auszudrücken, kaum praktikabel sind. Selbst wenn menschliche Studien erstellt werden könnten, würden diese mehrere Jahrzehnte dauern, bis man zu ersichtlichen Forschungsergebnissen kommen würde. Außerdem können Menschen nicht so leicht kontrolliert werden, wie Tiere oder Einzeller. Oder könnten Sie sich vorstellen einen Versuch anzustellen, bei dem die Ernährungs- und Gesundheitspraktiken einer umfangreichen Gruppe von Menschen lebenslang unter wissenschaftlicher Beobachtung und Vorschrift stehen würden? Studien am Menschen wären in diesem Falle kaum durchführbar.

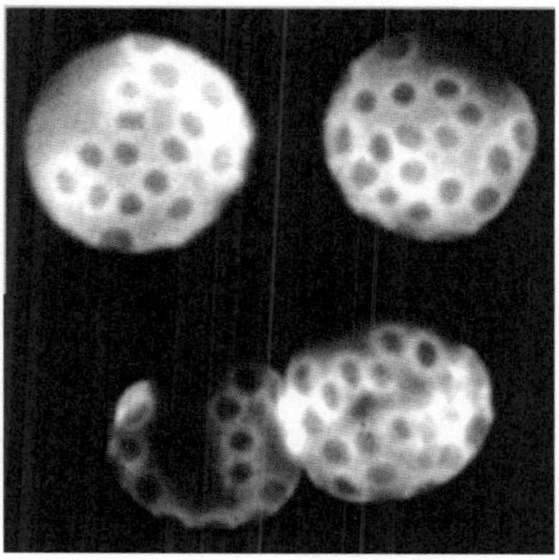

„Bud scars" (knospenartige Narben) an Hefezellen

Erkennung der Ursachen, oder Untersuchung der Folgen?

Es gibt so viele Ansätze in der menschlichen Alterungsforschung, dass es in den Anfangsphasen einer neuen Untersuchung schwierig ist zu erkennen, ob man sich auf dem richtigen und direkten Weg befindet. Beschäftigen sich die Wissenschaftler nun mit den tatsächlichen Regulatoren des Alterungsprozesses, oder untersuchen sie die bloßen alterungsbedingten Auswirkungen?

Ein theoretisches Beispiel über Kinder, die beim Überqueren der Straße von einem Auto erfasst wurden, soll die Schwierigkeiten bei der Unterscheidung der Ursachen von den Folgen illustrieren. Wenn die zahlreichen Faktoren von hunderten von Unfällen, an dem Kinder als Fußgänger beteiligt waren, unter die Lupe genommen werden, kann man unter anderem feststellen, dass neun von zehn Kindern bei dem Unfall Tennisschuhe trugen. Haben also die Tennisschuhe in irgendeiner Weise zu dem Unfall beigetragen? Nicht wirklich. Die Tennisschuhe sind zwar mit dem Ereignis assoziiert, sie haben aber nichts mit der Ursache zu tun. Dieses Beispiel demonstriert, wie leicht die Forscher auf die falsche Fährte kommen können. Sie könnten mit den Folgen des Alterns beschäftigt sein, wobei ihnen die wahren Altersregulatoren entgehen.

Bei so vielen Faktoren, wie vor allem die häufigeren Oxidationsprozesse, mehr DNA-Mutationen und der Verlust der Fähigkeit die Hormone zu steuern (Östrogen, Testosteron, Wachstumshormone, Melatonin), kann es für einen Forscher ziemlich schwer sein, alle diese vielen Teile zu einem Gesamtbild zusammenzufügen. Es kommt einem das Bild in den Sinn, wie viele Forscher mit Scheuklappen vor den Augen jedes kleinste Teil eines Elefanten untersuchen und testen. Ist das der richtige Weg? Befassen sich die Wissenschaftler mit einem wahren Regulator des Alterns? Oder erfassen sie nur ein Detail von einem ungreifbaren und viel größeren Szenario? Sie wissen es nicht mit Sicherheit, aber eigentlich wissen sie, wie alle Wissenschaftler, die sich mit Grundlagenforschung beschäftigen, nie so richtig, wo der nächste Schritt hinführt.

Perspektive einer Anti-Aging-Pille

Der Befund, dass die Kalorienreduktion die Lebensspanne von Tieren um bis zu vierzig Prozent verlängert, spornte die Entwicklung von Wirkstoffen, die denselben Effekt erzielen könnten, an. Die Suche nach dem Mechanismus hatte die Forschungsgemeinde erfasst. Könnte dieser Mechanismus irgendwie eingefangen und gesteuert werden, um das gesunde Altern zu verlängern?

Im August 2002 äußerte Stephen Spindler, Lebensspanneforscher an der University of California, die Ansicht, dass durch die jüngsten Entdeckungen *„uns mit zunehmender Wahrscheinlichkeit Pharmazeutika zur Verfügung stehen werden, die diesen Effekt nachahmen können."*[1] Elixir Pharmaceuticals, ein neu gegründeter Arzneimittelhersteller, wurde eben zu diesem Zwecke aus der Taufe gehoben.[2]

Eine neue Richtung, zumindest im Denken, wurde von Dr. David Sinclair und seinem Team an der Harvard Medical School, eingeschlagen. Sie nahmen eine notwendige Kurskorrektur bezüglich der Wahrnehmung der Gene vor und betrachten Gene nunmehr als Überlebens- und Langlebigkeitsregulatoren, anstatt anzunehmen, dass sie das Altern begünstigen. Es war nicht das Ziel, die Mechanismen des Alterns zu entdecken und zu erforschen, sondern die Langlebigkeitsmechanismen zu verstehen. Während eine ganze Armee von

Anti-Aging-Forschern den *„Senility Boulevard"* hinuntermarschierte, nahm das Sinclair Laboratorium den Umweg über die *„Long Life Street"*. Dies stellte eine scheinbar subtile, aber dennoch bedeutsame Wendung in der Forschung dar.

Ein dynamischer Reparaturmechanismus bestimmt das Leben

Eines der zahlreichen weiteren Probleme auf dem Gebiet der Alterungsforschung ist die Tatsache, dass das Altern oft als ein fester, unvermeidbarer Prozess betrachtet wird. Die eigentliche Definition des Lebens beschreibt aber etwas, was sich selbst regeneriert und repariert und in der Not weiterleben kann. Die Wissenschaftler könnten mit alten Forschungsmodellen, wie z.B. der so genannten *„wear-and-tear"*-Theorie, in eine Sackgasse geraten. Laut dieser Theorie wird das Körpergewebe mit der Zeit infolge übermäßigen Gebrauchs abgenutzt und verrostet und vertrocknet letztendlich. Dieses Modell vom Altern geht von leblosen Gegenständen aus wie verchromte Stoßstangen an Autos, die mit der Zeit rosten, wenn sie der Luft, dem Sonnenlicht und Sauerstoff ausgesetzt sind. In seinen Vorlesungen verwendet Dr. Sinclair gern eine Diashow, die Zimmermänner beim Umbau eines Gerüsts zeigt. Genau das ist es, was lebende Zellen tun, sie replizieren, regenerieren und reparieren sich selbst. Dies führt zu einem dynamischeren Verständnis der vielen Faktoren, die am Altern beteiligt sind.

Das Rätsel der Langlebigkeit und Unsterblichkeit von Zellen

Die Forscher müssen sich noch eine weitere schwierige Frage bezüglich der Biologie und des Alterns durch den Kopf gehen lassen. Das Rätsel besteht darin, dass die Wissenschaftler gar nicht beabsichtigen, die Zellen unsterblich zu machen. Dies wäre die Definition von Krebszellen. Karzinomzellen wachsen nicht, werden nicht reif und sterben nicht ab. Sie sind unsterblich. Sie machen einfach wild Kopien von sich selbst. Tumorzellen sind einfach *„teenagers forever"*-ewige Teenager. Daher ist die Unsterblichkeit von Zellen nicht der richtige Weg in der Langlebigkeitsforschung, sondern definiert die Zellen von Krebstumoren.

In Anbetracht dessen ist es die Überlegung wert, ob dies nicht die Grenzen von dem signalisiert, was bei der Verlängerung des Lebens von Zellen möglich ist, jenseits derer wir uns auf den Pfad der Zerstörung begeben.

Die Wissenschaftler könnten mit alten Forschungsmodellen, wie z.B. der so genannten *„wear-and-tear“*-Theorie, in eine Sackgasse geraten.

Altern oder Erkrankung?

Des Weiteren sollte man Vorgänge, die das Altern verursachen, kritisch von solchen unterscheiden, die zu Erkrankungen führen. Das Altern ist universell, während sich Krankheiten nur bei einigen entwickeln. Wenn eine Erkrankung bei speziell gezüchteten Hefezellen auftaucht, dann ist dies eine Krankheit, die dieser spezifischen Hefesorte eigen ist. So hat das Sinclair Laboratorium in Harvard ausschließlich einen *„wilden Typ“* von Hefezellen untersucht, die eine Mischung genetischer Eigenschaften, als nur ein bestimmtes Merkmal aufwiesen. Einige Hefestämme waren nur mit einer halb so langen Lebensspanne im Unterschied zu anderen ausgestattet. Solange die anspruchsvollen Studien an den Zellen vom *„wilden Typ“* nicht beendet sind, kann man nur schlecht beurteilen, ob man Alterserscheinungen oder Auswirkungen einer Erkrankung beobachtet.

Feststellung der Tatsachen

Was haben die Forscher denn nun genau enthüllt? Ihre Notizbücher sind voller Bemerkungen: Es wurde beobachtet, dass die erwähnten Tochterzellen der Hefe kleiner als die Mütter waren. Weiter zeigte sich, dass sich die Mütter vor dem Absterben bis zu 20 Mal teilen. Mit steigendem Alter kommt es zu charakteristischen Veränderungen in Zellstruktur und -metabolismus. Wenn die Hefezellen altern, werden sie z.B. größer. Ebenso erscheinen die so genannten *„bud scars“ (knospenartige Narben)*. Die Knospen bilden sich an den Hefezellen dort, wo unter Umständen die Tochterzellen erzeugt und abgetrennt werden. Zusätzlich werden Hefezellen mit hohem Alter steril. Die Töchter einer veralteten

Mutterzelle leben nicht so lange wie die Nachkommen einer jüngeren Mutterzelle. Die alternden Zellen verlieren keine Energie, sondern sie stellen die Art und Weise der Energieproduktion um. Eine großartige Entdeckung war, dass die Zellen im höheren Alter von der Zuckerzerlegung (Glykolyse) zur Zuckerbildung (Glukoneogenese) und Energieeinlagerung übergehen. Als erster beobachtete der Nobelpreisträger Otto Warburg bereits in den 30er Jahren dieses Phänomen an Tumorzellen. Ein investigativer Journalist würde hier sicherlich fragen: *„na und?"*. Dies waren nur nebenbei auftauchende Entdeckungen. Welche Bedeutung hatten sie?

Sich nicht abbringen lassen

Das Sinclair Laboratorium in Harvard hat sich durch scheinbar Offensichtliches nicht abbringen lassen. Sie fanden heraus, dass die *„bud scars"* und andere physische Eigenschaften keinen Einfluss auf die Lebensspanne der Hefezellen ausübten. Dies waren nichts weiter als die Tennisschuhe aus dem obigen Beispiel von der notwendigen Unterscheidung zwischen Ursache und Folge.

In den vergangenen Jahren sind wiederum andere Wissenschaftler zu der Überzeugung gelangt, dass sich die regelnden Mechanismen des Alterns im Zellkern verbergen. Im Jahre 1997 schlugen David Sinclair und Leonard Guarente, die damals gemeinsam am MIT arbeiteten, vor, dass das Altern der Hefezellen auf einer Instabilität der DNA beruhen könnte.

Gibt es für das Altern eine oder mehrere Ursachen?

Sinclair räumte ein, dass es ein Fehler sein würde zu glauben, dass alle Spezies aufgrund ein und desselben Faktors altern.

Die Forschungsteams waren weiter auf der Suche nach den wahren Markern des Alterns. Ein weiterer solcher Marker ist die Eigenart von sich nicht teilenden Zellen, länger am Leben zu bleiben. Somit ist die Zahl der möglichen Teilungen einer Mutterzelle, bevor sie Alterserscheinungen zeigt, ein weiteres Maß für die Bestimmung des Alterungsprozesses.

Die Forschungsteams

Professor Leonard Guarente und sein Team am Massachusetts Institute of Technology berichtete 1997 von einem einfachen Mechanismus des Alterns in lebenden Zellen. Ein spiralförmiges Stück der DNA bricht von dem Chromosom ab und erzeugt hierdurch übermäßig viele Proteine, die extrachromosomale ribosomale DNA. Dieser Vorgang wiederholt sich immer wieder bis die Zelle überfordert ist und in Folge dessen abstirbt. Laut Leonard Guarente stellt dieser Prozess offensichtlich die *„Uhr“* des Alterns dar.[3]

Um das Jahr 1998 bestätigte Leonard Guarente ebenso wie andere Wissenschaftler, dass Hefezellen als ein gültiges Modell für die Erforschung des menschlichen Alterns angesehen werden dürfen. Bahnbrechende wissenschaftliche Beiträge, die die Stabilität der DNA als einen Marker für das Alter verwenden, bewiesen, dass Ähnlichkeiten beim Altern von Hefezellen und Säugetieren bestehen.[4]

Bei Versuchen mit Fruchtfliegen, Würmern und Mäusen konnten tatsächlich weitere Beweise, die für die Altersteuerung durch spezifische Gene sprechen, gewonnen werden.[5]

Die Forscher konzentrierten sich vor allem auf das Nicotinsäureamid, ein Vitamin B3/Niacin-Derivat, das als kontrollierbarer Faktor in der Nahrung die Langlebigkeit beeinflusst und per Kalorienrestriktion kontrolliert werden kann. Nicotinsäurenamid reguliert die Langlebigkeit über die SIR-Gene (silent information regulator = *„Verstummungsregulator“*).[6] Nachdem ein zusätzliches SIR2-Gen in Hefezellen implantiert wurde, lebten diese Zellen länger.[7]

Zum ersten Mal in der Geschichte konnte man mithilfe der Kalorienrestriktion und unter Einbeziehung des SIR2-Gens auf genetischer Ebene manipulieren.[8]

Das MIT-Team beschrieb diese Erfolge auf dem Gebiet der biologischen Alterung von Hefezellen als *„zwingende Beweise dafür, dass die Anwendung der Hefe als ein Modell für die Alterungsforschung am Menschen schließlich von Nutzen sein wird.“*[9]

Guarente schreibt weiter, dass die Möglichkeit, die menschliche Lebensspanne zu verlängern, ein Heiliger Gral der Medizin ist. Einer evolutionären Theorie nach verschlechtern sich nach den Jahren der Fruchtbarkeit (nach einem Alter von ungefähr vierzig Jahren) viele lebenswichtige Systeme im menschlichen Körper. Das lässt uns annehmen, dass die Bemühungen das menschliche Leben zu verlängern zumindest sehr schwierig, wenn nicht vergeblich sein könnten. Nun aber weist die Molekulargenetik darauf hin, dass der Alterungsprozess vorprogrammiert ist und von einem einzelnen Gen, das durch eine Diät kontrollierbar ist, gesteuert werden kann. Könnte tatsächlich die Familie der SIR-Gene und deren menschlichen Verwandten, die acht menschlichen SIRT Gene, manipuliert und hiermit das menschliche Leben erheblich verlängert werden?[10]

Zu den Sirtuin-Genen

Zurück im Sinclair Laboratorium, wo sich die Wissenschaftler auf einem unbekannten Terrain weiterbewegten, kam die spezielle Familie der Sirtuin-Gene (zu lesen als sir-TOO-in, ausgesprochen ssör-tuh-in) unter die Lupe. Man glaubte, das Schlüsselprotein der Langlebigkeit, das in der Zelle durch eine niedrige Kaloriengabe, also Hunger aktiviert wird und dann für ein längeres (Über-)Leben sorgt, gefunden zu haben.

In diesem Zusammenhang mussten Sinclair und seine Kollegen den Befund eines anderen Labors, wonach zusätzliche Kopien des SIR2-Gens das Leben nicht verlängern würden, wieder ignorieren.[11] Sie lehnten diese Entdeckung ab in der Annahme, dass dieser Unterschied auf einem speziellen Stamm von Hefezellen beruhte. Jeder Schritt wie dieser, hätte das Sinclair-Team auf seinem Weg irreleiten können. Stattdessen kamen sie gut voran.

Das SIR2-Hefe-Gen korrespondiert in Struktur und Position mit einer breiten Skala von Genen, die man in Bakterien, Menschen und anderen Organismen fand. Ihm steht das SIRT1-Gen im menschlichen Genom am nächsten. Dieses wird als das menschliche Ebenbild des Langlebigkeitsgens der Hefe angesehen.

Ungewöhnliche Maßnahmen

Das Harvard-Team war inzwischen nicht um die Liebe zum Detail müde geworden. So bemerkten die Wissenschaftler, dass sie in unmittelbarer Nähe der Mikroskope Luftbefeuchter einsetzen mussten, um die Zellen vor dem Austrocknen zu bewahren, und während der Inkubationszeit die Sezierplatten sorgfältig in Plastiktaschen zu legen hatten. Es wurde nötig Methoden zu entwickeln, um die Zellen zu *„etikettieren“* und so die alten Zellen von neuen unterscheiden zu können. Das waren ungewöhnliche Maßnahmen, die bei anderen Forschungslaboratorien der Welt nicht praktiziert wurden. Das Sinclair Team setzte diese besonderen Maßnahmen für ein bahnbrechendes Experiment ein. Die sinnvolle Detailorientierung seiner Mitarbeiter fand ein Ziel.

Der *„Ausschalter"* des Überlebens und des Alterns wird entdeckt

Kevin Bitterman, ein weiterer Mitarbeiter am Sinclair Laboratorium in Harvard berichtete etwas später, dass Nicotinamid (ein Vorläufer der Nicotinsäure, einer Form des Vitamin B3) die Wirkung der SIR2-Gene, eines anderen lebensverlängernden Gens, behindert. Wenn lebende Zellen Vitamin B3 vorfinden, welches normalerweise in der Nahrung vorkommt, schaltet sich ihr Zellüberlebensschalter in der Folge aus. Die Gefahr des Hungerns wird nicht wahrgenommen, worauf die Zelle ihre Überlebensmechanismen entspannt. Ist das Nicotinamid also der wahre Überlebensschalter, der bei der Kalorienreduktion beobachtet wurde? Viele Forscher unterstützten diese These. Aber das Sinclair Laboratorium, wie auch einige andere, konnte diese Hypothese noch nicht eindeutig bestätigen.

Es wurde gezeigt, dass Nicotinamid die Überlebensmechanismen des SIRT1 hemmt. Weiterhin wurde beobachtet, dass ein anderes Gen, PNC1, die Hemmung von SIRT2 durch die Nicotinsäure beseitigt und das Leben der Zellen um 70 Prozent verlängert. Hier erreichte die Methode ihren Höhepunkt. Das Leben konnte durch die Niedrig-Kalorie-Diät nicht weiter verlängert werden. Der Mechanismus, der die lebensverlängernden Eigenschaften ausschaltet, war enthüllt! Das Sinclair Team entdeckte den Weg zur Langlebigkeit über die Hintertür, d.h. wie der Langlebigkeitsmechanismus durch die Steuerung der Ernährung *„abgestellt"* werden kann. Dies war also die erste Identifizierung eines Mechanismus, der auf alle bisher bekannten lebensverlängernden Faktoren reagiert (Kalorienrestriktion, Stress durch Hitze und sonstige Faktoren).

Die Suche nach dem *„Anschalter"*

Vergessen Sie nicht, dass die meisten Forscher ein ganzes Leben lang geforscht hätten, um über ähnliche Erfolge, wie das Sinclair Team sie aufweisen konnte,

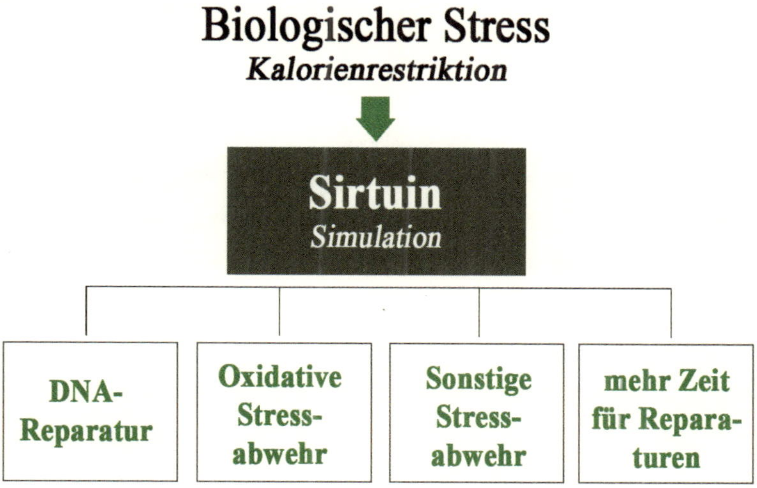

Vorlesungen zu halten. Sie hätten Jahre damit verbringen können, über die bisherigen Erfolge zu berichten, aber sie machten weiter. Sie stellten neue Hypothesen zur Diskussion und entwarfen entsprechende Experimente.

Sinclair machte sich bewusst, welches Wissen bisher in Erfahrung gebracht werden konnte. Er wusste, dass die Kalorienreduktion ein eindeutiger Langlebigkeitsfaktor ist. Weiter war sich Sinclair bewusst, dass eine entsprechende Ernährungsweise und andere biologische Stressfaktoren wie Hitze, eine kleinere Strahlendosis (wahrscheinlich) und andere sich in einer erhöhten Aktivität des SIR2, einem Angehörigen der Sirtuin-Enzym-Familie, äußerten. Darüber hinaus wusste er auch, dass SIRT1 der menschliche Vetter von SIR2 ist. Dies alles konnte er an dem Modell seiner Hefezellen demonstrieren. Nahrungsnachschub, der im Allgemeinen das Vitamin B3 als Nährstoff beinhaltet, bewirkt bei hungernden Zellen die Abschaltung des *„Langlebigkeitsschalters“*. Es stellte sich folgende Frage: Würde man kleine Zaubermoleküle finden, die die Sirtuin-Aktivität wieder *„anschalten“*? Es könnte unter Umständen eine geradezu einfache Chemikalie sein, die nur noch entdeckt werden müsste und die die Geschwindigkeit des Alterungsprozesses bestimmen würde. Oder vielleicht wiederum auch nicht. Weitere Experimente sollten die Antwort darauf geben.

Plötzliches Erscheinen von zwei Molekülkandidaten

Tausende und Abertausende von Pflanzenstoffen wurden von den Biomol Research Laboratorien in Plymouth Meeting, Pennsylvania, genau überprüft. Während der Suche nach anderen Molekülen, die ähnlich wie Nicotinamid das SIRT1 hemmen könnten, fand man zwei Verbindungen, die die SIRT1-Aktivität eher auffällig stimulierten als hemmten, und zwar um das fünf- bis achtfache. Die Molekularstruktur dieser Moleküle war ähnlich. Es handelte sich um Quercetin und den Piceantannol, die als pflanzliche Polyphenole unter anderem in Teeblättern, Zwiebeln, Weintrauben, Apfelschalen und bei anderen Obstarten vorkommen. Die Struktur der Moleküle deutete auf eine Beziehung zwischen ihrem Aufbau und ihrer Wirkung hin.

Siebzehn und das Abzählen

Nun wurde eine Datenbank potenzieller Moleküle miteinbezogen. Es mussten sehr kleine Moleküle sein, damit sie an die DNA herankommen konnten. Biomol führte einen Computerscan nach ähnlich aussehenden Molekülen durch. Insgesamt siebzehn potentielle Aktivierungsmittel für die Sirtuin-Gene wurden identifiziert und dem Sinclair Labor zur Verfügung gestellt. Diese Gruppe bestand aus Quercetin (Moleküle in Zwiebeln), Resveratrol (Moleküle in Weintrauben), Genistein und Daidzein (Moleküle in Soja), Naringenin (Moleküle in Grapefruits), Kaempferol, Catechin (Moleküle in Teeblättern), Trolox (eine synthetische Form von Vitamin E) und anderen, weniger bekannten Molekülen.

Während der Suche nach anderen Molekülen, die ähnlich wie Nicotinamid das SIRT1 hemmen könnten, fand man zwei Verbindungen, die die SIRT1-Aktivität eher auffällig stimulierten als hemmten, und zwar um das fünf- bis achtfache.

Könnten einige dieser Komponenten Geschichte schreiben? Könnte das menschliche Altern tatsächlich geregelt werden? Die nachfolgenden Untersuchungen des Sinclair Laboratoriums sollten gewaltige Forschungsergebnisse zu Tage fördern.

Die siebzehn Molekülkandidaten wurden in verschiedensten Analysen auf Herz und Nieren geprüft. Würde es funktionieren? Sind die Versuche wiederholbar, um deren Verlässlichkeit nachzuprüfen? Könnte lebenden Hefezellen durch diese Moleküle und deren Eigenschaften weisgemacht werden, dass sie einer biologischen Bedrohung wie Hunger oder Hitze ausgesetzt sind?

Tage der Entdeckung

In einem Reagenzglas erzeugte die SIRT1-Reaktion unter fluoreszentem Licht eine gelbe Farbe, ein erster Beweis dafür, dass die Moleküle das Langlebigkeitsgen aktivierten. *„Das war der erste Heureka-Moment“*, so Sinclair.

Resveratrol, das Rotwein-Molekül, erhöhte die Aktivität des Sirtuin-Gens um das Zehnfache, weit mehr, als bei allen anderen getesteten Molekülen. Und dann das endgültig überzeugende Experiment in diesem Testaufbau, bei dem alles dreimal geprüft werden musste. Würden die Hefezellen bei verschiedenen Resveratrolkonzentrationen länger leben?

„Bereits eine Woche nach dem Beginn des Experiments begann ich zu merken, dass einige der Zellen viel länger leben als normalerweise“, berichtet Sinclair. Dem Resveratrol ausgesetzte Hefezellen lebten unter Umständen 38 Generationen lang, im Vergleich zu den unbehandelten Zellen mit 19. Im Hinblick auf den Menschen stellt dies einen ungefähr 70-prozentigen Anstieg der Lebensspanne dar oder mit anderen Worten ein 50 Jahre längeres Leben für die Menschheit. Falls sich der genetische Schalter bei den Menschen verlässlich aktivieren ließe, würde eine 125 Jahre lange Lebensspanne mit dieser Entdeckung zu einer gewöhnlichen Erscheinung werden.[12] Die niedrigste Konzentration von Resveratrol erzeugte den größten Schutz, woraus gefolgert werden kann, dass kleine Mengen, die durch die Nahrung aufgenommen werden können, positive Auswirkungen auf die menschliche Gesundheit und Langlebigkeit ausüben dürften.[13]

Resveratrol, Resveratrol, Resveratrol

Resveratrol ist ein kurzlebiges Molekül, das in der Schale von roten Weintrauben sowie auch bei 70 anderen Pflanzenarten als Schutz gegen Pilzinfektionen nachgewiesen wurde. Niedrige Konzentrationen von Resveratrol erzielten bei der Hefe die besten Ergebnisse. Höhere Konzentrationen des Resveratrols stellten keinen zusätzlichen Vorteil hinsichtlich der Verlängerung der Lebensspanne dar. Auch die Reduktion des Zuckers (Glukose) in der Nahrung ergab zusammen mit Resveratrol keine weitere Lebensverlängerung für die Zellen, was bedeutet, dass Resveratrol die Niedrig-Kalorie-Diät wohl nachzuahmen vermochte, weil sich beide Methoden nicht mehr gegenseitig verstärkten. Auch unter Beigabe von Nicotinamid, der Vitamin B3-ähnlichen Moleküle, bewirkte Resveratrol seinen lebensverlängernden Effekt.

„Das ist das erste Mal, dass die Verlangsamung des menschlichen Alterns eher wie eine reale Möglichkeit, als wie ein Zukunftsroman aussieht.“, stellte der Harvard Molekulargenetiker David Sinclair fest. „Das kann einen Wendepunkt für die Menschheit bedeuten.“

- Kohn, D.: Peanuts, red wine enzymes extend life. Baltimore Sun, September 1, 2003.

Des Weiteren stieg die Zellüberlebensrate um das Dreifache, wenn mit Resveratrol vorbehandelte Zellen einer geringen Dosis ionisierender Strahlung (Gammastrahlen, Röntgenstrahlen) ausgesetzt waren. Dieses Molekül war außerordentlich leistungsfähig und dabei sogar von keinem Pharmazeutiker entworfen worden.[14]

Weitere Forschungen gelangten auch bei Fruchtfliegen und Würmern zu ähnlichen Ergebnissen bezüglich der Langlebigkeit. Versuche an Mäusen befinden sich in der Planungsphase.

Es ist keineswegs überraschend, dass sich um das Resveratrol eine Menge von Forschungsvorhaben rankt, die es mit einer Vielzahl von gesundheitlichen Vorteilen verbinden. Es kann ein uraltes Zellüberlebensprogramm aktivieren und die Tür zu einem hohen Alter öffnen. Auf Resveratrol, das Rotweinmolekül, wird nun das Hauptaugenmerk im Zusammenhang mit seiner entscheidenden Rolle beim französischen Paradox gerichtet werden, dem Phänomen von mehr

Wohlbefinden und Langlebigkeit unter den weinanbauenden Franzosen, trotz fett- und kalorienreicher Ernährung. Die Entdeckung des Resveratrols und seiner Fähigkeit, eine Niedrig-Kalorie-Diät nachzuahmen, bedeutet, dass es vielleicht sogar schlechte Lebensgewohnheiten ausgleichen kann.

Lob

Dr. Bernard Roos, Direktor des Geriatrischen Instituts an der Universität der Miami School of Medicine, ist begeistert: *„Um ehrlich zu sein, wir würden sie um ihre wunderbaren Entdeckungen beneiden. Diese Angaben wirken sehr überzeugend."* Sogar die kaum zu beeindruckenden Forscher des National Institutes on Aging waren fasziniert. *„Wenn sich das bestätigt, wird diese Sache in 20 Jahren einen Preis für bahnbrechende Grundlagenforschung gewinnen,"* so David Finkelstein, einer der besten Forscher des Instituts.

Selbst Sinclair war überrascht: *„Wir haben uns daran gesetzt, eine bestimmte Frage zu untersuchen, aber wir haben nicht erwartet den Heiligen Gral zu entdecken." „Darauf habe ich ein Leben lang gewartet"*, fügte Sinclair hinzu.

Die Puzzlestücke passen ineinander

„Mit dieser Studie verbinden wir viele Einzelpunkte", so Sinclair. Diese Meinung vertraten alle. Die gesamte wissenschaftliche Welt hatte nach einem solchen Mechanismus Jahrzehnte lang gesucht. Die beiden Haupthelden dieses Vorhabens waren geographisch gar nicht so weit voneinander entfernt, am Institute of Technology in Massachusetts und an der Harvard Medical School.

Die Verdienste des Sinclair Labors teilen sich seine Mitglieder Konrad T. Howitz, Kevin J. Bitterman, Haim Y. Cohen, Dudley W. Lamming, Siva Lavu, Jason G. Wood, Rozalyn Anderson, Robert E. Zipkin, Phuong Chung, Anne Kisielewski, Li-li Zhang und Brandy Scherer.

Im MIT-Team arbeiteten Mark Kaeberlein, Gil Blander, Rita Machado de Oliveira, Heidi Tissenbaum, Su-Ju Lin, Todd Smeal, A. Shiloh, Wei Gu, Pierre Defossez, William Hahn, S. Stewert, Caitlin M. Conboy, Marcia Haigis, Shin-ichiro Imai, R.A. Marciniak, Mitch McVey, Peter U. Park, Jana Koubova, Alex A. Andalis, G.R. Fink, P.A. Defossez, Kevin Mills und Brad Johnson, dessen

Arbeit in diesen letzten Endeckungen kulminierte. Ebenso spielten Dr. Robert Zipkin, der Präsident von Biomol International und Konrad Howitz vom Biomol Forschungslaboratorium, Inc. in Plymouth Meeting, Pennsylvania, eine wichtige Rolle bei der Suche nach Molekülen, die eine Kalorienrestriktion nachahmen könnten.

Leonard Guarente und David Sinclair waren die Teamchefs und lieferten uns mit ihren Kollegen ein besseres Verständnis des Alterungsprozesses. Guarente und Sinclair bemühten sich diese Endeckungen in die Entwicklung neuer Anti-Aging-Arzneien umzuwandeln.

Noch mehr dynamische Steuerfaktoren, die für das Altern verantwortlich sind, wurden nun ersichtlich. 1998 berichteten Forscher des Instituts für Physiologie am Health Science Center der University of Texas in San Antonio, dass es bei normal ernährten Tieren zur Eisenakkumulation (und vermutlich auch zur Anlagerung von Kupfer) kam. Nachdem die Tiere jedoch auf eine Niedrig-Kalorie-Diät gesetzt wurden, stellten die Forscher einen ausgesprochen niedrigen Eisengehalt in allen Gewebearten fest.[15] Die Rotweinmoleküle Resveratrol und Quercetin sind also zur Bindung von Kupfer und Eisen außerordentlich gut geeignet. Die Puzzle-Stücke begannen ineinander zu passen.

Ab jetzt ein Glas Rotwein

In der Zeit seiner Laborversuche war alles, was Sinclair der Öffentlichkeit anbieten konnte, der Rat Rotwein zu trinken. Dabei gab es keine Garantie, dass der Wein eine genügende Menge Resveratrol beinhalten würde, um das Altern tatsächlich entsprechend zu verzögern. Rotwein verfügt über eine zehnfach größere Menge an Resveratrol als Weißwein, aber das Geheimnis ist, das es nur in der Flasche wirklich gut aufbewahrt ist, solange der Wein nicht mit der Luft in Kontakt kommt, anderenfalls vergärt es und wird in Essig umgewandelt.

„Resveratrol ist unter Einwirkung von Luft instabil und verschwindet innerhalb eines Tages nach dem Öffnen des Korkens aus der Flasche.“, so Sinclair.[16] Später gelangte Sinclair zu einem weiteren Befund. Alle als Nahrungsergänzung erhältlichen Resveratrol-Pillen waren biologisch unwirksam. Die instabilen Resveratrol-Moleküle waren oxidiert.

Was das Harvard-Team entdeckte, war Folgendes: Es gibt im Körper, innerhalb der lebenden menschlichen Zellen eine anscheinend im genetischen Bauplan sämtlicher lebender Organismen versteckte Kraft, die noch viel stärker ist als jede Arznei, jedes Vitamin und jede Therapie, die bis zum heutigen Tage entwickelt wurde. Sie kann schlechte Lebensgewohnheiten und unzureichende Hygiene überwinden. Sie kann die Zeit verlängern, die Zellen zur Reparatur ihrer DNA haben, und sie kann die gesundheitsfördernde und lebensverlängernde Wirkung einer Niedrig-Kalorie-Diät nachahmen, und dies alles bei der regelmäßigen Einnahme einer geringen Menge Resveratrol. Nun kann man diese Lebenskraft erfassen und sie durch Ernährungsmaßnahmen aktivieren.

Die Nachteile des Alkoholkonsums sowie auch die stark unterschiedlichen Resveratrol-Werte in Weinen regten zu einer weiteren Entdeckungsreise an. Könnte man eine Pille entwickeln, die eine biologisch aktive Form von Resveratrol auf einer regulären Basis den Menschen zur Verfügung stellen würde?

Quellenangaben

[1] Eating fewer calories may extend human life. Associated Press, August 2, 2002.
[2] Magalhaes, J.P.: Is mammalian aging genetically controlled? In: Biogerontology, 2003, Jg. 4, S. 119-20.
[3] Sinclair, D.A.; Guarente, L.: Extrachromosomal rDNA circles - a cause of aging in yeast cell. 1997, 91, S. 1033-1042.
[4] Defossez, P.A.; Park, P.U.; Guarente, L.: Vicious circles: a mechanism for yeast aging. In: Curr. Opin. Microbiol., 1998, Jg. 1, S. 707-711.
[5] Guarente, L.; Kenyon, C.: Genetic pathways that regulate ageing in model organisms. In: Nature, November 9, 2000, Jg. 408, Ht. 6809, S. 255-262.
[6] Lin, S.J.; Guarente, L.: Nicotinamide adenine dinucleotide, a metabolic regulator of transcription, longevity and disease. In: Curr. Opin. Cell Biol., 2003, Jg. 15, S. 241-246.
[7] Guarente, L.: Sir2 proteins regulate aging in response to nutrients. In: Scientific World Journal, 2001, Jg. 1, S. 75.
[8] Lin, S.J.; Defossez, P.A.; Guarente, L.: Requirement of NAD and SIR2 for life-span extension by calorie restriction in Saccharomyces cerevisiae. In: Science, 2000, Jg. 289, S. 2126-2128.
[9] Kaeberlein, M.; McVey, M.; Guarente, L.: Using yeast to discover the fountain of youth. In: Sci. Aging Knowledge Environ., 2001, 2001: pe1.
[10] Guarente, L.: SIR2 and aging--the exception that proves the rule. In: Trends Genet., 2001, Jg. 17, S. 391-392.
[11] Jiang, J.C.; Wawryn, J.; Shantha Kumara, H.M.: Distinct roles of processes modulated by histone deacetylases Rpd3p, Hda1p, and Sir2p in life extension by caloric restriction in yeast. In: Exp. Gerontol., 2002, Jg. 7, S. 1023-1030.
[12] Howitz, K.T.; Bitterman, K.J.; Cohen, H.Y.: Small molecule activators of sirtuins extend Saccharomyces cerevisiae lifespan. In: Nature, August 24, 2003.
[13] Smith, S.: In lab, Seeking secret of youth. In: Boston Globe, August 25, 2003.
[14] Bitterman, K.J.; Medvedik, O.; Sinclair, D.A.: Longevity regulation in Saccharomyces cerevisiae: Linking metabolism, genome stability and heterochromatin. In: Microbiology and Molecular Biology Reviews, 2003, Jg. 67, S. 376-399.
[15] Cook, C.I.; Yu, B.P.: Iron accumulation in aging: modulation by dietary restriction. In: Mech Ageing Dev, 1998, Jg. 102, S. 1-13.
[16] Wade, N.: Study spurs hope of finding way to increase human life. In: New York Times August 25, 2003.

KAPITEL 3

Kalorienreduktion und Langlebigkeit

>> Kapitelinhalt <<

Im Jahre 1934 hatte ein Wissenschaftler der Cornell University, Dr. Clive M. McCay, eine Diät, die das Leben von Ratten um 50 Prozent verlängerte (von 3 auf 4,5 Jahre) zusammengestellt. Die Niedrig-Kalorie-Diät wirkte nicht nur auf die Lebensspanne der Ratten sondern äußerte sich auch im physischen Wohlbefinden und in der mentalen Aktivität der Tiere. Im Anschluss daran wurden Studien mit Meerschweinchen, Fischen, Mäusen und sogar einzelligen Organismen durchgeführt. Diese bewiesen, dass die Niedrig-Kalorie-Diät einen universalen lebensverlängernden Effekt besaß. Altersgebundene Krankheiten wie Krebs, Osteoporose, Diabetes und Herzerkrankungen traten bei diesen Tieren mit Verzögerung ein. McCay hatte den tiefgreifendsten altersverzögernden oder abwendenden Mechanismus entdeckt.

In jüngster Zeit wurden wiederholt die lebensverlängernden Auswirkungen der Niedrig-Kalorie-Diät an Hefezellen, Fruchtfliegen, Spinnen, Würmern und höheren Lebewesen wie Ratten, Meerschweinchen und Hunden gezeigt.

Zu Versuchen an Affen kam es bei der Kalorienrestriktionsforschung erst im Jahre 1987. Die Affen wiesen dieselben Veränderungen wie die Nagetiere auf. Alle diese Veränderungen, vor allem das Sinken von Körpertemperatur, Blutdruck und des Cholesterinspiegels, eine Reduktion des Körpergewichts, eine bessere Kontrolle des Blutzuckers und ein langsam einsetzendes Abfallen der Hormonproduktion, gehören zu den Voraussetzungen eines langen Lebens.

Die Studie musste jedoch erst einmal vollständig beendet werden, um beweiskräftige Resultate zu bringen. Bis dahin musste man sich noch ein Jahrzehnt lang gedulden.[1]

Werden Erkenntnisse über Tiere Anwendung beim Menschen finden?

Eines der Probleme von Studien an Tieren und nicht an Menschen, ist die Verwendung von Insekten oder höheren Tieren, die absichtlich zur Entwicklung von Irregularitäten gezüchtet wurden, die zu einer Verkürzung ihrer Lebensspanne führten. Zum Beispiel wurden Mäuse, die mit einer Neigung zu einer Autoimmunkrankheit gezüchtet wurden, nach den Vorschriften einer kalorienarmen Diät gefüttert. Die Resultate waren eine ersichtliche Lebensverlängerung, das verzögerte Eintreten von Nierenerkrankungen und eine stärkere Immunität.[2] Aber kann diese Art von Studie auch auf Menschen angewendet werden, die nicht unter einer Autoimmunität leiden?

> ***„Die Niedrig-Kalorie-Diät ist die stärkste reproduzierbare Umgebungsvariable, die mit ihrem lebensverlängernden Potential auf eine Vielfalt von Tieren, von Würmern bis zu Ratten, anwendbar ist."***
> Weiner, B.T.; Timiras, P.S.: Dept. Of Molecular and Cell Biology, University of California at Berkeley, Theories of aging. In: J. Applied Physiology, 2003, Jg. 95, S. 1706-1716.

Natürlich ist es in Bezug auf die Niedrig-Kalorie-Diät notwendig, der Öffentlichkeit den Sprung vom Tierversuch zur Anwendung am Menschen zu demonstrieren. Das war die Aufgabe von *„Biosphere 2"*, einer unter Glas abgeschotteten Welt in der Nähe von Tuscon in Arizona, wo Menschen unter limitierter Kalorienaufnahme beobachtet wurden. Bei den Probanden des Biosphere-2-Projekts konnten Gewichtsverlust, ein niedrigerer Cholesterinspiegel und eine Senkung des Blutdrucks festgestellt werden, genau wie man es bei Mäusen zuvor beobachten konnte.[3]

Forscher des National Institute on Aging brachten das Wissen um die Auswirkungen einer Kalorienrestriktion noch einen Schritt weiter, indem sie Daten von Tierversuchen mit denen von menschlichen Gesundheitsstudien verglichen.

> ***„Die Kalorienrestriktion ist ein sehr überzeugendes Instrument zur Identifikation der beim Altern involvierten zellulären Prozesse."***
> Haley-Zitlin V., Associated professor of human nutrition, University of Tennessee: Effect of dietary restriction on DNA repair and DNA damage. In: Mutation Research. 1993, Jg. 295, S. 237-245.

Bezüglich der beobachteten gesundheitsfördernden Auswirkungen der Niedrig-Kalorie-Diät entdeckten Forscher beim Vergleich von Affen und Menschen bemerkenswerte Zusammenhänge. Sie analysierten die Daten von 700 gesunden Männern (im Alter von 19 – 95) aus der Baltimore Study of Aging und von 60 Affen (im Alter von 5- 25). Die Affen waren in zwei Gruppen aufgeteilt worden. Eine Gruppe konnte sich satt essen, während die andere Gruppe auf eine kalorienreduzierte Diät (30 Prozent weniger Kalorien) gesetzt wurde. Bei anderen Tierversuchen verursachte die Diät typischer Weise ein Sinken der Körpertemperatur, der Insulinwerte und ein verzögertes Abfallen der Produktion von Nebennierenhormonen (DHEAs). Die Mortalitätsrate der auf Diät stehenden Affen nahm um die Hälfte ab und die sonstigen oben aufgeführten Gesundheitsparameter ergaben die gleichen Werte, wie sie bei anderen Tieren beobachtet wurden. Schließlich nahmen sich die Forscher die Daten der 700 Männer vor und stellten fest, dass die Männer, die eine niedrigere Körpertemperatur aufwiesen, ebenso einen gesenkten Insulinspiegel und im Alter höhere DHEA-Werte zeigten. Diese Probanden lebten anscheinend ein längeres Leben, obgleich sich keiner der Männer an eine kalorienreduzierte Diät gehalten hatte.

Dr. George Roth, führender Alterungswissenschaftler der National Institutes on Aging meint dazu: *„Die Tatsache, dass sich keiner der Männer einer strikten Niedrig-Kalorie-Diät unterzogen hatte, ist bedeutsam, da dies heißt, dass es möglicherweise andere Wege gibt, um dieselben biologischen Ziele zu erreichen, ohne drastische Veränderung der Ernährungsgewohnheiten durchführen zu müssen."* Dr. Roth fügte noch hinzu: *„Obwohl uns diese Wege noch nicht bekannt sind, veranlassen uns diese Entdeckungen zu der Annahme, dass es möglich sein wird Substanzen zu entwickeln, die die Vorteile der Kalorienrestriktion bieten, ohne sich einer solchen unterziehen zu müssen."*[4]

Langlebigkeit in Okinawa: Durch Niedrig-Kalorie-Diät erklärbar?

Einige messbare Gesundheitscharakteristiken, die bei mit kalorienarmer Nahrung gefütterten Affen beobachtet wurden, konnten auch bei lange lebenden Männern nachgewiesen werden.

Die Bewohner der japanischen Insel Okinawa sind ideale Vorbilder, an denen die Forschung lernen kann, welche Auswirkungen eine kalorienarme Ernährungsweise mit sich führt. Die Okinawaer sind aufgrund ihrer Langlebigkeit weltbekannt. Dort leben beeindruckend viele Hundertjährige. Auf Okinawa gibt es 40 Mal mehr Hundertjährige, als auf den anderen Inseln Japans. Die Langlebigkeit wurde ursprünglich irrtümlicherweise dem Konsum des Korallen-Kalziums zugeschrieben, wobei dieses Kalzium in Dauerwerbesendungen als Nahrungsergänzung dargeboten wurde. Jedoch kommen die Korallen auf Okinawa seit Jahrhunderten vor, während das Langlebigkeitsphänomen erst in der jüngsten Zeit von dort berichtet wurde. In Anbetracht dessen wurde die Tatsache übersehen, dass die Menschen auf Okinawa nur etwa 30 Prozent weniger Kalorien zu sich nehmen als die restliche japanische Bevölkerung.[5] Selbst Kinder auf Okinawa erhalten circa 36 Prozent weniger Kalorien als andere kleine Japaner.[6]

„Es könnte sein, dass es uns gelingen wird, die positiven Auswirkungen einer Niedrig-Kalorie-Diät durch die Entwicklung von Substanzen nachzuahmen, ohne auf die Diät selbst zurückgreifen zu müssen.“

George Roth, National Institute on Aging

Langlebigkeit in China

Im Jahre 1982 berichtete Dr. Z. Ho von der United Nations University am MIT über eine Gruppe von 50 Menschen in einer völlig isolierten Bergregion in Südchina, die ein Alter von 90 bis 104 Jahren erreichten. Der Kaloriengehalt ihrer Nahrung erreichte Werte, die deutlich unter den Werten waren, die Ernährungswissenschaftler für angemessen halten. Doch ihre Proteinaufnahme war zufrieden stellend, und sie zeigten auch keine Zeichen von Vitaminmangel.[7]

Wie wenige Kalorien?

Dass eine strikte Kalorienreduktion für nicht gerade viele Menschen eine wünschenswerte Variante darstellt, hielt allerdings Vertreter der Niedrig-Kalorie-Diät nicht davon ab, sie weiterhin zu unterstützen. Die Calorie Restriction Society ist solch eine Gruppe, die sich auf die Fahnen geschrieben hat, dass weniger Essen zu einem längeren Leben führt.

Die Anwendung der Kalorienrestriktion, also der Konsumation stark kalorienreduzierter (30 bis 70 Prozent weniger), jedoch an lebensnotwendigen Nährstoffen und Vitaminen reicher Nahrung, zeigte bei Tieren eine 40-prozentige Verlängerung der Lebensspanne.[8]

Bei einer von der Niedrig-Kalorie-Diät bestimmten Lebensweise würde die Einnahme von den typischen 2100 Kalorien auf ungefähr 1500 Kalorien pro Tag beschränkt werden. Eine entsprechende Person würde etwas mager aussehen und ständig Hunger verspüren. Die Kaloriensenkung konnte bei Mäusen die maximale Lebensspanne von 39 auf 56 Monate erhöhen, wobei die Mäuse ein jugendlich anmutendes Nervensystem aufwiesen. Jedoch erhielten diese Labortiere während des Experiments mit Vitaminen und Mineralstoffen angereicherte Nahrung. [9]

Wie funktioniert die Kalorienrestriktion?

Drei Hypothesen wurden aufgestellt, um die durch die Niedrig-Kalorie-Diät hervorgerufenen gesundheits- und langlebigkeitsfördernden Auswirkungen zu erklären: Reduktion der Metabolismusrate und des oxidativen Stresses, endokrine (hormonale) Veränderungen und die Hormesis (geringe biologische Stressfaktoren könnten lebende Organismen vorkonditionieren, ernsteren Herausforderungen zu widerstehen – siehe im nächsten Kapitel).

1. Die Kalorienrestriktion reduziert die Oxidation, das Rosten der Zellen. Es werden weniger freie Radikale, *„Rostansetzer“* in lebenden Zellen, beim Einsatz einer kalorienreduzierten Diät erzeugt. Der Haupteffekt einer Niedrig-Kalorie-Diät ist eine herabgesetzte Rate von aus den Mitochondrien (Kraftwerken) entweichenden, freien Radikalen innerhalb der lebenden Zellen.[10] Wahrscheinlich benötigt der Körper während einer solchen Kalorienrestriktion weniger Nahrung mit zusätzlichen Antioxidantien.

Im Widerspruch dazu werden umso mehr Antioxidantien gebraucht um die potenziell schädlichen Radikale in Schach zu halten, je mehr Kalorien konsumiert werden.

Lebensmittel, und insbesondere fetthaltige, lösen die Oxidation, welche zu Gefäßkrankheiten führen kann, aus. In dieser Hinsicht wird die Dehnungsfähigkeit der Blutgefäße geschwächt, die für die Steuerung des Blutdrucks zuständig ist.

In einem Experiment, das am Institut für Medizin an der University of Maryland School of Medicine, Baltimore, durchgeführt wurde, erhielten drei zufällig ausgewählte Gruppen von Erwachsenen folgende Frühstücksmenüs zugeteilt:

(a) fetthaltiges Frühstück – 3766 Kalorien und 50 Gramm Fett
(b) fettarmes Frühstück – 3766 Kalorien und 0 Gramm Fett
(c) fetthaltiges Frühstück mit oral verabreichtem Vitamin C (1000 mg) und Vitamin E (800 IU (IU=Internationale Einheit)).

Die Blutgefäße von gesunden Erwachsenen mit normalen Cholesterinwerten waren vier Stunden nach der Aufnahme der fetthaltigen Mahlzeit weniger fähig sich zu dehnen und den Blutdruck zu steuern. Diese ungünstige Auswirkung wurde durch die Beigabe der Vitamine C und E zum Essen vollkommen blockiert. Beim Essen werden freie Radikale erzeugt. Die Niedrig-Kalorie-Diät mildert jedoch diese destruktiven Prozesse.[11]

2. Die Kalorienrestriktion begrenzt den Konsum molekularer Rostansetzer wie Eisen und anderer metallischer Mineralien wie z.B. Kupfer, Cadmium, Blei und Mangan. Tiere, die mit kalorienreduzierter Nahrung gefüttert wurden, zeigen keine altersbedingten Eisenansammlungen, die *„das Verrosten“* (Altern) der Gewebe verursachen.[12]

3. Als Konsequenz aus den beiden oben genannten Faktoren bremst die Kalorienrestriktion wohl das altersbedingte Nachlassen der Fähigkeit, die DNA zu reparieren.[13]

Wer befürwortet die Niedrig-Kalorie-Diät?

Die Niedrig-Kalorie-Diät wurde von den Forschern des Nationalen Krebsinstituts einhellig begrüßt als *„das effektivste reproduzierbare Mittel zur Verlängerung der Lebensspanne einer Vielfalt von Tierarten, und zugleich auch die mächtigste, breit wirksame Lebensweise zur Krebs-Prävention, was sich bei experimentellen Modellen zeigen ließ. Nun gibt es Möglichkeiten für die Entwicklung pharmazeutischer Nachahmer der Kalorienrestriktion, die in effektive Präventionsstrategien gegen chronische Krankheiten des Menschen münden werden."*[14]

Wissenschaft und die Kalorienreduktion

Es wurden bereits zahlreiche weitere Studien durchgeführt, um den krankheitsvorbeugenden Effekt der Niedrig-Kalorie-Diät zu untermauern.

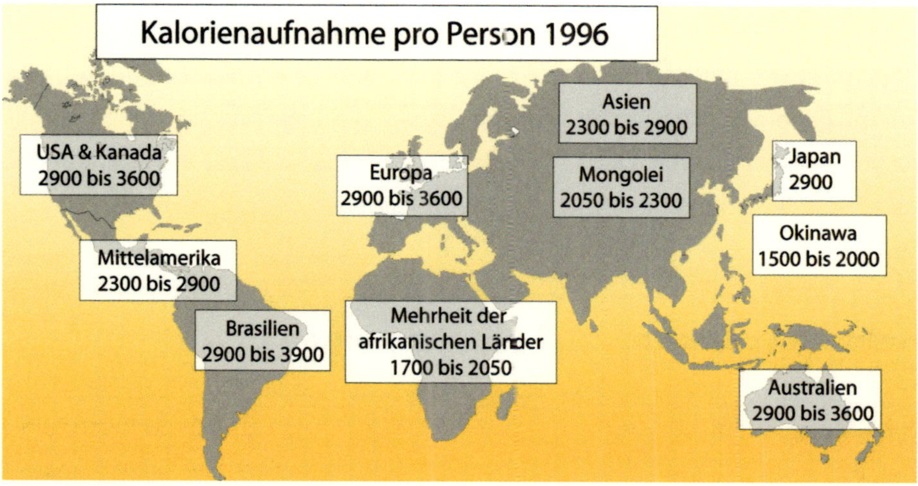

Niedrig-Kalorie-Diät und die Leber

Leberzellen älterer Nagetiere reparieren ihre DNA nicht mehr so gut wie Leberzellen von jungen Tieren. In einem Laborexperiment setzte man Leberzellen von Ratten einer UV-Strahlung aus. Bei den Zellen von alten Ratten war die Reparaturrate um 40 Prozent geringer als bei den jungen. Bemerkenswerter Weise konnte das Sinken dieses Werts bei Tieren, die mit der Niedrig-Kalorie-Diät behandelt worden waren, vermieden werden.[15]

> ***„Die Kalorienrestriktion ist das effektivste reproduzierbare Mittel hinsichtlich der Verlängerung der Lebensspanne.“***
>
> - National Cancer Institute

Niedrig-Kalorie-Diät und Tumorwachstum

Seit Anfang des 20. Jahrhunderts war bekannt, dass eingepflanzte Tumore bei unterernährten Mäusen nicht so schnell wachsen wie die Tumore von Mäusen, die nicht auf Diät gesetzt worden waren.[16] Fett aus der Nahrung beschleunigt demnach das Tumorwachstum. Als man unter der Kalorienrestriktion ernährten Mäusen etwas Fett ins Futter hinzugab, war das Tumorwachstum bei diesen stärker gehemmt worden, als bei den Tieren, die eine übliche Nahrungsmenge und Fett erhielten.[17] Die Kalorienrestriktion scheint daher ein viel stärkerer Faktor zur Hemmung des Wachstums von Tumoren zu sein als Sport.

Kalorienreduktion und Entzündungen

Mit steigendem Alter erhöht sich die Produktion von Entzündungsproteinen und Enzymen. Einige dieser Entzündungsfaktoren sind Cyclooxygenase 1, NF-kappa B, Stickoxid -Synthase, Interleukin-6, and Mitogen-aktivierte Proteinkinasen, wie P38. Alle diese Entzündungsproteine werden bei Anwendung der Niedrig-Kalorie-Diät reduziert.[18]

Niedrig-Kalorie-Diät
→ Verlängerung der zur DNA-Reparatur zur Verfügung stehenden Zeit
→ Stimulierung der Produktion guter (Antioxidations-) Enzyme
→ Einschränkung von Nährstoffen (Eisen usw.), die Tumore versorgen
→ Reduziert Wachstumsfaktoren, die zum Tumorwachstum anregen
→ Weniger Auftreten von Diabetes
→ Senkt das Risiko von Herzerkrankungen
→ Hilft bei der Aufrechterhaltung von Hirn- und Nervensystemfunktion
→ Beschränkung des Kontakts mit Giften in der Nahrung (Chlorin, Schwermetalle, Pestizide)

Quelle: Turturro, A.; Blank, K.; Murasko, D.; Mechanisms of caloric restriction affecting aging and disease. In: Ann. NY Acad. Sci., 1994, Jg. 719, S. 159-170.

Das Wann und Wie der Niedrig-Kalorie-Diät

Wann die Niedrig-Kalorie-Diät praktiziert werden soll, muss genau erörtert werden. Kalorienrestriktion sollte tatsächlich als Entzugsdiät neu formuliert werden, denn sie ist grundsätzlich nicht für jeden geeignet. Für Kinder im Wachstum ist die Kalorienrestriktion nicht geeignet, denn sie bekommen wahrscheinlich schneller Hunger und werden bei Kalorienentzug launenhaft. Schwangere Frauen und junge Mütter sollten auch keinesfalls auf Diät gehen. Bei dem Bemühen Nachwuchs zu produzieren sind gut ernährte Tiere und auch Menschen wesentlich erfolgreicher als die, die weniger Kalorien erhalten.[19] Im Allgemeinen werden ja bei der Fortpflanzung Energie, also auch Kalorien, verbraucht.

Eine kurzfristige Kalorienrestriktion scheint ebenfalls zu positiven Ergebnissen zu führen. Bei Tierstudien bewirkte sogar nur ein Fastentag pro Woche, bzw. ein Tag unter der Niedrig-Kalorien-Diät pro Woche eine Verzögerung des Auftretens bösartiger Tumore.[20]

Des Weiteren sollte bei einer kalorienreduzierten Diät oder beim Fasten, die Einnahme von Multivitaminpräparaten nicht fehlen. Sämtliche Labortiere, die mit kaloriearmem Futter gefüttert wurden, versorgte man mit Vitamin- und Mineralergänzungen.[21]

In einer anderen Studie mit Mäusen, die einer Kalorienrestriktion ausgesetzt wurden, verursachte eine zusätzliche Versorgung der hungernden Mäuse mit essenziellen Omega-3-Fettsäuren (Fischöl, Leinsamenöl) eine Lebensspanneverlängerung um 30 Prozent, im Vergleich zu kalorienarm gefütterten Mäusen, denen Omega-6-Öle (Maisöl) verabreicht wurden. Die Kombination der Omega-3-Öle mit der Kalorienrestriktion hinterließ also eine tiefe Wirkung.[22]

Fasten

Die Kalorienrestriktion schreibt bereits eine lange Geschichte. Nur kannte man sie unter einem anderen Namen – dem Fasten. Das Fasten unterscheidet sich von der Niedrig-Kalorie-Diät im beabsichtigten Vermeiden jeglicher Kalorien.

„Das Fasten ist ein universelles Naturheilmittel, und dafür gibt es nur wenige Ausnahmen.“

- Sinclair, U.: Fasting Cure. 1911.

„Anstelle von Medikamenten verordnen sie sich einen Fastentag.“

- Plutarch, griechischer Biograf

Der Autor des Buchs *The Jungle* (Der Dschungel), Upton Sinclair, war der erste, der den Horror einer Fleischfabrik darstellte und dann eines der populärsten Bücher über das Fasten schrieb. Seine Vorschläge zum Fasten enthüllte ein Beitrag im Cosmopolitan im Mai 1910. Später verarbeitete Sinclair diese zu einem Buch mit dem Titel Fastenkur. Sein Buch handelte nicht davon, wie man das Gewicht reduziert, sondern wie man durch das Fasten Krankheiten kurieren und die Gesundheit erhalten kann.

Ebenfalls erwähnenswert ist die Arbeit von Joanna Brandt aus den 20er Jahren des 20. Jh. Ihr Buch *Grape Cure* (Traubenkur) beschreibe, wie sie behauptete, eine Kur gegen den Krebs und wurde sehr bekannt. Die Kur bestand aus dem Fasten und dem Konsum von Concord-Weintrauben. Das Buch kam zu einer Zeit heraus, als noch keine Antibiotika auf dem Markt waren und die meisten modernen Krebstherapien noch entwickelt werden mussten. Brandt riet zu einem zwölfstündigen Fasten, dem eine zwölfstündige Phase folge, in der frische Trauben langsam zerkaut werden sollten. In ihrem Buch schreibt sie: *„Lieber würde ich an Trauben sterben, als so von anderen Lebensmittel zu leben, wie zuvor.“*[23]

Aber worin besteht der Zusammenhang zwischen dem Fasten und Trauben? Es scheint, dass Weintrauben und fermentierte Trauben (Wein), ähnliche Effekte wie die Niedrig-Kalorie-Diät bewirken.

Brandt wurde 1876 in einer Familie starker Fleischesser, einer Eisenquelle, geboren. Ihre Mutter starb an Krebs und auch in der Familie ihres Vaters gab es Krebsfälle. Im Jahre 1916 entdeckte man bei Brandt Krebs im fortgeschrittenen Stadium. Sie konnte jedoch nach einer Trauben-Fastenkur ein Nachlassen ihrer Erkrankung beobachten.

Brandt selbst fastete neun Jahre lang, bis aufs *„Skelett“*, wie sie schrieb. 1921 unterzog sie sich während ihres Aufenthaltes in Südafrika einer Röntgenstrahlenuntersuchung, wobei ein schnell wachsender Tumor in ihrem Magen entdeckt wurde. Eine Operation war unabdingbar. Sie fastete drei Wochen lang und war sehr oft in der Sonne. Sechs Monate später konnten ihre Ärzte keinen Tumor mehr diagnostizieren. *„Ich erklärte dem Arzt, dass ich immer noch Schmerzen verspürte, weshalb ich nach einem Essen suchte, das drei Zielen gerecht werden sollte: es musste das Wachstum aufhalten, dieses Ding zerstören und das Gewebe wiederaufbauen.“* Sie musste mit dem wiederauftretenden Tumor kämpfen und fastete weiter, um ihn unter Kontrolle zu bringen. Schließlich entdeckte sie 1925 zufälliger Weise ein Lebensmittel *„mit Wunderwirkung. Mit seiner Hilfe war ich innerhalb von sechs Wochen vollständig geheilt – es waren Trauben!“*

Brandt hatte bei roten Concord-Trauben besondere Eigenschaften festgestellt. Die Wissenschaftler wissen heute, dass Resveratrol und Quercetin die wichtigsten Anti-Krebs-Wirkstoffe in dunklen Trauben sind, wo sie beide reichlich vorkommen.

Durch ihre Traubenkur vital und frisch, kehrte Johanna Brandt 1926 aus Südafrika in die Vereinigten Staaten zurück. Später las sie mit großem Interesse das Buch von Upton Sinclair und begründete ein kostenfreies *„Fasten-Business“*. Ihre Lebensweise bestand aus Fasten, Sonne, Wasser und Trauben. Sie unterbrach das Fasten mit rohen Karotten und Erdnüssen, die Jahre später als weitere Quellen des Resveratrols erkannt wurden. Sie hielt ihren Einsatz gegen

Krankheiten für einfach, ökonomisch und natürlich.

Unglücklicherweise verlangte das Arztpraxengesetz des Staates New York von Brandt, dass sie Beweise für die Effektivität der Traubenkur vorlegen solle. Stellen Sie sich vor, es war nur eine Diät (d.h. eigentlich eine Nicht-Diät) und sie bot sie an, ohne ein Honorar dafür zu verlangen, und dennoch wurde sie dafür zurechtgewiesen.

Brandt beobachtete, dass Trauben fast jede Krankheit heilen konnten. Sie berichtete darüber, wie sie halfen alle Sinne ungewöhnlich zu schärfen, die Augen zum Leuchten und die Haare zunehmend zum Glänzen zu bringen. *„Ich sah alte Menschen wieder jung werden"*, so Brandt.

Die Traubenkur wird bis zum heutigen Tag praktiziert. Auf Jalta befindet sich ein Gesundheitssanatorium, das sich in der Traubenkur spezialisiert hat. Die Patienten beginnen mit der täglichen Einnahme von einem Pfund Trauben und arbeiten sich bis zu einer Menge von zehn Pfund pro Tag nach oben. Aus Frankreich wurde berichtet, dass sich die Menschen dort während der Erntezeit an solch eine Traubenkur halten. Brandts Buch The Grape Cure wird immer noch verkauft.

Die Traubenkur gerät in die Kritik

Stephen Barrett MD, langjähriger Gegner von Naturheilmitteln und jener, die sie proklamieren, lüftet häufig seine Ansichten auf der Internetseite www.quackwatch.org. Barett vermittelt dort die Verachtung, die der Naturmedizin oft entgegenschlägt, und zwar aus der vorherrschenden Meinung praktizierender Ärzte, die mit ihrer ganzen Ausrüstung modernster Technologien ihren Skeptizismus unterstützen. Laut Barrett war die Traubenkur von der American Cancer Society in den Jahren 1965, 1971, 1974 und 2000 überprüft worden. Dabei seien keine Beweise für einen Nutzen im Kampf gegen Krebs oder andere Krankheiten nachgewiesen worden.

„Trauben beinhalten wenige Substanzen (Resveratrol), die hinsichtlich möglicher präventiver Effekte von der heutigen Forschung überprüft werden. Es besteht jedoch kein Grund zu glauben, dass die Diät von Brandt je den Menschen zu irgendeinem Zwecke von Nutzen sein wird," so Barrett. Es seien übertriebene Behauptungen hinsichtlich der Effektivität der Traubenkur verbreitet worden bis die Federal Trade Commission im Jahre 1940 einschritt, um diese

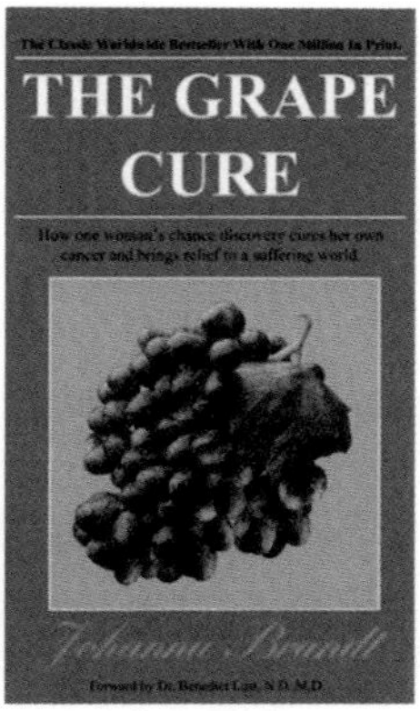

Traubenkur
von Johanna Brandt

Missdeutungen zu unterbrechen. Ebenso sei damals Traubensaft mit der Behauptung verkauft worden, dass er hohen Blutdruck, matte Augen und graue Haare auskuriere. Barrett veröffentlichte ähnliche Berichte über eine weitere Traubenkur, die von William Kelsey Anfang des 20. Jh. entwickelt worden war.

Die Effektivität der Traubenkur ist nie widerlegt worden. Trotz Barretts richtiger Aussage, dass *„es keine wissenschaftlichen Beweise dafür gibt, das Johanna Brandts Traubenkur irgendeinen Wert hat,"*, ist der Haken an der Sache, dass es keine seriösen wissenschaftlichen Nachforschungen zu den gesundheitsfördernden Auswirkungen von Trauben gab, bis zum 17. November 1991, als das französische Paradox Thema der Fernsehsendung *„Sixty Minutes"* war. Obwohl der Verkauf von Rotwein nach dieser Sendung einen Boom erlebte, dauerte es mehr als 10 Jahre bis man mühsam begann, die hinter dem französischen Paradox verborgenen Faktoren festzuklopfen. Barrett meint zum Buch von Johanna Brandt, dass *„es ignoriert werden sollte"*. Wie wir sehen werden wird das, was Brandt Fasten und Traubendiät nannte, heute von modernen Wissenschaftlern als Niedrig-Kalorie-Diät und als Rotweinmoleküle Resveratrol und Quercetin bezeichnet.

Das *„Handbuch zu zusätzlichen und alternativen Methoden"* der Amerikanischen Krebsgesellschaft (American Cancer Society´s Guide to Complementary and Alternative Methods) stellt Folgendes fest: *„Während die Traubenextrakte einen Nutzen für Krebspatienten haben können, gelang es der Wissenschaft bislang nicht eindeutig zu beweisen, dass durch den Genuss von Trauben oder das Praktizieren der Traubendiät Krebs oder andere Krankheiten geheilt werden können."* Wird das erneute Interesse an einer modernen *„Resveratrol-Kur"* auf den gleichen Widerstand stoßen, wie bei den harmlosen Heilvorschlägen von Johanna Brandt? Es ist nicht ausgeschlossen, dass das erneute Interesse an Trauben, Wein und Resveratrol die Vergangenheit wieder neu aufleben lassen wird.

Quellenangaben

[1] Mattison, J.A.; Lane, M.A.; Roth, G.S.; u. A.: Calorie restriction in rhesus monkeys. In: Exp. Gerontol., 2003, Jg. 38, S. 35-46.
[2] Kubo, C.; Johnson, B.C.; Day, N.K.; u. A.: Calorie source, calorie restriction, immunity and aging of NZB?NZW F1 mice. In: J. Nutrition, 1984, Jg. 114, S. 1884-1890.
[3] Walford, R.L.; Weber, L.; Panov, S.: Caloric restriction and aging as viewed from Biosphere 2. In: Receptor, 1995, Jg. 5, S. 29-33.
[4] Roth, G.S.; Lane, M.A.; Ingram, D.K.: Biomarkers of Caloric Restriction May Predict Longevity in Humans. In: Science, 2002, Jg. 297, S. 811.
[5] Taubes, G.: The famine of youth. In: Scientific American, June 21, 2000.
[6] Kagawa, Y.: Impact of Westernization on the nutrition of Japanese: changes in physique, cancer, longevity and centenarians. In: Prev. Med., 1978, Jg. 7, S. 205-217.
[7] Ho, Z.: Journal of Applied Nutrition, 1982, Jg. 34, S. 12-23.
[8] Weinert, B.T.; Timiras, P.S.: Theories of aging. In: J. Applied Physiology, 2003, Jg. 95, S. 1706-1716.
[9] Taubes, G.: The famine of youth. In: Scientific American, June 21, 2000.
[10] Merry, B.J.: Calorie restriction and age-related oxidative stress. In: Annals NY Academy Sci., 2000, Jg. 908, S. 180-198.
[11] Plotnick, G.D.; Corretti, M.C.; Vogel, R.A.: Effect of antioxidant vitamins on the transient impairment of endothelium-dependent brachial artery vasoactivity following a single high-fat meal. In: J. Am. Med. Assoc., November 26, 1997, Jg. 278, S. 1682-1686.
[12] Cook, C.I.; Yu, B.P.: Iron accumulation in aging: modulation by dietary restriction. In: Mech. Ageing Dev., 1998, Jg. 102, S. 1-13.
[13] Weraarchakul, N.; Strong, R.; Wood, W.G.: The effect of aging and dietary restriction on DNA repair. In: Exp. Cell Res., 1989, Jg. 181, S.197-204.
[14] Hursting, S.D.; Lavigne, J.A.; Berrigan, D.; u. A.: Calorie restriction, aging, and cancer prevention: mechanisms of action and applicability to humans. In: Annual Review Medicine, 2003, Jg. 54, S. 131-152.
[15] Guo, Z.; Heydari, A.; Richardson, A.: Nucleotide excision repair of activity transcribed versus nontranscribed DNA in rat hepatocytes: effect of age and dietary restriction. In: Exp. Cell Res., 1998, Jg. 245, S. 228-238.
[16] Kritchevsky, D.: Caloric restriction and cancer. In: J. Nutr. Sci. Vitaminol., 2001, Jg. 47, S. 13-19.
[17] Klurfeld, D.M.; Weber, M.M.; Kritchevsky, D.: Inhibition of chemically induced mammary and colon tumor promotion by calorie restriction in rats fed increased dietary fat. In: Cancer Research, 1987, Jg. 47, S. 2759-2762.
[18] Chung, H.Y.; Kim, H.J.; Kim, J.W.; u. A.: The inflammation hypothesis of aging: molecular modulation by calorie restriction. In: Annals NY Academy Sci., 2001, Jg. 928, S. 327-335.
Kim, H.J.; Jung, K.J.; Yu, B.P.; u. A.: Influence of aging and calorie restriction on MAPKs activity in rat kidney. In: Exp. Gerontology, 2002, Jg. 37, S. 1041-1053.
[19] Turturro, A.; Hart, R.: Dietary alteration in the rates of cancer and aging. In: Exp. Gerontol., 1992, Jg. 27, 583-592.
[20] Berrigan, D.; Perksins, S.N.; Haines, D.C.: Adult-onset restriction and fasting delay spontaneous tumorigenesis in p53-deficient mice. In: Carcinogenesis, 2002, Jg. 23, S. 817-822.
[21] Taubes, G.: The famine of youth. In: Scientific American, June 21, 2000.
[22] Jolly, C.A.; Muthukumar, A.; Avula, C.P.: Life span is prolonged in food-restricted autoimmuneprone (NZB x NZW) F (1) mice fed a diet enriched with (n-3) fatty acids. In: J. Nutrition, 2001, Jg. 131, S.

KAPITEL 4

Hormesis und Langlebigkeit

>> Kapitelinhalt <<

Niedrigdosisstrahlung

Bereits seit jetzt mehr als einem Jahrhundert beobachtet man ein wahrhaft verwirrendes Phänomen. Die Wissenschaftler sind verblüfft. Sein Name ist Hormesis, und laut eines Artikels des Science Magazine gewinnt die Erforschung der Hormesiseffekte immer mehr an Bedeutung. Die Hormesis scheint ähnliche Auswirkungen wie Trauben bzw. Wein, die Niedrig-Kalorie-Diät und das Fasten hervorzurufen.

Das Phänomen wurde zuerst von dem deutschen Pharmakologen Hugo Schulz im Jahre 1888 beschrieben. Die bisherigen Berichte über die Hormesis-Wirkung sind überaus umfangreich. Aber die Diskussion darum steht derzeit im Mittelpunkt eines lebhaften Interesses der Öffentlichkeit. Laut der Theorie der Hormesis existiert auf unserem Planeten ein unsichtbarer Mechanismus, der den Menschen und letztendlich allen lebenden Organismen zu einem erheblich längeren Leben verhelfen könnte.

Schulz hatte beobachtet, dass niedrige Dosen von Giften und Toxinen das Wachstum von Hefezellen stimulieren. Nun meinen die Forscher, dass es sich bei der durch eine Kalorienrestriktion hervorgerufenen Langlebigkeit, die auch bei Hefezellen, Würmern, Fruchtfliegen und Ratten beobachtet wurde, um ein und denselben Mechanismus handelt.[1]

Die Hormesis wird als ein gesundheitsfördernder, biologischer Effekt definiert, der aus dem Einwirken eines in geringen Dosen vorhandenen Reizes hervorgeht und der für den Organismus schwerwiegende negative gesundheitliche Folgen haben kann, wenn er in größeren Dosen verabreicht wird. Wenn wir diese Definition ein wenig ausweiten dann ist die Hormesis ein Phänomen, bei dem große Dosen eines Gifts zum Tode des Organismus führen, kleine Dosen derselben gefährlichen Substanzen allerdings eine nützliche Reaktion im Rahmen einer normalen Körperfunktion hervorrufen, die den Organismus vor einer weiteren Einwirkung der Toxine schützen soll.[2]

Hat Wein Eigenschaften der Hormesis?

Das Wort „*Hormesis*" ist von dem griechischen Wort „*hormaein*" abgeleitet, was „*Anregung, Anstoß*" bedeutet.

Die Medaille hat hinsichtlich des Alkoholkonsums und der Gesundheit zwei Seiten. Während Alkohol eine erhebliche Gesundheitsbelastung hervorrufen kann - 3,2 Prozent aller Todesfälle und 4,0 Prozent aller Behinderungen sind weltweit auf Alkohol zurückzuführen - bleibt die Tatsache, dass ein in Maßen praktizierter Alkoholgenuss mit einem Rückgang der Sterberate aufgrund verschiedener Ursachen assoziiert ist.[3]

Bei Frauen nach der Menopause erhöht Alkohol jeder Art (Wein, Bier oder Spiritus) das Risiko an Brustkrebs zu erkranken.[4]

Regelmäßiger Alkoholgenuss im Bereich kleinerer und moderater Dosen ist für postmenopausale Frauen und Männer im mittleren oder reifen Alter, die sonst unter keinen kontraindizierenden Alkoholauswirkungen leiden, gesundheitsfördernd.[5] Forschungsergebnisse italienischer Forscher aus 13 Studien bestätigten, dass ein moderater Alkoholkonsum das relative Risiko von Herz-

oder Gefäßkrankheiten um ein Drittel senkt. Das ist dieselbe Häufigkeit wie bei den Franzosen, die große Mengen an fetthaltigen Lebensmitteln, aber zugleich Wein genießen (das so genannte Französische Paradox).[6]

Die Gesundheitsbehörden und diejenigen, die die Alkoholabstinenz verteidigen, sehen sich mit der so genannten u-förmigen Kurve konfrontiert. Der Anteil der Menschen, die an Alzheimer oder kardiovaskulären Erkrankungen leiden, ist bei Abstinenten relativ hoch, fällt mit einem geringen Alkoholkonsum und steigt bei den Menschen, die erhebliche Mengen Alkohol zu sich nehmen, wieder an.

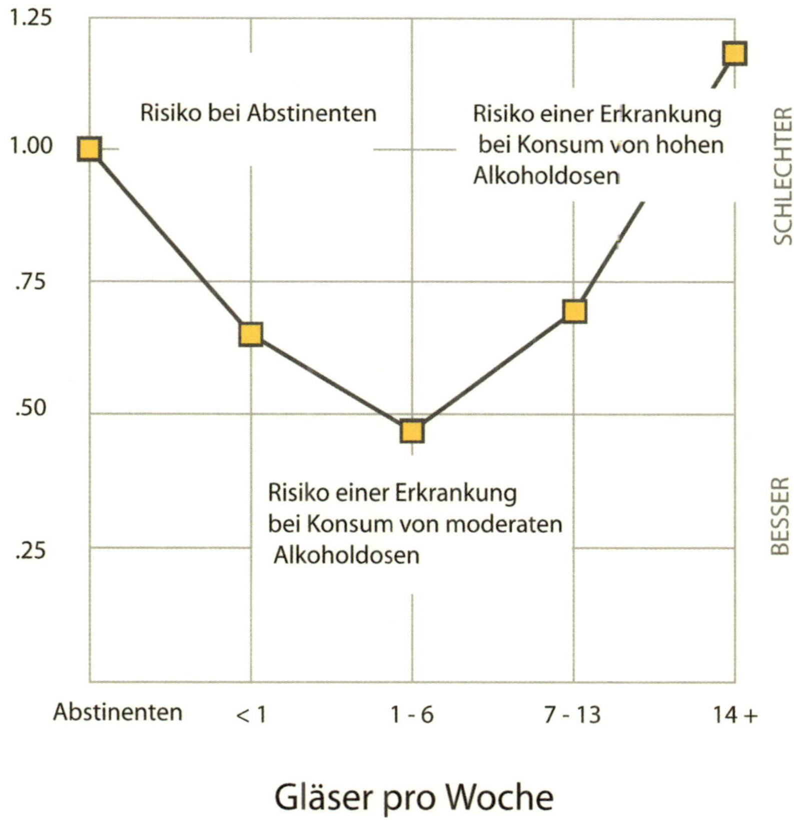

Zum Beispiel ist das relative Risiko an Alzheimer zu erkranken, wie folgt:

Abstinenten	1,00
Weniger als 1 Glas/ Woche	0,65 (35% relative Risikosenkung)
1-6 Gläser/ Woche	0,46 (54% relative Risikosenkung)
7-13 Gläser/ Woche	0,69 (31% relative Risikosenkung)
14 und mehr Gläser/ Woche	0,69 (31% relative Risikosenkung)

Quelle: Mukamal, K.J.; Kuller, L.H.; Fitzpatrick, A.L.; u. A.: Prospective study of alcohol consumption and risk of dementia in older adults. In: J. Am. Med. Assn., 2003, Jg. 289, S. 1405-1413.

Allerdings können Nebentatbestände die potenziellen Risiken oder den Nutzens des Alkoholkonsums verstärken. Eine Studie erwies zum Beispiel, dass Konsumenten harten Alkohols eher als Weintrinker dazu neigen, zu rauchen und fetthaltiges Essen zu sich zu nehmen.[8] Andere Studien zeigten, dass Weintrinker tendenziell weniger Übergewicht haben und häufiger vom Rauchen absehen als Konsumenten hochalkoholischer Getränke. Ebenso tendieren Weintrinker zu einer kleineren Taillengröße, aber es ist unbekannt, ob der Wein oder der mit Weintrinkern assoziierte Lebensstil dafür verantwortlich ist.[9]

Anhand weiterer Analysen kann man jedoch feststellen, dass Rotwein einen größeren Schutz vor gesundheitlichen Problemen bietet als andere alkoholische Getränke. Das Sterberisiko ist gegenüber Menschen, die nie Wein getrunken haben, nur halb so groß wie bei denen, die täglich 3-5 Gläser Wein trinken, während ein vergleichbarer Konsum harten Alkohols die Sterblichkeitsrate erhöht.[10] Diese Schutzwirkung schreibt man den Farbpigmenten des Rotweins, den so genannten Polyphenolen, zu.[11]

Eine in Dänemark erstellte Studie erwies, dass es bei leichten Trinkern zu einer schwachen Senkung des Sterberisikos (etwa 10%) kam. Hingegen zeigte sich bei Weintrinkern eine viel signifikantere Senkung dieses Risikos (etwa 34%). Wieder wurde dieser Nutzen den gesundheitsfördernden Inhaltsstoffen des Weins – insbesondere dem Resveratrol – zugeschrieben.[12]

Da steckt wohl eine Art Zauber im Wein. Wein könnte über eine Komponente verfügen, die in ihrer Wirksamkeit einem Hormesis-Effekt gleichkommen dürfte.

Marie Sklodowska Curie: ***„Man muss nichts im Leben befürchten – man muss es nur verstehen können.“***

Marie Curie zahlt den Preis für die Entdeckung des Radiums

Marie Curie (1867-1934) entdeckte 1898 das Radium.

Aufgrund des Umgangs mit der unsichtbaren und damals unmessbaren Form von radioaktiver Strahlung starben Marie Curie und ihre Tochter im Alter von 67 und 59 Jahren an aplastischer Anämie. Diese Krankheit wird durch radioaktive Bestrahlung hervorgerufen. W.K. Röntgen, der die Röntgenstrahlen entdeckte, starb in Folge dessen an Knochenkrebs, einer anderen Krankheit, die durch radioaktive Vergiftung verursacht wird. Die ersten Radiologen litten an Hautverbrennungen und mussten sich Amputationen unterziehen. Die Sterberate unter ihnen war enorm. Als die Ärzte mit der Zeit über die latenten Nebeneffekte der Strahlung mehr lernten, wurden die zulässigen Strahlungsmengen beträchtlich gesenkt. Zwischen dem Auftreten von Leukämie (Blutkrebs) und der Aussetzung radioaktiver Strahlung erstreckt sich eine nur minimale Zeitperiode. Schädliche genetische Mutationen durch radioaktive Strahlen können sogar von Generation zu Generationen übertragen werden.

Hormesis und radioaktive Strahlung

Britische Radiologen, die in der Zeit vor 1920 arbeiteten, konnten den Nutzen von Strahlensicherheitsstandards nicht mehr genießen. So gab es unter ihnen für eine bestimmte Zeit eine hohe Zahl an Krebstoten, aber wesentlich weniger Sterbefälle aufgrund aller anderen Krankheiten. Als entsprechende Sicherheitsmaßnahmen in die Praxis eingeführt wurden, sank die Zahl der Krebstoten unter ihnen um 37 Prozent, während die Todesrate aller Ursachen um 24 Prozent geringer war, als bei der gesamten Bevölkerung von England und Wales.[13]

Hoch- und Niedrigdosis-Strahlung scheinen daher biologisch entgegengesetzte Wirkungen zu haben. Der Emeritusprofessor der University of Wisconsin John R. Cameron berichtete 2002, dass radioaktive Niedrigdosis-Strahlung zu einem längeren Leben führen kann. Laut Cameron sank die Todesrate infolge von Krebs bei Radiologen, die ihre Praxis zwischen 1955 und 1979 begannen, um 29 Prozent. Zugleich war die Gesamtsterberate in Großbritannien um 32 Prozent geringer als bei anderen Ärzten ähnlichen Alters.

Cameron berichtete in einer anderen Studie über Werftarbeiter, die einer geringen Strahlung ausgesetzt waren, dass sie im Vergleich zu ihren Kollegen, die nicht strahlenexponiert waren, eine um 24 Prozent geringere Todesrate aufwiesen.[14]

Bestrahlte Mäuse leben länger

Um die Effekte der Niedrigdosis-Strahlung auf die Langlebigkeit zu zeigen, wurden Mäuse einer niedrigen Dosis von Gamma-Strahlen, die das etwa 25- bis 50-fache des natürlichen Werts betrug, ausgesetzt. Im Durchschnitt lebten die mit geringen Dosen bestrahlten Mäuse 673 Tage im Vergleich zu 549 Tagen bei den nicht bestrahlten Mäusen, was eine 23-prozentige Erhöhung der Lebensspanne der Mäuse bedeutete.[15] Nachfolgende Studien bewiesen, dass durch Niedrigdosis-Strahlung kein Krebs bei Tieren verursacht wird.[16]

Im Allgemeinen werden ionisierender Strahlung (Gamma-Strahlen) unerwünschte, gesundheitsschädliche Wirkungen nachgesagt. Allerdings wurden, wenn Personen einer niedrigen Strahlendosis ausgesetzt worden waren, gesundheitsfördernde Effekte beobachtet. Dieser Tatbestand läuft der weit verbreiteten Praxis, die Menschen auch vor kleinsten Dosen ionisierender Strahlung zu schützen, entgegen.[17]

Ein anderes Beispiel an Mäusen zeigt, dass hochdosierte Gamma-Strahlung die Immunabwehr unterdrückt, wobei die gering dosierte Strahlung dagegen die Anzahl der Thymusdrüsenzellen (T-Zellen), einem wichtigen Teil des Immunsystems, ansteigen lässt.[18]

Edward Calabrese, Toxikologe der University of Massachusetts, Amherst, spricht von einer beständigen, aber bescheidenen Reaktion im Umfang von 30 bis 60 Prozent im Vergleich zu nicht exponierten Organismen.

Überaus umfangreiche Diskussionen zum Thema Hormesis fanden unter den radiologischen Forschern statt. Vor 1900 gab es etwa 10 Forschungsberichte über die Röntgenstrahlen und Hormesis und jährlich kamen einige hinzu. Bis zu dem Punkt, als sich durch den Tod eines britischen Radiologen 1906 die Furcht vor einer Strahlenüberdosis breit machte. Jedoch wurden auch in den folgenden Jahrzehnten weiterhin Artikel zum Hormesis-Effekt veröffentlicht. Als dann aber Arbeiterinnen, die die Enden von Pinseln zur Anwendung der Radium-Malerei mit ihren Lippen befeuchteten, schwere Gesundheitsprobleme entwickelten, brach noch mehr Hysterie über radioaktive Strahlung am Arbeitsplatz aus. In den 40er Jahren des 20 Jh. entdeckten zwei Wissenschaftler, C. Southam und J. Erlish, dass Eichenrindenextrakt in größeren Mengen das Wachstum von Pilzen hemmt, während kleinere Dosen die Pilze zum Wachstum anregen.[19]

EPA-Karte der Radonzonen

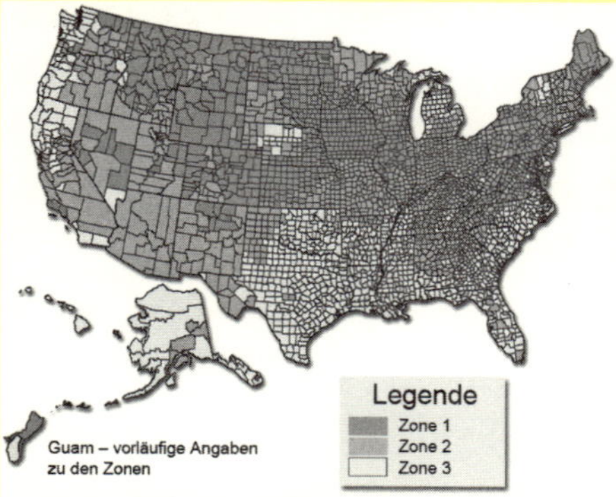

Anteil der Todesfälle mit Krebs als Todesursache nach Countys (Landkreisen) (US Gesamtbevölkerung 1970); alle Krebsarten:

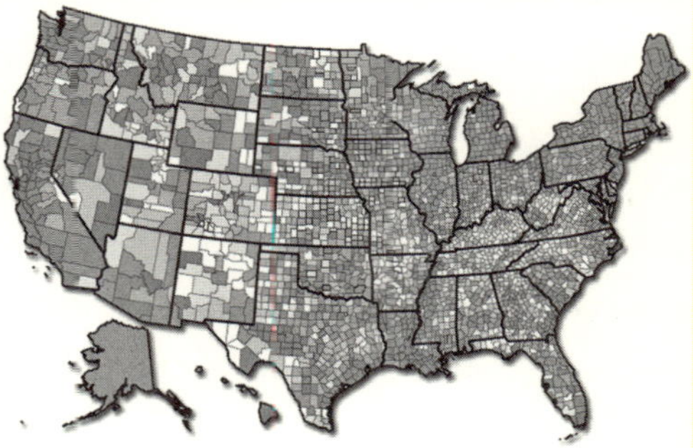

Die dunkeln Stellen auf der linken Landkarte stellen Countys mit hohen Radon-Werten dar. Helle Stellen auf der Landkarte rechts zeigen niedrige Krebsraten unter Männern, was mit den Gebieten einer hohen Radongasexposition übereinstimmt.

Berichte hinsichtlich der Hormesiseffekte wurden aber weiterhin geschrieben. Obwohl eine Reihe von Forschungsberichten die positiven Auswirkungen bestätigt, wurde die Hormesis in der Medizin nie als allgemein übliche Praxis angesehen. Jegliche Röntgen- oder Gammastrahlung wird für gesundheitsschädigend gehalten, Punkt. Die Hormesis wird aber weiterhin unter ihren Vertretern und Skeptikern diskutiert, wobei die etablierten und unnachgiebigen Lager einen wissenschaftlichen Konsens verhindern.[20]

Sicherlich handelt es sich bisher immer nur um Laborexperimente. Doch gibt es Beweise für die Effektivität der Hormesis auf der Ebene der menschlichen Umwelt? Unter den Bedingungen des realen Lebens?

Stellt Radongas wirklich eine Lebensbedrohung dar?

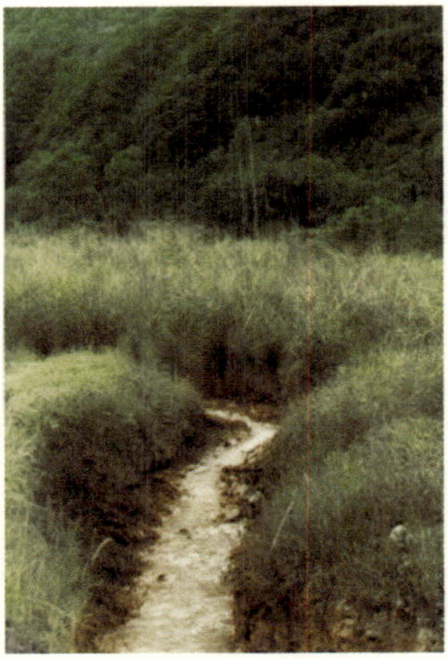

Das Wasser der Quellen von Ramsar ist besonders reich an Radon. Das höchste Niveau von natürlicher Strahlung in der Welt wurde in Ramsar gemessen, allerdings wurde kein erhöhtes Leukämie- oder Krebsvorkommen festgestellt.

Ärztliche Befunde melden über die Einwohner der Misasa-Dörfer in Japan, wo stark erhöhte Radon-Werte im Trinkwasser vorkommen, dass sie eine wesentlich niedrigere Krebsrate aufwiesen als die Bewohner anderer nahe gelegener Dörfer.[21]

Weithin wird angenommen, dass die Zerfallsprodukte des Radons aus der Erde das Krebsrisiko bei den Menschen steigern, die ihnen ausgesetzt sind. In einer großen Studie, in der in 1601 U.S. Countys (Landkreisen) die Sterberate infolge von Lungenkrebs mit der durchschnittlichen Radonkonzentration verglichen wurde, kam man überraschender Weise zu dem Schluss, dass die niedrige Strahlendosis das Krebsrisiko reduzierte. B.L. Cohen von der University of Pittsburgh gibt zu, dass es trotz eingehender Bemühungen noch nicht gelungen ist, diesen wissenschaftlichen Widerspruch zu erklären. Die Tatsache, dass die Inhalation von gering strahlenden Radonzerfallsprodukten das Krebsrisiko senkt, findet keine solide wissenschaftliche Erklärung.[22]

Vor kurzem unterstützte eine neue Studie Cohens Schlussfolgerungen laut derer sich keine Beziehung zwischen der Inhalation von Radongas und der Leukämiegefahr zeigte.[23] Bei all den Warnungen der Umweltschutzbehörde (Environmetal Protection Agency) fragt man sich, wo denn nun all die Toten, die Krebscluster und kranken Familien in den Gebieten hoher Radon-Werte sind?

Es gibt noch weitere Anhaltspunkte, die die Theorie der Hormesis/Niedrigdosisstrahlung stützen:

- Eine in Ungarn durchgeführte Studie zeigte, dass das Krebsrisiko bei Frauen unter 61 bei einer mittleren Strahlendosis sinkt. Das ist genau das, was man erwarten könnte, wenn der Hormesiseffekt existieren würde.[24]
- Eine Studie an weißen Frauen in 2821 U.S. Countys zeigte, dass die Radonexposition das Lungenkrebsrisiko senkt.[25]
- Es bestand der Verdacht, dass es bei radonexponierten Personen zu Mutationen eines Gens kommt, welches Leukämie hervorrufen könnte. Aber nachfolgende Studien konnten weder eine Beziehung zwischen der Genmutation und der Radon-Bestrahlung noch eine erhöhte Leukämierate bestätigen.[26]
- Eine weitere Studie verglich die natürliche Strahlungsmenge in Rocky-Mountain-Staaten mit der 3,2-mal geringeren in den Golfküstenstaaten. Die Daten der American Cancer Society decken auf, dass die allgemeine Krebssterberate in den Golfküstenstaaten um einiges höher ist, als in den Rocky Mountains und Gebiete mit hoher Radonbelastung ein geringeres Krebsrisiko zeigen.[27] Zum Vergleich, die Hintergrundstrahlung strahlt etwa 20-mal stärker, als der Niederschlag von Nuklearwaffentests, die ihren Höhepunkt im Jahre 1963 erlebten.[28]

Die Forscher gestehen ein, dass die Frage einer drohenden Gesundheitsbelastung durch Niedrigdosisstrahlung *„enorm politisiert"* war. Eine weit übertriebene Einstellung spricht sogar von einer Gefährdung der öffentlichen Gesundheit. Erwiesene Gesundheitsschäden bei Bergarbeitern, die Radon ausgesetzt waren, lassen sich nicht bestreiten, doch dies betrifft hohe Strahlungsdosen. Bezüglich geringer Strahlungsdosen sind die Risikoeinschätzungen alle hypothetischen Charakters, da sie Extrapolationen von Daten darstellen, die hohe Strahlenbelastungen betreffen, also lediglich heruntergerechnet wurden.[29]

Soll Ramsar im Iran evakuiert werden?

Eine überzeugende Studie beschäftigte sich mit der Strahlenbelastung der Einwohner von Ramsar im Iran. Die Strahlungsbelastung dort überschreitet den 13-fachen Grenzwert für die zugelassene radioaktive Strahlung am Arbeitsplatz eines radiologischen Mitarbeiters in Gesundheitswesen und Industrie. Nach Messungen der natürlichen radioaktiven Strahlung in dem Gebiet forderten die Gesundheitsbehörden die iranische Regierung zur Evakuierung der Stadt Ramsar auf.

In Ramsar gibt es Gebiete, die mitunter die höchsten natürlichen Strahlungswerte auf der Erde aufweisen. Die Radioaktivität wird durch das Wasser von heißen Quellen an die Erdoberfläche gebracht. Es gibt eine Menge von diesen Quellen mit unterschiedlich hohen Radioaktivitätswerten in Ramsar, die von Touristen und Einheimischen besucht werden. Dabei wurde in Ramsar bisher keine erhöhte Leukämierate oder ein häufigeres Auftreten von Krebs beobachtet.[30]

Ist die Niedrigdosisstrahlung für das Leben notwendig?

Dann kam im Jahre 2001 ein weiteres Puzzleteil hinzu. Man testete Hefezellen (Backhefe, S. cervisiae), die oft für Experimente in der Alterungsforschung verwendet werden, unter verschiedenen Strahlungsbedingungen. Über 100 Generationen von Hefezellen wurden einer typischen, natürlichen Strahlung, einer kleineren als der natürlichen Strahlung in einer von Radioaktivität abgeschirmten Schutzkammer, bzw. einer erhöhten Gamma-Strahlung ausgesetzt. Anschließend sind alle Zellen einer hohen Gamma-Strahlung ausgesetzt worden. Die Hefezellen, die unter einer normalen oder erhöhten Dosis von Gamma-Strahlung existierten, konnten der nachfolgenden hohen Dosis von Gamma-Strahlung besser widerstehen. Die Hefezellen, die unter speziellen Bedingungen in der Schutzkammer für eine Dauer von 60 Tagen kultiviert wurden, wuchsen sehr langsam, woraus die Forscher schlussfolgerten, dass ihre *„biologische Eignung“* von der Herausforderung durch die niedrige Strahlendosis abhing. Laut der

Forscher sei diese geringe Bestrahlung für das Wachstum, das Überleben und die Langlebigkeit der Zellen ebenso wichtig wie essenzielle Vitamine und Mineralstoffe.[31]

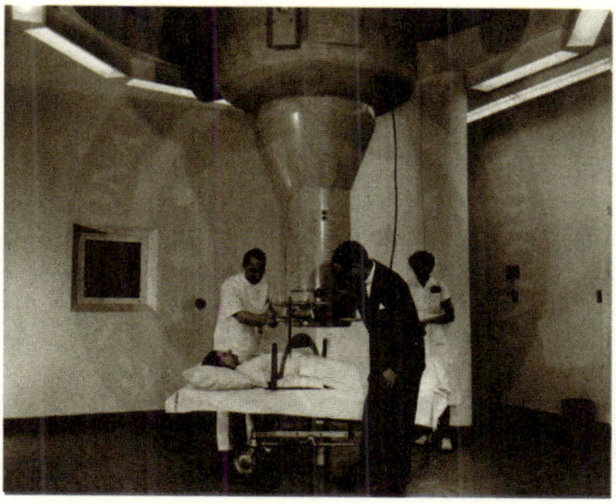

Strahlenbehandlung früher
Foto: National Library of Medicine, History of Medicine Division (Nationalbibliothek für Medizin, Geschichte der Medizin)

Befürchtungen der Öffentlichkeit

Jedes Mal, wenn über den Niederschlag in Folge eines Nukleartests berichtet wird, ist die Öffentlichkeit alarmiert. Während die Internationale Kommission zum Schutz vor radioaktiver Strahlung vor den Gefahren hoher Strahlendosen warnt, bestätigen die zur Verfügung stehenden Daten nicht, dass Strahlung in niedrigen Dosen ein Gefahrenpotenzial birgt. Tatsächlich können niedrige Dosen radioaktiver Strahlung das Immunsystem stimulieren.[32]

Die Wissenschaft läuft der Hormesis kaum mit offenen Armen entgegen, da es so viel Mühe kostet sich eben mit dem Schutz vor radioaktiver Strahlung zu befassen. Laut eines Skeptikers *„ist es noch unklar, wie die Hormesis in die regulierenden Rahmenbedingungen einbezogen werden könnte, weil die gesundheitsfördernde Dosis die vorgegebenen Strahlengrenzwerte zum Schutz der Gesundheit überschreitet."*[33] Die Gesundheitswissenschaftler können diesen Konflikt nicht lösen, weil dies mit ihren vorgegebenen, aber fehlerhaften Standards kollidieren würde. Es scheint, dass die Radiobiologen und Toxikologen unter ihrem eigenen Dogma wie unter einer Gehirnwäsche leiden und nun mit Regeln und Vorschriften konfrontiert werden, die schwer zu ändern sind.

Die öffentliche Angst vor Gesundheitsschäden durch eine geringe Strahlenbelastung ist stark übertrieben.[34]

Thomas D. Luckey von der University of Missouri erwähnt, dass mehrere Bevölkerungsgruppen ein gesundes Leben über Generationen lebten und dies bei mehrfach höheren Dosen ionisierender Strahlung als in der Natur üblich. Luckey berichtet, dass die Überlebenden von Tschernobyl keine erhöhten Raten von Leukämie und Tumorkrebs zeigen. Außerdem führt Luckey an, dass es nur eine niedrige Krebssterberate unter den japanischen Atombombenüberlebenden gibt, dass exponierte japanische Fischer keine Krebstoten zu beklagen haben, dass niedrige Krebsraten unter den im Jahre 1957 im Ural exponierten Dorfbewohnern und kaum Krebstote unter den Kleinbauern, die in strahlungsreichen Gebieten Chinas leben, gibt. Das Immunsystem der japanischen Atombombenüberlebenden funktioniere 40 Jahre nach dem Anschlag besser, als das Immunsystem anderer gleichaltriger Erwachsene.

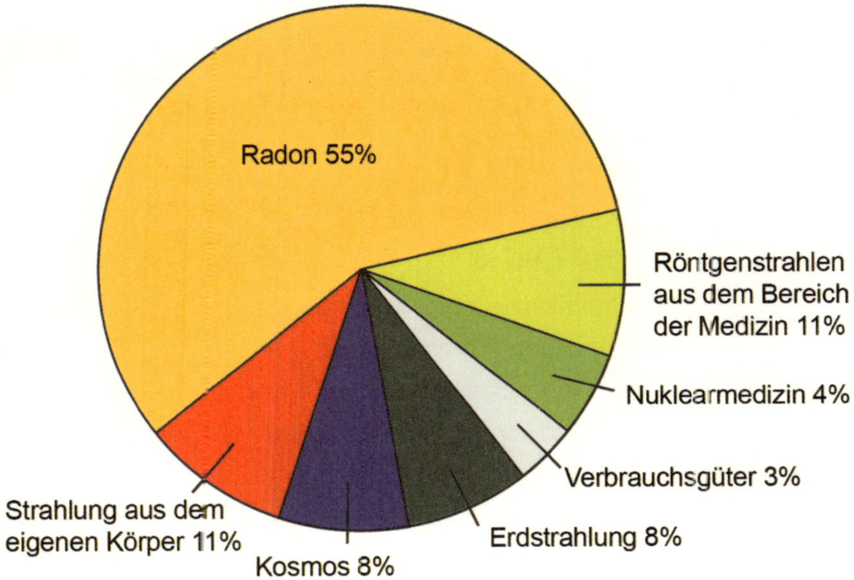

Von einer Gesamtdosis von 360 Millirem/ Jahr verursachen 81 Prozent der radioaktiven Strahlung natürliche Quellen, die restlichen 19 Prozent sind künstlich geschaffenen Quellen zuzuordnen. Grafik: U.S. Nuclear Regulatory Commission

Nach den Befunden Luckeys scheint eine Ganzkörper-Exposition mit einer niedrigen Dosis ionisierender Strahlung das allgemeine Krebsvorkommen zu senken. Unter Heranziehung geologischer Messungen nimmt man außerdem an, dass die Konzentration der Hintergrundstrahlung, unter welcher das Leben erstmals entstanden war, im Laufe der Zeit immer mehr abnahm. Luckey ist der Ansicht, dass die Menschen heute ein Defizit an ionisierender Strahlung erleiden und schlägt die Verabreichung von geringen Strahlungsmengen in Tablettenform vor, um diesen Mangel auszugleichen, was Reparatur- und Detoxifikationsmechanismen im menschlichen Körper einleiten würde. Offenbar widersprechen diese Vorschläge der vorherrschenden Annahme, dass Strahlung im Allgemeinen schädlich sei.[36] Professor Luckey setzte sich mit diesem Phänomen seit 1982 auseinander, bezüglich der Gesundheitsbehörden vergeblich.[37]

Wie hoch ist denn nun eine für Menschen sichere Strahlendosis? Toxikologen und Radiobiologen denken gern, dass ionisierende Strahlung (Röntgenstrahlung, Gammastrahlung) problematisch ist und sich Schäden in der Zelle und an der DNA mit der Zeit anhäufen. Doch die Fakten besagen etwas anderes. Anscheinend können Niedrigdosisstrahlung oder andere biologische Stressoren wie Sauerstoffüberdruck den so genannten *„hormetic response"* im Körper auslösen.

Dr. John R. Cameron erklärt, dass obgleich die Forschung zu Beweisen potenzieller gesundheitsfördernder Effekte aufgrund von Niedrigdosisstrahlung gelangte, seien solche Berichte bezüglich Werftarbeitern oder Radiologen nicht schlüssig. Er schlägt den Skeptikern aber vor, zwei Landkarten der Vereinigten Staaten zu vergleichen. Eine der Landkarten zeige die Schwankungen in der Hintergrundgammastrahlung ein Meter über der Erde, und die zweite Landkarte spiegelte die Krebssterberate weißer Männer wider. Zonen von hoher radioaktiver Strahlung im Westen der USA seien die mit den niedrigsten Krebssterberaten. Gebiete mit einem niedrigen Gammastrahlenniveau ergäben höhere Krebssterberaten.[38]

Die Environmental Protection Agency empfiehlt, dass *„jeder sein Eigenheim nach einem der Hauptgründe für Lungenkrebs im Land untersuchen lassen sollte: Radon-Gas im Gebäudeinneren."* Nach den Schätzungen der EPA sterben in den USA etwa 22 000 Menschen jährlich an Lungenkrebs. Man muss jedoch unterstreichen, dass es sich bei den EPA-Daten lediglich um Schätzungen handelt, nicht um die tatsächliche Zahl der Verstorbenen.

Panikmache? Veröffentlichte Angaben des Jahres- und Lebenszeitrisikos, an Krebs zu sterben auf eine Million Menschen		
	Todeszahl pro Jahr	**Todeszahl über die Lebenszeit**
Radon	70 Sterbefälle	4 900 Sterbefälle
Kosmische Strahlung (dringt vom All aus in die Atmosphäre ein)	21 Sterbefälle	1 500 Sterbefälle
Erdstrahlung (Gammastrahlen aus der Erde und aus Steinen)	23 Sterbefälle	1 600 Sterbefälle
Innere Strahlung (aufgeatmet, durch Nahrung aufgenommen)	31 Sterbefälle	2 200 Sterbefälle
Strahlung in der Medizin (Röntgenstrahlen, Nuklearmedizin)	42 Sterbefälle	2 970 Sterbefälle
Verbrauchsgüter (Flughafenkontrollen, usw.)	8 Sterbefälle	560 Sterbefälle

Quelle: Institute for Science and International Security (Institut für Wissenschaft und internationale Sicherheit)

Auseinandersetzung mit der Kritik

Rudi H. Nussbaum, emeritierter Professor für Physik und Umweltwissenschaften an der Portland State University in Oregon, und Wolfgang Kohnlein aus Deutschland, wurden scharfe Kritiker des Hormesis-Effekts. Beide Forscher behaupten, dass die oberflächliche Untersuchung der Hormesis zu fehlerhaften Schlüssen geführt habe. Sie nehmen an, dass die geringeren Krebsraten bei Mitarbeitern von Atomkraftwerken den anspruchsvolleren Einstellungsvoraussetzungen zuzuschreiben sind, nämlich dass gesündere Mitarbeiter eingestellt werden sollen, dem so genannten *„healthy worker effect“* (Effekt gesunder Arbeiter).[39]

Und wie steht es um die chronische Niedrigdosisstrahlung

Was sind Gamma- und Röntgenstrahlen?

Die Antwort auf diese Frage bieten die Atome, die einen Kern besitzen, der von negativ geladenen Elektronen umkreist wird, wie die Sonne von den Planeten. Der Kern besteht aus positiv geladenen Protonen und neutralen Neutronen. Einige Atome sind radioaktiv und setzen Energie aus ihrem Atomkern frei, welche unter anderem die radioaktiven Zerfallsprodukte in Form von Alpha-, Beta- oder Gammastrahlung darstellen. Dies nennt man ionisierende Strahlung, da sie Atomen oder Molekülen die umgebenden Elektronen wegnehmen kann. Gammastrahlung ist eine sehr energiereiche elektromagnetische Strahlung, die sich mit Lichtgeschwindigkeit bewegt und über ein hohes Durchdringungsvermögen verfügt. Bleischilde blockieren die Gammastrahlung. Beim Durchdringen von Zellen können Gammastrahlen das genetische Material der Zelle stark beschädigen, was in Mutationen resultieren kann, die die Reproduktionsfähigkeit der Zelle in anormaler Weise beeinflussen.

Aber was ist mit der chronischen Niedrigdosisstrahlung? Laut der Environmental Protection Agency besteht die Sorge, dass durch Niedrigdosisstrahlung Krebs oder genetische Defekte verursacht werden können, aber ist das bewiesen? Die Radiobiologen kalkulieren mit einer minimalen Menge akuter Strahlung, die Gesundheitsschäden zufügen würde. Dann errechnen sie, wie viele Jahre es dauern würde, bis man die gleiche Strahlungsmenge von natürlichen Quellen erhalten hat, in der Annahme, dass sich Strahlenschäden im Körper ansammeln wie in einer Registrierkasse. Die EPA gesteht dabei ein, dass diese Resultate auf Daten von Bergarbeitern und deren Gefährdung durch Radon beruhen.

„Die Wahrscheinlichkeit von strahlungsverursachtem Krebs oder genetischen Auswirkungen entspricht der Gesamtdosis der radioaktiven Strahlung, die von einer Person empfangen wurde.“, so die EPA. *„Aufgrund aktueller Befunde kann die Wissenschaft beweisen, dass jede radioaktive Strahlenexposition schädlich sein oder das Risiko einer Krebserkrankung erhöhen kann, wobei freilich bei*

sehr kleinen Strahlendosen die angenommene Steigerung des Risikos nur sehr gering ist.“ Da Gewebeschädigungen einige Zeit brauchen würden, bevor die Belastungseffekte aufkämen, wären möglicherweise keine Unterschiede in der Krebsrate zwischen gering bestrahlten Bevölkerungsgruppen und solchen, die keiner Strahlung ausgesetzt waren, festzustellen.[40]

Laut einer Studie des College of Public Health der University of Iowa über Hausfrauen in Iowa überschritten 60 Prozent der Radonmessungen in Kellern sowohl bei gesunden als auch bei an Lungenkrebs erkrankten Frauen die von der US Environmental Protection Agency verordneten Radongrenzwerte bei Weitem. Es gab kaum Unterschiede in der Strahlungsmenge zwischen kranken und gesunden Frauen. Jedoch schlossen die Forscher daraus, dass *„dies zeigt, dass das Radon in den Wohnräumen eine eindeutige Ursache für den Lungenkrebs darstellt.“* In Iowa misst man höhere Radonwerte als irgendwo sonst in den USA.

Die Hormesiskritiker sind der Ansicht, dass viele von der Regierung gesponserte Studien, die feststellen, dass eine Strahlungsexposition keinen Krebs verursacht, absichtlich konstruiert wurden, um die Regierung und die Wirtschaft von jeglicher Verantwortung für Strahlungsschäden freisprechen zu können. Sie weisen auf verschiedene unkontrollierbare Nebenwirkungen bei der Bevölkerung hin, die weit von den Ereignissen in Tschernobyl entfernt lebte und wo die Strahlungsmenge messbar klein war. Da entsprechende Studien aufdeckten, dass gering dosierte Gamma- oder Röntgenstrahlung bei nur einem einzigen Durchdringen einer Zelle Mutationen in den nachfolgenden Zellgenerationen hervorrufen kann, sei jegliche ionisierende Strahlung potenziell schädlich, so die Kritiker.[40]

Die Vertreter der Hormesis-*„Kreuzfahrer“* Nussbaum und Kohnlein sehen die Ursache der Hormesis in ungültigen oder fehlgeleiteten Interpretationen fehlerhafter epidemiologischer Studien.[42]

Widerlegung der Skeptiker

Bisher ist es schwer ergründbar, wie die Landkarten, auf denen niedrige Krebsraten und radioaktive Strahlung so eng übereinstimmen, von Nussbaum und Kohnlein mit Vorbehalt aufgenommen werden konnten in der Annahme, dass diese Anordnung durch zufällige und übersehene Faktoren entstanden sei.

Zudem würde man bei dem Befund, dass eine geringe Einzeldosis von Gamma- oder Röntgenstrahlen genetische Schäden zufügt, dann offensichtlich erhöhte Krebsraten in geografischen Regionen mit einer größeren Hinterstrahlung wie im iranischen Ramsar erwarten dürfen. Bislang wurde dafür jedoch noch kein Beweismaterial beigebracht. Dass die Bewohner von Ramsar über Generationen in einem Gebiet mit hoher Strahlung und trotz schlechter Ernährung und Erreichbarkeit von Ärzten sowie auch einer geringen Bevölkerungsdichte im Vergleich zu den entwickelten Ländern bei relativ guter Gesundheit gelebt haben, führt uns zu der Annahme, dass die Strahlung einen gewissen schützenden Effekt haben könnte. Die Radiumkonzentrationen in den heißen Quellen in Ramsar sind 18 Mal höher als in allen anderen Wasserquellen dieses Landes.[43] Durch den Konsum ihres dort angebauten Gemüses nehmen die Einwohner von Ramsar das 12-fache der als giftig geltenden Menge Radium zu sich.[44] Wo bleiben denn dann all die erwarteten Krebsfälle?

Das gleiche gilt auch für die Bauern in den japanischen Misasa-Dörfern. Das dortige Trink- und Brauchwasser beinhaltet zwar hohe Radonwerte, aber in den Dörfern gibt es eine unerklärt niedrige Krebsrate. Die Krebs- und Sterberaten sollten in diesen Gebieten eigentlich hoch sein. Das sind sie aber einfach nicht.

Die Ära der Radiumtherapie

Es gab eine Zeit, in der Quellen radioaktiver Strahlung als Gesundheitsförderer angesehen wurden. Bald nach der Endeckung des Radiums führten so manche praktizierenden Ärzte die so genannte *„mild radium therapy“* (milde Radiumtherapie) ein. In der Zeit von 1925 bis 1930 wurden verschiedene radioaktive Tabletten, Trunke und Elixiere entwickelt, darunter 400000 Flaschen Radiumwasser.

Der Tod des Pittsburgher Millionärs und Sportlers Eben M. Byers, der durch eine Radiumvergiftung des gierigen Radiumwassertrinkers verursacht worden war, bedeutete das Ende für die Heilmittel mit dem Schuss Radium.[45] Mit der Zeit machte sich in der Öffentlichkeit geradezu eine Phobie sogar vor kleinsten Strahlungsdosen breit.

In Ungarn erwies eine Sicherheitsprüfung des Radiumgehalts aller verkauften Mineralwassermarken des Landes (28 Marken insgesamt), dass sechs Mineralwässer die erlaubten Werte überschreiten.[46] Es wurde jedoch nicht wissenschaftlich geprüft, ob radiumreiche Mineralwässer eine Gefahr für die Gesundheit darstellen.

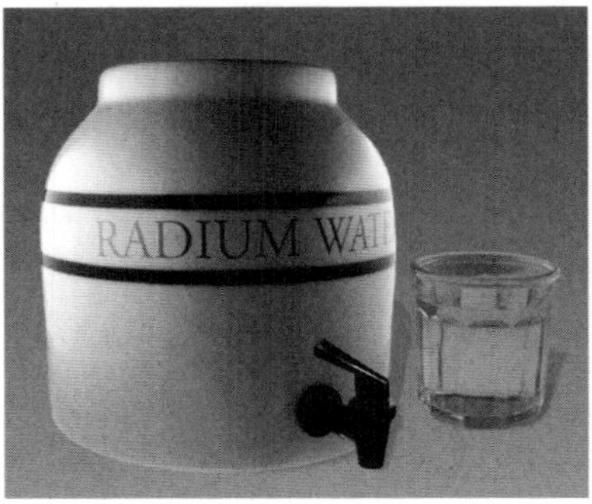

Zwischen 1925 und 1930 wurden 400000 Flaschen mit Radiumwasser produziert, in einer Zeit, als Quellen radioaktiver Strahlung für gesundheitsfördernd gehalten wurden

Forscher befassten sich eingehend mit den Messdaten des amerikanischen Bundesstaates Wisconsin um zu bestimmen, ob es eine Beziehung zwischen geringen Radiumdosen im Trinkwasser und dem Vorkommen von Knochenkrebs gibt. Für solch einen Zusammenhang fehlte es jedoch an Beweisen.[47]

In Finnland suchten Forscher nach einem Zusammenhang zwischen dem Vorkommen natürlichen Urans, Radons oder Radiums im Trinkwasser und dem Leukämierisiko (Blutkrebs). Diese Studie gelangte nicht nur zu der Tatsache, dass niedrige Dosen von Uran und Radium kein erhöhtes Risiko in Bezug auf Leukämie bedingen, sondern es sogar zu einer schwachen Senkung dieses Risikos (9 bis 20 Prozent) kommt.[48]

Dauereinnahme oder Intervalldosierung?

Während einige Studien darauf hinweisen, dass eine Niedrigdosisbestrahlung nicht gesundheitsschädlich ist, zeigen andere Studien aber auch keinen besonderen Nutzen der Strahlung. Eine mögliche Erklärung könnte in der Häufigkeit der Strahlenbelastung liegen. Mäuse, die einer niedrigen Dosis von Gammastrahlung dauerhaft ausgesetzt worden waren, erfuhren weder eine gesunkene Krebsrate, noch lebten sie länger als die unbestrahlten Mäuse. Anscheinend bewirkte die Niedrigdosisstrahlung also nur wenig, wenn überhaupt irgendeinen Nutzen.[49] Allerdings gelangte eine nach einem ähnlichen Protokoll durchgeführte Studie zu dem Resultat, dass die Mäuse im Durchschnitt 23 Prozent länger lebten, wenn ihr ganzer Körper einer Niedrigdosisstrahlung dauerhaft ausgesetzt worden war.[50] Um eindeutige Beweise zu gewinnen, sind also noch weitere Studien erforderlich.

Grenzwerte radioaktiver Strahlung

Das gegenwärtige Denken der Gesundheitsbehörden weltweit ist darauf ausgerichtet, die Öffentlichkeit vor jeglicher radioaktiver Strahlung beschützen zu müssen. Somit sollte jede Änderung der Trinkwasserstandards und der Strahlungsgrenzwerte der U.S. Environmental Protection Agency (EPA) laut des Safe Drinking Water Act (Trinkwasservorschrift) *„den Gesundheitsschutz der Bevölkerung beibehalten oder verstärken."* Aufgrund dessen können die Sicherheitsvorschriften in keinem Falle gelockert werden. Dieser unerreichbare Standard erwies sich nicht als kosteneffektiv. Die Gesundheitsbehörden sind also in einem Dilemma: Wie kann ein verschärfter Strahlungsstandard für Trinkwasser durchgesetzt werden, wenn sein Nutzen wissenschaftlich nicht bewiesen werden konnte und er dazu noch unwirtschaftlich ist?[51]

Zusammenfassung der Radon-Forschung

Als Forscher der School of Medicine an der University of Kansas die publizierten Studien zur Beziehung von Radon-Emissionen im Haushalt und Lungenkrebs summierten, konnten keine schlüssigen Beweise für eine Verbindung von radioaktiver Strahlung und der Krankheit gefunden werden. Die Annahme für einen Zusammenhang zwischen Radon und Lungenkrebs basierte auf den Befunden einer schwedischen Studie. Aber keine nachfolgende Studie konnte eine konsistente Verbindung beider Faktoren aufzeigen. Viele Studien beinhalteten zudem auch eine Reihe von Schwachpunkten. Radonmessungen nahmen gar nur wenige Studien vor. Dort, wo Radonwerte gemessen worden waren, wies ein relativ kleiner Anteil der Studien einen statistisch signifikanten Zusammenhang zum Auftreten von Lungenkrebs auf. Obwohl einige Untersuchungen über eine Verbindung von Radon und Lungenkrebs berichteten, zeigte sich seltsamerweise keine solche Verbindung in Häusern, die in der Nähe von Uran- und Radium-Aufbereitungsanlagen lagen. Im besten Falle kann man daher von einem schwachen Zusammenhang von Radongas und Lungenkrebs sprechen.[52]

Mehr Beweise für die Hormesis

Nach einem Bericht von 1984 über eine Anpassungsreaktion (adaptive response) lebender Zellen auf niedrig dosierte radioaktive Strahlung, die ihre Fähigkeit zur Selbstreparatur anregt, wird darüber noch heute, ein Jahrzehnt später, kontrovers diskutiert.[53] Weiße Blutzellen, die zunächst einer gering dosierten Strahlung ausgesetzt worden waren, wiesen nach einer Adaptionszeit und einer weiteren Bestrahlung mit hohen nichtletalen Dosen von Röntgenstrahlen weniger Abnormalitäten auf als andere weiße Blutkörperchen, die nur der Röntgenstrahlung ausgesetzt worden waren.[54]

DNA-Beweise

Zentimeter um Zentimeter bewegen sich die Forscher auf ihrem Weg zur Aufklärung der Hormesis bzw. des Überlebensmechanismus, der in Zellen ausgelöst wird, wenn diese einer geringen Strahlendosis ausgesetzt sind. Wissenschaftler der Case Western Reserve University und der Universitätskrankenhäuser von Cleveland weisen darauf hin, dass die Angaben über die benötigte Anzahl von DNA-Proteinen während einer Zellreparatur oft fälschlicher Weise anhand von Berichten, bei denen eine letale Hochdosisstrahlung angewendet worden war, extrapoliert sind. Drei Reparaturfaktoren konnte man in Zellen, die einer kleinen Dosis ionisierender Strahlen ausgesetzt worden waren, feststellen. Dabei handelt es sich um das p53-Gen, den Nuklearfaktor kappa B und Sp1-verwandte Retinoblastoma-Steuerungsproteine. Den Experten ist bewusst, dass die bereits durchgeführten Studien, die die Zellreparatur nach vorheriger radioaktiver Bestrahlung im Niedrigdosisbereich erforschten, beschränkt oder extrapoliert waren.[55] Der zellulare Überlebensmechanismus (Hormesis) ist daher noch nicht bewiesen worden.

Schon 1909 war gezeigt worden, dass niedrige Dosen von Radioaktivität das Immunsystem zu stimulieren scheinen, da Mäuse gegenüber bakteriellen Infektionen resistenter wurden.[56] Die Befunde neuester Studien unterstützen diese schon früher gewonnene Erkenntnis.[57]

Beweise aus Japan

Ein vielleicht noch überzeugenderer Beweis für eine Schutzreaktion gegen niedrige Dosen radioaktiver Strahlung wurde von den Wissenschaftlern der University of Education im japanischen Kyoto zur Verfügung gestellt. Sie beabsichtigten die Hypothese zu prüfen, ob neue DNA-Reparatur-Mechanismen durch Niedrigdosisstrahlung hervorgerufen werden. Anfangs wurden in Petrischalen kultivierte Hamsterzellen einer *„adaptionsfähigen"* Gamma-Strahlung im Niedrigdosisbereich ausgesetzt. Dies löste vermutlich einen genetischen Schalter aus, der die Zellen vor der Lebensgefahr schützen sollte. Anschließend wurden alle Zellen derselben niedrigen Strahlendosis unterzogen. Die DNA-Reparatur wurde darauf in den vorbestrahlten Zellen viel schneller ausgeführt, als in den zuvor unbehandelten. Hiermit war der Hormesiseffekt schlüssig unter Beweis gestellt worden.[58]

Hormesis in Japan

Der Vorschlag radioaktive Strahlung zu Zwecken der Gesundheitsförderung zu nutzen, kam von unerwarteter Stelle. Dr. Sadao Hattori, Ingenieur des Zentralen Forschungsinstituts der Stromindustrie in Japan, der eher auf dem Gebiet der Elektrotechnik als der Medizin tätig ist, plädiert dafür, weltweit die Strahlenhormesis zu einem Nutzen für die Menschheit umzumünzen. Dr. Hattori erläutert, dass die von der Internationalen Kommission für Strahlenschutz (ICRP) in allen Ländern vorgeschriebenen Strahlenschutzstandards die Anwendung der Strahlenhormesis für medizinische Zwecke verhindern. Diese Vorschriften seien zu streng, insbesondere im Zusammenhang mit der Feststellung der Wissenschaftskommission der Vereinten Nationen (United Nations Scientific Committee), dass Niedrigdosisstrahlung den DNA-Reparaturmechanismus stimuliere. Seiner Ansicht nach müssen diese Gesetze geändert werden, um die Menschen vor Krebs und altersbedingten Effekten zu schützen. Die Japaner hätten jedoch seit dem Abwurf der Atombomben über Hiroshima und Nagasaki im Zweiten Weltkrieg so viel Angst vor radioaktiver Strahlung, dass sie solch eine Therapie nicht einmal in Betracht ziehen würden. Dr. Hattori demonstriert anhand folgender Tabelle die Überlebensrate von Mäusen, die mit einer niedrigen Strahlendosis vorkonditioniert worden waren, und anschließend mit einer hohen Strahlendosis konfrontiert wurden.[59]

Überlebensrate bei Mäusen nach einer radioaktiven Hochdosisbestrahlung			
Tage nach der Bestrahlung	10 Tage	20 Tage	30 Tage
Mäuse ohne vorherige radioaktive Bestrahlung	100%	20%	8% überlebten
Mäuse nach vorheriger Bestrahlung mit geringen Dosen von Gamma-Strahlen	100%	90%	80% überlebten

Quelle: Prof. Yonazawa, Universität der Präfektur Osaka

Seit den 70er Jahren erforschte Dr. K. Sakamoto vom Institut für Radiologie der Tohoku Universität in Sendai, Japan, ausführlich den Zusammenhang von Ganzkörperbestrahlung und Krebs.

Ein frühes Resultat dieser Arbeit war 1987 die gesteigerte Immunität von Mäusen nach der Ganzkörperbestrahlung mit geringen Strahlendosen.

Dr. Sakamoto gelang es später zu zeigen, dass die Ganzkörperbestrahlung in geringen Dosen bei Nagetieren die Ausbreitung von Krebs verhindert, obwohl den Tieren zuvor Krebszellen direkt gespritzt worden waren. Zusammen mit seinen Kollegen kam er zu dem Schluss, dass die Ganzkörperbestrahlung von menschlichen Metastasen (sich verbreitende Krebszellen) eine neue Krebstherapie darstellen könnte.[61]

Dr. Sakamoto nutzt bereits im Krankenhaus der Tohoku Universität die Wirkung der Hormesis bei der Behandlung und Unterdrückung von wiederauftretendem Krebs. Er wendet über mehrere Wochen eine Niedrigdosisstrahlung zweimal pro Woche an, und behandelt so erfolgreich Leber- und Lymphdrüsenkrebs. Dabei kombiniert er eine Ganzkörperbestrahlung mit niedriger Dosis mit einer Hochdosisbestrahlung zur Bekämpfung von Non-Hodgkins-Lymphomen. Rund 90 Prozent aller seiner Patienten weisen eine fünfjährige Überlebenszeit auf.[62]

Allerdings werden Dr. Sakamotos Untersuchungen durch begrenzte Drittmittel von privaten Institutionen finanziert und sind auf sonst hoffnungslose Fälle unter den Patienten begrenzt. In den letzten zehn Jahren konnte er daher leider nicht mehr als 150 Patienten mit radioaktiver Niedrigdosisstrahlung behandeln, wobei er positive Resultate und einige langfristige Behandlungen ohne Nebenwirkungen erreichen konnte. Im Alter von 66 Jahren wurde bei Dr. Sakamoto selbst Dickdarmkrebs im fortgeschrittenen Stadium diagnostiziert. Er musste sich daher einem operativen Eingriff zur Entfernung von Tumoren an drei verschiedenen Stellen unterziehen. Im Juli 1997 applizierte er die radioaktive Ganzkörperbestrahlung an sich selbst und wiederholte die Behandlung im Februar 1998, worauf er nach eigenen Angaben einen hervorragenden Gesundheitszustand wiedererlangte.

Hormesis: Eine Fallstudie

Im Jahre 1992 wurde bei E.J. Bauser, US-Marinekapitän im Ruhestand, im Alter von 81 Jahren, eine seltene Form von Blutkrebs - ein unheilbares Lymphom - festgestellt. Chemotherapie und Steroidbehandlung kamen aufgrund der Nebeneffekte als Behandlung nicht in Betracht. Nach einer beträchtlichen Hinziehung durch das medizinische Establishment konnte man erst 1999 mit der Behandlung durch die radioaktive Ganzkörperbestrahlung beginnen. Es stellten sich keine Nebenwirkungen ein. Nach der Bestrahlung nahm Bausers Milz wieder ihre Normalgröße an und seine chemischen Marker wiesen mit einer Chemotherapie vergleichbare Werte auf. Für eine kurze Zeit nach der Bestrahlung sank die Anzahl seiner roten Blutkörperchen. Im April 2000 erfreute sich Bauser eines guten Gesundheitszustands. Über diese beachtliche Gesundung von Dr. Sakamoto und E.J. Bauser berichteten Forscher vom John´s Hopkins Medical Institute in Baltimore und ein Arzt von der US-Nuklearregulierungskommission (U.S. Nuclear Regulatory Commission) in Rockville, Maryland. Diese Studien werden als zuverlässig angesehen.

Bestätigung aus Harvard

In Studien der Harvard-Universität, die in den Jahren 1976 und 1979 durchgeführt worden waren, erhöhte eine Ganzkörperbestrahlung mit niedrigen Dosen die Vier-Jahres-Überlebensrate von 40 und 52 auf 70 bis 74 Prozent im Vergleich zu Krebspatienten, die eine gewöhnliche Chemotherapie und hohe Strahlungsdosen erhielten. Eine ähnliche Behandlungsweise erreichte in

Japan eine Erhöhung der Vier-Jahres-Überlebensrate von 65 auf 84 Prozent. Alle diese Patienten überlebten in den nachfolgenden neun Jahren, wobei allerdings Patienten der konventionellen Medizin in nur 50 Prozent der Fälle eine solche Überlebensrate erreichten. Ob im Reagenzglas, bei Tierversuchen oder in Studien am Menschen, überall führte die Ganzkörperbestrahlung in kleinen Dosen zu einer längeren Besserungsphase der Krebspatienten und könnte damit als Heilmethode bezeichnet werden. Zudem wurden diese Studien von renommierten Forschern in Instituten, die sich eines hervorragenden Rufes in der Welt der Medizin erfreuen, ausgewertet. Wie viele Beweise brauchen die Kritiker noch?[63]

Wirkung der Hormesis auf die Langlebigkeit

Stellen Sie sich die Wirkung auf die Gesellschaft vor, wenn die Ganzkörperbestrahlung mit niedrigen Dosen weltweit an allen Menschen eingesetzt werden würde. Nach Schätzungen der Experten am Morrill Science Center der University of Massachusetts, die die zur Verfügung stehenden Daten der bisherigen Studien hochrechneten, könnte man mit einer allgemeinen Verlängerung der menschlichen Lebensspanne um 10 bis 30 Prozent rechnen.[64]

Es ist jedoch nicht sehr wahrscheinlich, dass die Ganzkörperbestrahlung im Bereich niedriger Dosen auf absehbare Zeit zu den führenden Methoden zur Behandlung von Krebs werden wird, ganz abgesehen von Behandlungen, die zu einem längeren Leben führen würden. Dies dürfte wohl an den in Stein gemeißelten Regeln, Mythen und verbreiteten Praktiken der modernen Medizin scheitern.

Wissenschaftler bekräftigen die Hormesis

Wissenschaftler demonstrierten die Hormesis/den Langlebigkeitseffekt an Rundwürmern. Geringe biologische Stressfaktoren, wie hohe Temperatur, eine hohe Sauerstoffkonzentration oder bakterielle oder Virusinfektionen erhöhten die Lebensspanne der Würmer, so die Forscher der Northwestern University.

Die Forscher deuteten darauf hin, dass gelegentlich verabreichter, chronischer Stress in geringen Dosen einen schützenden Effekt haben könne, was sich in einer Verlängerung des Lebens äußern würde. Uralte genetische Schalter, die die Fähigkeit der Zelle Stress zu spüren und darauf zu reagieren steuern, könnten das Leben verlängern. So genannte *„Hitzeschockfaktor"*-Gene, die spezielle Schutzsubstanzen produzieren, dürften in diese Vorgänge involviert sein. Rundwürmer stellten dabei ein angemessenes und verlässliches Modell in der menschlichen Alterungsforschung dar.

Quelle: Morley, J. F.; Moirmoto R.I.: Regulation of longevity in C. elegans by heat shock factor and molecular chaperones. In: Molecular Biology of the Cell, 2003, Jg. 10, S. 1091.

Quellenangaben

[1] Turturro, A.; Hass, B.S.; Hart, R.W.: Does caloric restriction induce hormesis? Biological Effects of Low Level Exposures. Undatiert, online im internet: http://bellonline.com (2004).
[2] Kaiser, J.: Sipping from a poisoned chalice. In: Science, October 17, 2003, Jg. 302, S. 376-379.
[3] Rehm, J.; Room, R.; Monteiro, M.; u. A.: Alcohol as a risk factor for global burden of disease. European Addiction Research, 2003, Jg. 9, S. 157-164.
[4] Feigelson, H.S.; Calle, E.E.; Robertson, A.D.; u. A.: Alcohol consumption increases the risk of fatal breast cancer. In: Cancer Causes Control, 2001, Jg. 12, S. 895-902.
[5] Ellison, R.C.: Balancing the risks and benefits of moderate drinking. In: Annals N.Y. Academy Sci., 2002, Jg. 957, S. 1-6.
[6] De Daetano, G.; Di Castelnuovo, A.; Rotondo, S.; u. A.: A meta-analysis of studies on wine and beer and cardiovascular disease. In: Pathophys. Haemost. Thromb., 2002, Jg. 32, S.353-355.
[7] Rosell, M.; De Faire, U.; Hellenius, M.L.: Low prevalence of the metabolic syndrome in wine drinkers - is it the alcohol beverage or the lifestyle? In: Eur. J. Clin. Nutr., 2003, Jg. 57, S. 227-234.
[8] Wannamethee, S.G.; Shaper, A.G. Type of alcoholic drink and risk of major coronary heart disease events and all-cause mortality. In: Am. J. Public Health, 1999, Jg. 89, S. 685-690.
[9] Vadstrup, E.S.; Petersen, L.; Sorensen, T.I.; u. A.: Waist circumference in relation to history of amount and type of alcohol: Results from the Copenhagen City Heart Study. In: Int. J. Obes. Relat. Metab. Disorder, 2003, Jg. 27, S. 238-246.
[10] Gronbaek, M.; Deis, A.; Sorensen, T.I.; u. A.: Mortality associated with moderate intakes of wine, beer, or spirits. In: British Med. J., 1995, Jg. 310, S. 1165-1169.
[11] Burns, J.; Crozier, A.; Lean, M.E.: Alcohol consumption and mortality: Is wine different from other alcoholic beverages? In: Nut Metab Cardiovasc Dis, 2001, Jg. 11, S. 249-258.
[12] Gronbaek, M.; Becker, U.; Johansen, D.; u. A.: Type of alcohol consumed and mortality from all causes, coronary heart disease and cancer. In: Annals Internal. Med., 2000, Jg. 133, S. 411-419.
[13] Cameron, J.R.:Radiation increased the longevity of British radiologists. In: Br. J. Radiol., 2002, Jg. 75, S. 637-639.
[14] Cameron, J.R.: The good news about low level radiation exposure. In: Health Physics. Society Newsletter, Februar, 1992, S. 9-11.
[15] Caratero, A.; Courtade, M.; Bonnet, L.;, u. A.: Effect of a continuous gamma irradiation at a very low dose on the life span of mice. In: Gerontology, 1998, Jg. 44, S. 272-76.
[16] Courtade, M.; Billote, C.; Gasset, G ; u. A.: Life span, cancer and non-cancer diseases in mouse exposed to a continuous very low dose of gamma-irradiation. In: Int J Radiat Biol, 2002, Jg. 78, S. 845-855.
[17] Sagan, L.A.: What is hormesis and why haven't we heard about it before? In: Health Physics, 1987, Jg. 52, S.521-525.
[18] Liu, S.Z.; Liu, W.H.; Sun, J.B.: Radiation hormesis: its expression in the immune system. In: Health Physics, 1987, Jg. 52, S. 579-583.
[19] Mortazavi, S.M.J.; Takaji, Ikushima; Hossein, Mozdavani: An Introduction to Radiation Hormesis. 1999, online im Internet (1999).
[20] Renner, R.: Nietzsche's toxicology. In Scientific American, August 18, 2003.
[21] Mifune, M.; Kondo, S.; Tanooka, H.; u. A.: Cancer mortality survey in a spa area (Misasa, Japan) with a high radon background. In: J. Japan Cancer Res., 1992, Jg. 83, S. 1.
[22] Cohen, B.L.: Test of the linear - no threshold theory of radiation carcinogenesis for inhaled radon decay products. In: Health Physics., 1995, Jg. 68, S. 157-174.
[23] Laaurier, D.; Valenty, M.; Tirmarche, M.: Radon exposure and the risk of leukemia: a review of epidemiologic studies. In: Health Phys., 2001, Jg. 81, S. 272-288.
[24] Toth, E.; Lazar, I.; Selmeczi, D.: Lower cancer risk in medium high radon. In: Pathol. Oncol. Res.

1998, Jg. 4, S. 125-129.
[25] Bogen, K.T.: Mechanistic model predicts a U-shaped relation of radon exposure to lung cancer risk reflected in combined occupational and US residential data. In: Hum. Exp. Toxicol., 1998, Jg. 17, S. 691-696.
[26] Ruttenber, A.J.; Harrison, L.T.; Baron, A.: Hprt mutant frequencies, nonpulmonary malignancies, and domestic radon exposure: "postmortem" analysis of an interesting hypothesis. In: Env. Mol. Mutagen, 2001, Jg. 37, S. 7-16.
[27] Jagger, J.: Natural background radiation and cancer death in Rocky Mountain states and Gulf Coast states. In: Healthy Physics., 1998, Jg. 75, S. 428-430.
[28] Thorne, M.C.: Background radiation: natural and man-made. In: J. Radiol. Protection, 2003, Jg. 23, S. 29-42.
[29] Kellerer, A.M.: Risk estimates for radiation-induced cancer – the epidemiological evidence. In: Radiation Environ. Biophys., 2000, Jg. 39, S. 17-24.
[30] Ghiassi-nejad, M.; Mortazavi, S.M.; Cameron, J.R.: Very high background radiation areas of Ramsar, Iran: preliminary biological studies. In: Health Physics, 2002, Jg. 82, S. 87-93.
[31] Gajendiran, N.; Jeevanram, R.K.: Environmental radiation as the conditioning factor for the survival of yeast Saccharomyces cerevisiae. In: Indian J. Exp. Biol., 2002, Jg. 40, S. 95-100.
[32] Balaram, P.; Mani, K.S.: Low dose radiation--a curse or a boon? In: Natl. Med. J. India, 1994, Jg. 7, S. 169-172.
[33] Mossman, K.L.: Deconstructing radiation hormesis. In: Health Phys, 2001, Jg. 80, S. 263-269.
[34] Cohen, B.L.: How dangerous is low-level radiation? In: Risk Analysis, 1995, Jg. 15, S. 645-653.
[35] Bloom, E.T.; Akiyama, M.; Kusinolo, Y.; u. A.: Delayed effect of low-dose radiation on cellular immunity in atomic bomb survivors residing in the United States. In: Health Physics 1987, Jg. 52, S. 585-92.
[36] Luckey, T.D.: Nurture with ionizing radiation: a provocative hypothesis. In: Nutrition Cancer 1999, Jg. 34, S. 1-11.
[37] Luckey, T.D.: Physiological benefits from low levels of ionizing radiation. In: Health Physics, 1982, Jg. 43, S. 771-789.
[38] Jagger, J.: Natural background radiation and cancer death in Rocky Mountain and Gulf Coast States. In: Health Physics, Oktober, 1998, S. 424-428.
[39] Wilcosky, T.; Wing, S.: The healthy worker effects. In: Scand. J. Work Environ. Health, 1987, Jg. 13, S. 70-72.
[40] Ionizing radiation Fact Sheet Series Nr. 2. EPA, October 21, 2002.
[41] Kadhim, M.A.; Marsden, S.J.; Goodhead, D.T.; Malcolmson, A.M.; Folkard, M.; Prise, K.M.; Michael, B.D.: Long-term genomic instability in human lymphocytes induced by single-particle irradiation. In: Radiation Reseach, 2001, Jg. 155, S. 122-126.
[42] Nussbaum, R.H.; Kohnlein, W.: Radiation hormesis and zero-risk threshold dose: two scientifically refuted, but stubborn myths. Undatiert.
[43] Sohrabi, M.; Beitollahi, M.M.; Hafezi, S.: Effective dose to the public from 226Ra in drinking water supplies of Iran. In: Health Phys, 1999, Jg. 77, S. 150-153.
[44] Ghiassi-Nejad, M.; Beitollahi, M.M.; Asefi, M.: Exposure to (226)Ra from consumption of vegetables in the high level natural radiation area of Ramsar-Iran. In: J. Environ. Radioact., 2003, Jg. 66, S. 215-225.
[45] Macklis, R.M.: Radithor and the era of mild radium therapy. In: J. Am. Med. Assoc., 1990, Jg. 264, S. 614-618.
[46] Somlai, J.; Horvath, G.; Kanyar, B.: Concentration of 226Ra in Hungarian bottled mineral water. In: J. Environ. Radioactivity, 2002, Jg. 62, S. 235-240.
[47] Guse, C.E.; Marbella, A.M.; George, V.: Radium in Wisconsin drinking water: an analysis of osteosarcoma risk. In: Arch. Environ. Health, Juli - August, 2002, Jg. 57, S. 294-303.
[48] Auvinen, A.; Kurttio, P.; Pekkanen, J.: Uranium and other natural radionuclides in drinking water and risk of leukemia: a case-cohort study in Finland. In: Cancer Causes Control, 2002, Jg. 13, S. 825-829.

[49] Courtade, M.; Millote, C.; Gasset, G.; u. A.: Life span, cancer and non-cancer diseases in mouse exposed to a continuous very low dose of gamma-irradiation. In: Int. J. Radiation Biology, 2002, Jg. [78], In: 845-855.
[50] Caratero, A.; Courtade, M.; Bonnet, L.: Effect of a continuous gamma irradiation at a very low dose on the life span of mice. In: Gerontology, 1998, Jg. 44, S. 272-276.
[51] Kocher, D.C.: Drinking water standards for radionuclides: the dilemma and a possible resolution. In: Health Physics, 2001, Jg. 80, S. 486-490.
[52] Neuberger, J.S.: Residential radon exposure and lung cancer: an overview of published studies. In: Cancer Detect Prev., 1991, 15, S. 435-443.
[53] Shadley, J.D.: Chromosomal adaptive response in human lymphocytes. In: Radiat Research, 1994, Jg. 138, S. 9-12.
[54] Olivieri, G.; Bodycote, J.; Wolff, S.: Adaptive response of human lymphocytes to low concentrations of radioactive thymidine In: Science, 1984, Jg. 223, S. 594-597.
[55] Criswell, T.; Leskov, K.; Miyamoto, S.: Transcription factors activated in mammalian cells after clinically relevant doses of ionizing radiation. In: Oncogene, September 1, 2003, Jg. 22, Ht. 37, S. 5813-5827.
[56] Russ, V.K.: Consensus of the effect of x-rays on bacteria. In: Hygie, 1909, 56, S. 341-344.
[57] Luckey, T.D.: Physiological benefits from low levels of ionizing radiation. In: Health Physics, 1982, Jg. 43, S. 771-789.
[58] Ikushima, T.; Aritomi, H.; Morisita, J.: Radioadaptive response: efficient repair of radiationinduced DNA damage in adapted cells. In: Mutat. Res., November 4 ,1996, Jg. 358, S. 193-198.
[59] Hecht, M.M.: Using low-dose radiation for cancer suppression and vitalization. 21th Century Science & Technology, 1997, Vol. 10, Nr. 2.
[60] Sakamoto, K.; Miyamoto, M.; Watabe, N.: Fundamental and clinical studies of low-dose total body irradiation in tumor control. In: Gan. No. Rinsho, 1987, Jg. 33, S. 1633-1638.
[61] Hosoi, Y.; Sakamoto, K.: Suppressive effect of low dose total body irradiation on lung metastasis: dose dependency and effective period. In: Radiotherapy Oncology, 1993, Jg. 26, S. 177-179.
[62] Hattori, S.: State of research and perspective on radiation hormesis in Japan. In: Belle Newsletter, 1994, Jg. 3, S. 1-22.
[63] Cuttler, J.M.; Pollycove, M.; Welsh, J.S.: Application of low doses of radiation for curing cancer. In: Canadian Nuclear Society Bulletin, 2000, Jg. 21, S. 45.
[64] Calabrese, E.J.; Baldwin, L.A.: The effects of gamma rays on longevity. In: Biogerontology, 2000, Jg. 1, S. 309-319.

KAPITEL 5

Der potenzielle Nutzen von Resveratrol für die Gesundheit

>> Kapitelinhalt <<

Wenn es einmal erfasst wurde und im Wein oder in Nahrungsergänzungen stabilisiert werden konnte, steht Resveratrol zur Verwendung durch den Menschen bereit. Für Wein und Nahrungsergänzungen ist es schwierig zu behaupten, dass sie einzig und allein die Gesundheit fördern und nicht einer bestimmten Krankheit vorbeugen oder sie verhindern. Bei Nahrungsergänzungen müssen die Produktversprechungen an bestimmten Strukturen und Funktionen im Körper festgemacht werden. Wenn der Leser also einen schlüssigen Beweis erwartet, dass Resveratrol einer Krankheit vorbeugt oder sie bekämpft, so wird er klinische Studien der Anwendung von synthetischem Resveratrol am Menschen abwarten müssen, das von entsprechenden Arzneimittelfirmen hergestellt wurde. Dies wird aber wohl noch Jahre dauern.

So ermutigend die vorhandenen Daten über Resveratrols auch klingen mögen, die meisten Studien sind nur unter Laborumständen an lebenden Zellen (so genannte in-vitro-Studien) durchgeführt worden oder haben Tierversuche eingeschlossen. Trotzdem sollte der Leser die Begeisterung der Wissenschaftler für dieses Molekül und seine breite Skala von Anwendungsmöglichkeiten erfahren. Es folgen eine Reihe von Ansichten über Resveratrol:

„Die Wissenschaft hofft in Resveratrol eine potenzielle Krebs-Chemoprävention für die Menschen gefunden zu haben."

- Jang, M.; Cai, L.; Udeani, U. G.: Cancer chemopreventive activity of resveratrol, a natural product derived from grapes. Science, 1997, 275, S. 218-220.

„Resveratrol ist viel versprechend für die zukünftige Entwicklung chemopräventiver Mittel, die bei der Heilung zahlreicher Erkrankungen genutzt werden könnten."

- Bhat, K.P.; Pezzutto, J.M.: Cancer chemopreventive activity of resveratrol. In: Annals N.Y. Acad. Science, 2002, Jg. 957, S. 210-229.

„Resveratrol kann als starkes chemopräventives Mittel gegen Krebs beim Menschen eingesetzt werden."

- Chun, Y.J.; Kim, M.Y; Guengerich, F.P.: Resveratrol is a selective human cytochrome P450 1A1 inhibitor. In: Biochem. Biophys. Res. Comm., 1999, Jg. 262, S. 20-24.

„Forscher bezeichnen Resveratrol als einen wichtigen, neuen Zellzyklenblocker und zugleich als chemopräventives Mittel gegen Krebs."

- Park, J.W.; Choi, Y.J.; Jang, M.A.: Chemopreventive agent resveratrol, a natural product derived from grapes, resversibly inhibits progression through S and G2 phases of the cell cycle in U937 cells. In: Cancer Letters, 2001, Jg. 163, S. 43-49.

„Resveratrol wirkt äußerst stark bei der Bekämpfung von Dickdarm- und Rektaltumorzellen."

- Delmas, D.; Passily-Degrace, P.; Jannin, P.: Resveratrol, a chemopreventive agent, disrupts the cell cycle control of human SW480 colorectal tumor cells. In: Int. J. Mol. Med., 2002, Jg. 10, S. 193-99.

„Ganz klar haben Resveratrol-Studien erwiesen, dass Resveratrol in kombinierter Behandlung mit chemotherapeutischen Arzneien eine wirksame Chemoprävention gegen Krebs darstellt."

- Cal, C.; Garban, H.; Jazirehi, A.: Resveratrol and cancer: chemoprevention, apoptosis and chemo-immunosensitizing activities. In: Curr. Med. Chem. Anti-cancer Agents, 2003, Jg. 3, S. 77-93.

„Wir haben über 30000 Pflanzenarten aus 30 verschiedenen Ländern gesammelt. Mit Resveratrol kamen wir zuerst über eine Pflanze aus Peru in Kontakt. Von allen Pflanzen, die wir hinsichtlich einer krebspräventiven Wirkung getestet haben und allen Wirkstoffen, die wir gesehen haben, halten wir diesen für den viel versprechendsten."

- Pezzutto, J.: Science, Volume 10. College of Pharmacy, University of Illinois at Chicago, 1997, S. 218-222.

„Die bemerkenswerte Nachricht ist, dass bereits eine äußerst niedrige Dosis Resveratrol (zwischen 14 und 140 mg bei einer 80-kg-Person) reicht, um eine hohe chemopräventive Effizienz und pharmakodynamische Aktivität gegen Krebs zu produzieren. Diese Tierstudien lassen Resveratrol zu einem der stärksten, durch die Nahrung aufgenommenen, chemopräventiven Polyphenole aufsteigen, die je beschrieben worden sind."

- Andreas, J.; Steward, P.G.; Steward, W.P.: Cancer Epidemiology, Biomarkers and Prevention. Department of Oncology, Leicester, United Kingdom, 2003, 12, S. 953-957.

„Der größte therapeutische Vorteil dieser kleinen natürlichen Moleküle besteht darin, dass sie oral aufgenommen werden können und keine schweren Nebeneffekte hervorrufen."

- Cao, Y.; Cao, R.; Brakenhielm, E.: Antiangiogenic mechanisms of diet-derived polyphenols. In: J. Nut. Biochem., 2002, Jg. 13, S. 380-390.

Dies sind starke Worte von Wissenschaftlern, die sich für gewöhnlich sehr zurückhaltend äußern. Im Folgenden werden Sie die vielen Gründe sehen, warum die Wissenschaftler in der ganzen Welt so eifrig das Resveratrol untersuchen.

„Fragen Sie nicht danach, was Resveratrol kann, fragen Sie lieber danach, was Resveratrol nicht kann."

- Goldberg, D.M.; Soleas, G.J.: Resveratrol: Biochemistry, cell biology and the potential role in disease prevention. Wine, A Scientific Exploration, Sandler and Pinder, Taylor & Francis. New York, 2003.

Resveratrol und Gehirnerkrankungen

Die Wissenschaftler sind der Ansicht, dass die meisten Krankheitsprozesse durch Abnormalitäten innerhalb der Mitochondrien in lebenden Zellen hervorgerufen werden. Die Mitochondrien sind kleine Einheiten, die sich im Zytoplasma der Zelle befinden und die gesamte Zellenergie bereitstellen. Mitochondrien sind die Kraftwerke, die die Energie in Form von Adenosintriphosphat (ATP) der Zelle zur Verfügung stellen. Dadurch werden die Zellen befähigt ihre metabolischen Funktionen wie die Reparatur, die Dispensierung (Auflösung) von Zellablagerungen, das Auspumpen überflüssigen Kalziums und Natriums usw. auszuüben. Etwa 90 Prozent der im Körper stattfindenden Oxidationsvorgänge geschieht in den Mitochondrien. Bei einem Erkrankungszustand kommt es in den Mitochondrien zur Entweichung von Protonen, d.h. die Mitochondrien sind nicht mehr in der Lage die freien Radikale, die bei der Zellatmung entstanden sind, zu neutralisieren bzw. zu eliminieren. Das hat die Freisetzung von Atomen aus den Mitochondrien zu Folge, was unter anderem zur Zerstörung der DNA und der Zelle selbst führen kann. Aus unbekannten Gründen sind Nervenzellen im Gehirn für die mitochondrielle Dysfunktion anfälliger als andere Zellen.

Mäuse, deren Nahrung mit Resveratrol angereichert wurde, wiesen eine verbesserte Lern- und Gedächtnisleistung auf.

Auf experimenteller Ebene wurde Resveratrol zum Schutz von Gehirnzellen vor der Zerstörung und einem Mitochondrienversagen angewendet.[1]

In anderer Form schützt Resveratrol Gehirnzellen dadurch, dass es den Sauerstoffbedarf in den Mitochondrien der Zellen vermindert. Resveratrol könnte hiermit den Verlust an Gehirnzellen während eines Schlaganfalls, wobei die Sauerstoffversorgung des Gehirns beeinträchtigt ist, vermindern.[2]

Beta-Amyloid ist eine Ablagerung im Gehirn, die gerade bei Alzheimerpatienten und alten Menschen auftritt. Während einer Laborstudie zeigten in Beta-Amyloid-Lösung eingetauchte Gehirnzellen eine stärkere Oxidation und starben in größerem Ausmaß. Dieser Zerstörungsprozess konnte durch den Einsatz von Resveratrol zum Stillstand gebracht werden.[3] Eine weitere Laborstudie bestätigte ebenfalls die Eigenschaft von Resveratrol, einer Schädigung der DNA von Gehirnzellen vorzubeugen.[4]

Des Weiteren zeigten auch Tierversuche, dass Resveratrol das Gehirn vor einer auf chemischem Wege ausgelösten mentalen Schädigung, einer Simulation der Alzheimer-Krankheit, schützt. Bei diesem Versuch verwendete man allerdings eine Resveratrol-Dosis, die einer Menge von 700 Milligramm bei einem Menschen entspräche, was den Gehalt der menschlichen Nahrung bei Weitem überschreitet.[5]

Trotz der Tatsache, dass Alkohol auf Gehirnzellen toxisch wirkt, begannen Wissenschaftler in der ganzen Welt zu erkennen, dass ein mäßiger Rotweinkonsum vor altersbedingten Gehirnstörungen schützen kann, was vor allem auf seinen Resveratrol-Gehalt zurückzuführen ist.[6] Ein anschauliches Beispiel dafür lieferte eine Studie an Erwachsenen im Alter über 65 Jahren. Bei mäßigem Konsum (monatlich oder wöchentlich) von Rotwein wurde die Gefahr von Gehirndemenz geschwächt.[7]

Chinesische Wissenschaftler wiederum gaben Mäusen übliches Futter und einer anderen Gruppe das übliche Futter und Resveratrol auf einer pflanzlichen Basis. Die Mäuse, die das mit Resveratrol angereicherte Futter erhielten, wiesen eine Verbesserung ihrer Lern- und Gedächtnisfähigkeiten auf. Zudem konnte man eine Verminderung altersbedingter Veränderungen im Gehirn feststellen.[8]

Resveratrol und die Herz- und Blutgefäße

Die mediterrane Küche wird für ihr geringes Risiko, Herz- und Gefäßerkrankungen hervorzurufen, gerühmt. Die Anfangsphase von Gefäßerkrankungen ist durch das Anhaften von Monozyten, einer Art weißer Blutzellen, an der inneren Gefäßwand gekennzeichnet. Olivenöl und Rotwein, beide grundlegende Komponenten der mediterranen Küche, verhindern das Festkleben von Monozyten an der Innenseite der Blutgefäße, was als Anfangsstadium der Bildung von Cholesterinablagerungen gilt, die Blutzirkulation hemmt, Blutgerinnsel hervorruft und eine Verschlechterung der Blutgefäß-Dilitation (Aufweitung) und Blutdrucksteuerung zur Folge hat. Interessant ist dabei, dass Rotwein im Vergleich mit anderen Antioxidantien die gleichen Werte bei der Hemmung adhäsiver (klebriger) Moleküle im Gefäßinneren aufweist, dies aber bei einer Konzentration von nur einem Tausendstel im Verhältnis zu den anderen![9]

Bei einer anderen Tierstudie bewirkte Resveratrol eine Verkleinerung des von einem Herzinfarkt beeinträchtigten Gebiets des Herzmuskels.[10] Bei einer sehr kleinen Konzentration, die durch die Aufnahme von Resveratrol über die Nahrung realisiert werden kann, zeigen in dem Laborversuch Rattenherzen bei einer Blockierung der Sauerstoffzufuhr weniger Stress und Schäden.[11]

Quercetin und Resveratrol, beide Bestandteile von Rotwein, scheinen synergistisch Stickoxid zu steuern, ein flüchtiges Gas, das an Gefäßerkrankungen beteiligt ist.[12]

Resveratrol ist fähig, die Verdickung der Arterienwände zu verhindern, die nach einer Operation der Blutgefäße (Angioplastik) vorkommt.[13]

Resveratrol schützt nicht nur das Herz und das Gehirn, wenn die Sauerstoffzufuhr des Gewebes unterbrochen ist, sondern hilft auch den Nieren. In einer Tierstudie konnte die Todesrate aufgrund von Nierenversagen schon bei einer kleinen Dosis Resveratrol von 50 auf 10 Prozent gesenkt werden.[14]

Resveratrol und Cholesterin

Wenn man Meerschweinchen mit Trauben, einer relativ reichen Resveratrol-Quelle, füttert, so sinkt nach den Angaben einer Studie ihr Cholesterinspiegel erheblich. Die Triglycerid-Werte fielen um 39 Prozent und bei den Lipoproteinen niedriger Dichte (low-density-lipoproteins, LDL) beobachtete man ein Absinken um 50 Prozent, was bessere Ergebnisse sind, als die zu diesen Zwecken entwickelten Medikamente aufweisen.[15]

Quercetin und Resveratrol, beide Bestandteile von Rotwein, scheinen synergistisch zusammenzuwirken.

Eine bemerkenswerte Studie verglich die Wirksamkeit von Resveratrol in Alkohol und Cholesterin senkenden Statin-Arzneimittel bezüglich der Fähigkeit von Leberzellen ein Protein zur Cholesterinproduktion herzustellen. Die Leberzellen wurden unter Laborbedingungen gezüchtet und in Alkohol, Resveratrol in Alkohol, Resveratrol aus alkoholfreiem Rotwein und das Arzneimittel gelegt.

Die Testresultate ergaben folgendes Bild:

Cholesterinreduktion, in Prozent	
alkoholfreier Rotwein	50 Prozent
alkoholischer Rotwein	30 Prozent
Resveratrol und Quercetin (Bestandteile von Rotwein)	45 Prozent

Diese Studie ergab demnach, dass Alkohol im Rotwein mit den cholesterinreduzierenden Eigenschaften des Resveratrols und des Quercetins interferiert oder sie hemmt. Resveratrol und Quercetin scheinen in Leberzellen ihre Wirkung synergistisch zu bündeln.[16]

Meerschweinchen, die dem Menschen in der Hinsicht ähneln, dass sie in ihrem Körper kein Vitamin C produzieren können wie die meisten anderen Tiere, wurden auf den Einfluss von Resveratrol bei der Cholesterinregelung getestet. Sogar bei einer cholesterinhebenden Ernährung reduzierte die Beigabe von Trauben sowohl die Trygliceride als auch das LDL (das *„böse“* Cholesterin), und senkte auch die Cholesterin-Konzentration in der Aorta, dem ersten großen Blutgefäß außerhalb des Herzens.[17]

Ein Traubenextrakt war in einer Laborstudie noch nach einer 8000-fachen Verdünnung fähig, das Aushärten von Cholesterin zu verhindern.[18] Bezüglich des Aushärtens (der Oxidation) von Cholesterin wird Resveratrol daher als ein Molekül mit übergeordneten Qualitäten gegenüber ähnlichen Molekülen aus Weintrauben, den Bioflavonoiden, angesehen.[19]

Erhöhung des guten Cholesterins

Dr. Tsung O. Cheng, Professor der Medizin an der George Washington Universität in Washington D.C., erläuterte im Journal Circulation, dass Alkohol selbst das HDL-Cholesterin (das *„gute“*) zu erhöhen scheine und vor Blutgerinnseln zu schützen vermöge, womit noch ein vorteilhafter Effekt von Wein gewonnen wäre. Es sei der Rotwein, so Dr. Cheng und andere, der aus den Trauben gewonnene Schlüsselnährstoff, der für das *„Französische Paradox“*

verantwortlich sein könnte, also der Kombination von fettreicher Nahrung und einem geringen Auftreten von Herz- und Gefäßkrankheiten.[20]

Ein Traubenextrakt war in einer Laborstudie noch nach einer 8000-fachen Verdünnung fähig, das Aushärten von Cholesterin zu verhindern.

Allerdings gelangten Forscher zu dem Befund, dass Wein etwa 60 verschiedene Antioxidantien beinhaltet und es schwer sein könnte, das französische Paradox nur dem Resveratrol zuzuschreiben. Quercetin und Vitamin E sind ebenfalls Antioxidantien, die im Wein vorkommen.[21]

Besser als Vitamin E

Resveratrol wirkt in ähnlicher Weise wie Vitamin E bei der Verhinderung der Oxidation (Aushärten) von Fetten (Cholesterin).[22] Dr. Cheng zitiert die Tatsache, dass Resveratrol ein stärkeres Antioxidans sei als Vitamin E, um der Aushärtung (dem Oxidieren) von LDL-Cholesterin in den Gefäßwänden vorzubeugen. Forscher zeigten zudem, dass Rotwein die Bildung eines Enzyms (dem Nukleusfaktor NF-B), der an Entzündungsprozessen mit anschließender Arteriosklerose beteiligt ist, blockiert.[23]

Eine ganze Anzahl von Studien bewies die gewaltige Leistungskraft von Rotwein bei der Kontrolle der von Kupfer hervorgerufenen Cholesterinoxidation.[24] Der Zusatz von Rotweinkomponenten zu Cholesterinpartikeln in einer Petrischale verhinderte die Oxidation des Cholesterins 4-mal so effektiv wie synthetisches Vitamin E, selbst wenn Kupfer als Oxidationsmittel hinzugegeben wurde.[25] Die Rotweinkomponenten rufen allerdings keinen Kupfer- oder Zinkmangel hervor. Sie scheinen lediglich die gesundheitsschädlichen Auswirkungen nach der Absorption des Kupfers zu mildern.[26]

Resveratrol und Homocystein

Homocystein ist ein unerwünschtes Protein im Blutkreislauf, das mit Herz-, Blutgefäß- und Gehirnerkrankungen in Zusammenhang steht. Es ist bekannt, dass B-Vitamine (Folsäure, Vitamin B 12) die Homocystein-Werte senken können. Verschiedene Faktoren können die Homocystein-Werte ansteigen lassen, wie z.B. Kaffee oder Alkohol. Allerdings führt ein gemäßigter Rotweingenuss zu einer Senkung des Homocystein-Spiegels.[27]

Rotwein-Resveratrol und bakterielle Plaque

Chlamydia pneumoniae ist ein weit bekanntes interzelluläres Bakterium, das akute Atemwegsinfektionen auslösen kann. Dieses Bakterium kann durch die Lungen in das Blut gelangen, worauf eine chronische Infektion folgen kann. Heute nimmt man an, dass eine chronische Chlamydia-Infektion den Entwicklungsprozess von unerwünschten Ablagerungen in den Blutgefäßen beschleunigt.

Da die Franzosen für ein geringes Vorkommen von Herz- und Blutgefäßerkrankungen bekannt sind, untersuchten Forscher jüngst, ob der Rotwein, den die Franzosen trinken und der allem Anschein nach für ihr gesünderes Herz-Kreislauf-System verantwortlich ist, auch bei der Prävention von Chlamydia-Infektionen eine Rolle spielt. Rotweinextrakt, so wie Resveratrol an sich, verhinderte, wie erstmals gezeigt wurde, das Wachstums der Chlamydia. Diese Erkenntnis könnte helfen das französische Paradox, bei dem die Franzosen trotz höheren Fettkonsums überraschenderweise seltener als Amerikaner an Gefäßerkrankungen leiden, aufzuklären.

Schriever, C.; Pendland, S.L.; Mahady, G.B.: Red wine resveratrol, Chlamydia pneumoniae and the French connection. Atherosclerosis, 2003, 171, S. 379 – 380.

Eine Studie an Patienten, bei denen der Verdacht auf eine koronare Gefäßerkrankung bestand, zeigte, dass die Patienten, die keinen Wein tranken, einen um 25 Prozent höheren Homocystein-Spiegel als diejenigen aufwiesen, die sich die Zeit für ein tägliches Gläschen Wein nahmen.[28] Obwohl eine kürzlich durchgeführte Studie den Weinkonsum mit einem Ansteigen der Homocystein-Werte verbunden sah, wurden keinerlei Unterschiede in Bezug auf Rotwein geprüft.[29]

Resveratrol und Schlaganfall

Im Rahmen einer wissenschaftlichen Studie verglich man 2003 in China drei Konzentrationen von Resveratrol, die Ratten gespritzt wurden und wollte wissen, welchen Einfluss ein plötzliches Fehlen von Sauerstoff transportierenden Blutkörperchen auf das Gehirn hat. Die toten Gehirnareale waren bei den mit Resveratrol vorbehandelten Ratten etwa um die Hälfte niedriger.[30]

Nach einer Resveratrol-Behandlung wurden keine Nervenschäden bei den Tieren beobachtet.

In einem anderen Experiment im Jahre 2002 waren Ratten mit Resveratrol vorbehandelt und anschließend die Blutversorgung ihres Gehirn für eine gewisse Zeit unterbrochen worden. Das Absterben der Gehirnzellen sollte als beobachtbare Schäden zu identifizieren sein, ähnlich wie bei Menschen nach einem Schlaganfall. Die behandelten Tiere zeigten nach der Unterbrechung der Sauerstoffzufuhr zum Gehirn allerdings keine Nervenschäden.[31]

Und noch eine weitere Studie aus dem Jahre 2003 zeigte, dass die präventive Eigenschaft von Resveratrol Schlaganfallschäden verringert. Dies beruht auf der Fähigkeit von Resveratrol, die Auswirkungen von Eisen, dem wichtigsten Rostansetzer, dessen Konzentrationen nach einem Schlaganfall zunehmen, zu mildern.[32]

Beachten Sie, dass es sich hierbei um jüngste Studien handelt (2002-2003), die die Begeisterung und das Interesse der Wissenschaftsgemeinde für Resveratrol dokumentieren.

Resveratrol und Krebs

Krebs kostet jährlich mindestens sechs Millionen Menschen das Leben. Trotz der Milliarden von Dollar, die während der vergangenen 30 Jahre des Krieges gegen den Krebs in die Forschung geflossen sind, bleiben die Tumorzellen im unbeugsamen Widerstand gegen jeglichen Versuch ihnen beizukommen.

Es stellt sich die Frage nach einer kausalen Beziehung zwischen der Kalorienrestriktion und der Tumorunterdrückung. Labormäuse wurden in einer Studie mit einem defekten Tumor-Suppressor-Gen p53 gezüchtet und neigten dazu, spontane Tumore zu entwickeln. Eine Kalorienbeschränkung im jungen Alter führte zu einer Verzögerung des Aufkommens von Tumoren bei jungen Mäusen. Männliche Mäuse wurden in drei Gruppen unterteilt. Die erste Gruppe erhielt Futter, wann sie wollte. Die zweite Gruppe bekam eine um 40 Prozent kalorienärmere Futterzufuhr, und die letzte Gruppe fastete einen Tag in der Woche. Die Kalorienrestriktion verzögerte das Auftreten von Tumoren bei erwachsenen Mäusen erheblich, bei der dritten Gruppe kam es zu einer moderaten Verzögerung bei der Entwicklung von Tumoren. Diese Studie zeigt in überzeugender Weise die Wirkung der Kalorienreduktion als einer Methode zur Krebsprävention, sogar im Erwachsenenalter und sogar bei genetisch anfälligen Tieren. Selbst ein Fastentag pro Woche hatte einen Nutzen für die Gesundheit.[33]

Wissenschaftler loben die vielen Anti-Krebs-Eigenschaften von Resveratrol in zahlreichen Studien. Während Pharmafirmen sich bemühen die Tests von Medikamenten zur Hemmung des Krebswachstums immer unter spezifischen Umständen zu gestalten, wirkt Resveratrol bemerkenswerter Weise in jeder Phase des Tumorwachstums.

- Zum Zweiten unterbricht Resveratrol die chemischen Signale zwischen den Zellen, die das Krebswachstum begünstigen.
- Drittens hemmt Resveratrol das Tumorwachstum an sich.
- Viertens bewirkt Resveratrol das Absterben der bis dahin unsterblichen Krebszellen.
- Fünftens wirkt Resveratrol beruhigend auf Entzündungen, die die Tumorumgebung begleiten.
- Sechstens unterdrückt Resveratrol die Bildung neuer Blutgefäße, die zur Nahrungsversorgung der Tumore dienen.
- Und siebtens beugt Resveratrol der Bildung von Blutgerinnseln vor, die Tumoren als Transportmittel zur rasanten Ausbreitung im Körper dienen und sich in anderen Organen Metastasen bilden.

Theoretisch ist also jeder Aspekt von Krebs, vom Wachstum bis zur Ausbreitung, durch Resveratrol blockierbar.[34]

Die Wissenschaftler scheinen sich einig zu sein, dass geringe Resveratrol-Konzentrationen *„nicht nur der Tumorinitiierung entgegenwirken ..., sondern sogar das Überleben von Tumorzellen verhindern können."* Resveratrol zielt auf Vorgänge im Zellinneren, wo bestimmte Prozesse die Unsterblichkeit der Tumorzellen unterstützen. Resveratrol scheint seine Wirkung vor allem in Tumorzellen zu entfalten, nicht in gesunden Zellen. Resveratrol hat die Fähigkeit Krebszellen abzutöten, aber keine gesunden Zellen.[35]

Resveratrol und das Bax-Gen

Aufgrund einer weiteren regulierenden Eigenschaft von Resveratrol kann es das Bax-Gen aktivieren, das sonst unsterbliche Tumorzellen anweist abzusterben. Das Bax-Gen macht die Mitochondrienmembran durchdringlicher und gerade das führt zum Tod der Tumorzellen. Diesen Anti-Krebs-Effekt kann Resveratrol in solch einer Konzentration wie sie üblicher Weise in einigen Lebensmittel enthalten ist, hervorrufen. Bei einem Experiment mit Mäusen verhinderte Resveratrol die Entstehung von Dick- und Dünndarmkarzinomen. Wegen seiner vielen Anti-Krebs-Eigenschaften wird die Anwendung von Resveratrol als alleinige oder *„Begleitarznei"* bei der Behandlung von Krebserkrankungen diskutiert.[36]

Resveratrol und der Tumor-Nekrose-Faktor

Der Körper bringt eigene Abwehrkräfte auf, wenn er vom Krebs herausgefordert wird. Ein wichtiger angeborener Krebsbekämpfer ist der Tumor-Nekrose-Faktor (TNF). Dieses Protein wird vor allem von den weißen Blutkörperchen, den so genannten Makrophagen, und T-Zellen, hergestellt. Obwohl TNF Krebszellen effektiv abtöten kann, kann er auf Tumore überreagieren und eine akute Entzündung auslösen. Derselbe Prozess tritt auch bei einer Autoimmunkrankheit auf, der rheumatoiden Arthritis. Aus offensichtlichen Gründen wird daher die Anwendung von TNF bei der Krebsbehandlung als problematisch angesehen. TNF ist ebenso ein Faktor bei Gefäßkrankheiten. Er fördert die Anlagerung von Belägen oder Blutgerinnseln an der Innenseite der Gefäßwände. Resveratrol kann bei Konzentrationen, die einem gemäßigten Rotweinkonsum entsprechen, von TNF ausgelöste Entzündungen und daraus resultierende Blutgefäßabnormalitäten verhindern.[37]

Resveratrol: biologische Schlüsseleigenschaften
→ Antioxidans
→ Antiviraler Wirkstoff
→ Blutgerinnselinhibitor
→ Anti-Tumor-Mittel
→ Cholesterinreduktion
→ Ungiftigkeit

Resveratrol fördert die Apoptose, d.h. die vorprogrammierte Reifung und das anschließende Absterben von Zellen.[38]

Hemmung einzelner Krebsarten nach Resveratrol-Behandlung	
Krebsart	**Quellenangabe**
Dickdarmkrebs	Int. J. Molecular Medicine. 2002, Jg. 10, S. 193-199.
Leukämie (Blutkrebs)	Bone Marrow Transplantation. 2002, Jg. 25, S. 639-645.
Lungenkrebs	Journal Nutrition. 2001, Jg. 131, S. 1844-1849.
Leberkrebs	Biochem. Biophys. Res. Commun. 1999, Jg. 254, S. 739-741.
Mundhöhlenkrebs	Anticancer Drugs. 1999, 10, S. 187-193.
Gebärmutterkrebs	Cancer Research. 2001, Jg. 64, S. 6137-6144.
Speiseröhrenkrebs	World Journal Gastroenterology. 2003, Jg. 9, S. 408-411.
Schilddrüsenkrebs	J. Clinical Endocrinology Metab. 2002, Jg. 87, S. 1223-1232.
Brustkrebs	Clinical Cancer Research. 2000, Jg. 6, S. 2921-2930.
Prostatakrebs	Pancrease. 2002, Jg. 25, S. 71-76.
Neuroblastom	Neurochemistry International. 2003, Jg. 42, S. 419-429.
Hautkrebs (Melanom)	International Journal Cancer. 2000, Jg. 87, S. 595-600.

Resveratrol und Angiogenese

Resveratrol ist ein äußerst starker Inhibitor bei der Bildung neuer Blutgefäße (der Angiogenese), welche die Tumorzellen mit Nährstoffen versorgen und damit eine Vergrößerung des Tumors ermöglichen.[39]

Die Wirksamkeit von Resveratrol scheint unter anderem darauf zu beruhen, dass es die äußere Zellmembran durchlässiger macht für Stoffe, die von außen eindringen. In einem sehr komplizierten Experiment verwendeten die Forscher eine Farbstofflösung um zu sehen, in wie weit es möglich ist in die lebende Zellen einzudringen. Bei Anwendung geringer Mengen von Resveratrol ist mehr Farbstoff in die Zellen eingedrungen, dennoch wurde die Sterberate der Zellen nicht beeinflusst. Bei einer viel höheren Resveratrol-Konzentration drangen noch größere Mengen von Farbstoff ein und gleichzeitig nahm die Anzahl der lebenden Zellen auf 23 Prozent ab. Nach 4-tägiger vorkonditionierender Resveratrol-Behandlung wurde dann ein Giftstoff, in diesem Fall ein Rostansetzer (Oxidant), in die Laborschalen mit den lebenden Zellen hinzugefügt. Resveratrol beschützte die Zellen vor dem Oxidanten und erhöhte die Zahl der überlebenden Zellen von 23 Prozent bei Zugabe des Rostansetzers allein auf 38 Prozent nach Beigabe von Resveratrol. In geringen Konzentrationen scheint Resveratrol keine toxische Wirkung auszuüben. Resveratrol scheint effektiver als synthetische Antioxidationssubstanzen zu sein. Zudem schützt Resveratrol die Zellen wohl umso mehr, je größer die Gefahr ist, der sie ausgesetzt sind.[40]

Resveratrol schützt die Zellen wohl umso mehr, je größer die Gefahr ist, der sie ausgesetzt sind.

Resveratrol und Nervenkrebs

Das Neuroblastom stellt eine besonders schwierig behandelbare Form von Krebs dar, da es vor allem Säuglinge und Kleinkinder heimsucht. Es entsteht oft in der nahen Umgebung der Nebennieren auf der oberen Seite der Nieren und hat sich bis zu der Zeit, zu der es diagnostiziert wird, meist bereits in verschiedenen weiteren Organen ausgebreitet. Fieberhaft ist man auf der Suche nach einer möglichen Kur, die Zahl wirkungsvoller Behandlungsmethoden ist gering. Die Kombination von Resveratrol und Quercetin, der zwei Antioxidantien im Rotwein, kann, so Beobachtungen, das Wachstum dieser Art von Tumorzellen hemmen. Dabei erreichen beide Weinkomponenten zusammen eine größere Wirkung als allein.[41]

Während sich die Anwendung von Resveratrol bisher auf Neuro-blastom-Zellen im Laboratorium beschränkt, wirft dieses vorläufige Experiment ein schwaches Licht auf die potenzielle therapeutische Wirkung bei der Behandlung dieser beunruhigenden Krebsart.

Leberkrebs

„In Bezug auf Leberkrebs stellt Resveratrol einen Kandidaten für eine neue wirkungsvolle Chemoprävention dar.“ [42] Resveratrol scheint gegenüber Leberzellen eine stärkere Affinität zu haben, als gegenüber Zellen im Dickdarm und wäre dementsprechend in der Leber biologisch aktiver.[43]

Gebärmutterkrebs

Resveratrol hemmt das Wachstum der Zellen von Gebärmutterkrebs.[44]

Bauchspeicheldrüsenkrebs

Eine weitere Art von Krebs gegen den man in verzweifelter Anstrengung nach einem Heilmittel sucht, ist der Bauchspeicheldrüsenkrebs. Er wird im Allgemeinen recht spät diagnostiziert und häufig beträgt die Überlebenszeit nicht mehr als 6 Monate. Obwohl nur unter Laborumständen an menschlichen Bauchspeicheldrüsenzellen und nicht in klinischen Studien am Menschen geprüft, konnte Resveratrol aufgrund seiner potenten Eigenschaften das Abtöten der bösartigen Zellen bewirken. Nach Ansicht der Experten *„könnte es bei Management und Prävention des Bauchspeicheldrüsenkrebs beim Menschen eine wertvolle Rolle spielen.“*[45]

Resveratrol und die Strahlentherapie

Bei einer Strahlentherapie werden Gamma- und Röntgenstrahlen auf die Tumore gerichtet. Die intensive therapeutische Strahlung kann dann eine Entzündung der behandelten Stelle hervorrufen, was die Tumorumgebung ebenso reizt. Daher werden bei einer Tumortherapie manchmal non-steroide entzündungshemmende Mittel wie Ibuprofen oder Indomethazin eingesetzt. Sie können dazu verwendet werden toxische Nebenwirkungen der Radiotherapie zu reduzieren. Wenn die Tumorzellen mit Resveratrol vorbehandelt werden, reagieren diese empfindlicher auf die zerstörerische Wirkung der Strahlentherapie. Somit überwacht Resveratrol nicht nur den Körper und hemmt Entzündungsreaktionen, die das Wachstum von Tumoren anregen bzw. beschleunigen, sondern es verfügt auch über die Fähigkeit durch die Gamma-Strahlung hervorgerufene Gewebeschäden zu verhindern und die Behandlung zu effektivieren.[46]

Diese Doppelnatur von Resveratrol fasziniert die Forscher wie ein Zauber. Obwohl viele Onkologen ihren Patienten während der Therapie von jeglicher Aufnahme von Vitaminen und Pflanzenprodukten abraten, könnte Resveratrol hier eine Ausnahme darstellen.

Lungenkrebs

„Resveratrol hat ein starkes Potenzial in der Entwicklung von neuen Wirkstoffen zur Vorbeugung von Lungenkrebs beim Menschen.“[47]

In einem erstaunlichen Bericht der Cancer Drug Discovery Group in Großbritannien wurde angedeutet, dass Resveratrol von einem Enzym, das in Krebstumoren vorkommt, umgewandelt wird. Diese Form von Resveratrol sei der eigentliche krebsvorbeugende Wirkstoff. Dies würde heißen, dass Resveratrol vor der Tumorentstehung als gewöhnliches Antioxidans, danach jedoch als Anti-Tumor-Substanz funktionieren könnte.[48]

Die Zellen von Brust- und Prostatagewebe sind mit Rezeptorgebieten ausgestattet. Diese Stellen kann man sich als eine Art Parkplätze vorstellen, wo das Östrogen gebunden wird und in die Zellen eindringt. Resveratrol wird als Phytoöstrogen definiert, d.h., es ist ein östrogen-ähnliches Molekül, das sich ebenfalls mit den Östrogenrezeptoren verbinden und diese blockieren kann. In dieser Hinsicht ist Östrogen dem Anti-Krebs-Mittel Tamoxifen sehr ähnlich. Da Phytoöstrogene nur eine schwache hormonale Aktivität aufweisen, etwa nur 1/1000stel des natürlichen Östrogens, sind sie insbesondere für ihre Fähigkeit bekannt, über die Nahrung eine gesundheitsfördernde Wirkung auszuüben und das Risiko von hormonbedingtem Krebs zu reduzieren. Um die vorteilhaften Eigenschaften von Östrogen in vollem Ausmaß verstehen zu können, sollte bemerkt werden, wie wichtig Östrogen im Körper ist. Bei Östrogenmangel kommt es zu Knochenschwund, weil Kalzium abgebaut wird. Zudem können Depressionen auftreten. Deshalb ist es sowohl für Männer als auch für Frauen wichtig, während des ganzen Lebens immer geringe Mengen von Östrogen oder östrogenähnlichen Molekülen im Körper zu haben.

Die Wirkung von Phytoöstrogenen auf Brustkrebszellen und -tumore hängt von ihrer Konzentration ab. Bei niedriger Konzentration können sie das Wachstum stimulieren während höhere Konzentrationen das Tumorwachstum unterdrücken. Dieser Laborbefund wird durch Studien an Menschen unterstützt. Diese erwiesen, dass Frauen, die mit ihrer Nahrung mehr Östrogen auf pflanzlicher Basis aufnahmen, bis zu einem gewissen Punkt mehr Schutz gegen Brustkrebs gewannen.

Zwischen dem Rotwein-Resveratrol und den Phytoöstrogenen aus Sojabohnen bestehen Unterschiede. Die pflanzlichen Hormone auf Soja-Basis können den Ausstoß bestimmter chemischer Mittlersubstanzen, bekannt als Akt und FAK, erhöhen, die das Überleben von Brustkrebszellen und ihre Metastasierung fördern. Das aus Rotwein stammende Resveratrol hemmt beide erwähnten Substanzen.[49]

Paclitaxel (Markenname: Taxol) ist ein relativ giftiges Medikament zur Chemotherapie, das aus Eiben gewonnen und zur Behandlung verschiedener Krebsarten intravenös eingesetzt wird. Einer der Gründe für seine Effektivitätsschwächen besteht darin, dass es, wenn es einmal eingesetzt wurde, durch den Stoffwechsel in inaktive Formen umgewandelt werden kann. Daher ist die wiederholte Anwendung von Paclitaxel in Krebsbehandlung nicht sehr nützlich. Wissenschaftler gelangten zu der Erkenntnis, dass Resveratrol und Quercetin zu den Rotweinmolekülen gehören, die diese unerwünschte metabolische Umwandlung verhindern können. Damit kann Resveratrol sich als effektive Partnersubstanz bei der Paclitaxel-Therapie beweisen.[50]

Die Krebsforscher sind auf der Suche nach einem wirkungsvollen Anti-Krebs-Mittel, das gesunden Zellen nicht schadet, hocheffektiv in seiner Wirkung gegen zahlreiche Tumortypen ist, oral eingenommen werden kann, finanziell tragbar ist, dessen Wirkungsweise geklärt ist und das bei breiten Bevölkerungsmassen angewendet werden kann. Resveratrol erfüllt all diese Anforderungen.[51]

Magenkrebs

Um Magentumoren vorzubeugen wird resveratrolreiche Nahrung empfohlen.[52] Wein scheint das Wachstum von Helicobacter pylori zu hemmen und die in erster Linie aktive Substanz ist dabei Resveratrol.[53]

Brustkrebs

Resveratrol erwies sich bei Labormäusen als sehr starker Inhibitor (87,5%) von chemisch induzierten Brusttumoren.[54]

Dickdarmkrebs

Resveratrol wirkt auch aktiv gegen Dickdarmkrebs.[55] In einem Vergleichstest zeigte Resveratrol eine viel größere Effektivität bei der Hemmung des Wachstums von Dickdarmtumorzellen, als ein bisher verwendetes Medikament, und dies bei viel kleineren Dosen.[56]

Bei einem in Frankreich durchgeführten Tierversuch an Mäusen, die eine genetische Prädisposition für Darmkrebs besaßen, wurden kleine Mengen Resveratrol in das Trinkwasser gegeben. Resveratrol minderte die Zahl kleiner Tumore um 70 Prozent.[57]

Resveratrol und Brustkrebs

Resveratrol ist ein einzigartiges Molekül für tiefgreifende Studien in Bezug auf das Brustgewebe, da seine Struktur dem Östrogen ähnelt, was es zu einem Phytoöstrogen (Östrogen auf pflanzlicher Basis) macht. Zusätzlich ist Resveratrol ein starkes Antioxidans (Schutz des Brustgewebes) und Blocker eines abnormalen Zellwachstums.

In einem Versuch wurde Ratten eine krebsauslösende chemische Substanz intravenös in den Körper injiziert. Die Resveratrol-Behandlung *„ergab eine niederschlagende Reduktion"* des Auftretens und der Anzahl von Brusttumoren. Diese Ergebnisse sind auf die Hemmung von Enzymen mit dem Namen NF-kappaB zurückzuführen.[58]

Vitamin D ist dafür bekannt, das Wachstum von Brustkrebszellen zu hemmen. Resveratrol (aus Wein) und Genistein (aus Soja) sind vergleichbare Moleküle, so genannte Phytoöstrogene. In einer Laborstudie wurde festgestellt, dass beide die Rezeptorengebiete für Vitamin D vergrößern, damit es in die Zelle eindringen kann. Aber Genistein ließ die Brusttumorzellen weiter wachsen, während Resveratrol dies nicht tat.[59]

Es gibt eine Fülle wissenschaftlicher Belege, dass Brustkrebszellen enorm schnell in einer Maisöl-Umgebung (Linolsäure) wachsen. Resveratrol bekämpft diesen Effekt, und zwar durch die Blockierung sowohl der östrogenpositiven, als auch der östrogennegativen Art des Brusttumorwachstums. Daher beschreiben Forscher Resveratrol als einen *„viel versprechenden Anti-Krebs-Wirkstoff gegen hormonabhängigen und –unabhängigen Brustkrebs“*. Dazu mildert es die unerwünschten Effekte der westlichen Ernährungsweise, die reich an diesen krebsfördernden Ölen ist.[60]

Resveratrol und andere in Wein enthaltene Antioxidantien wie Quercetin üben bei sehr niedrigen Konzentrationen eine hemmende Wirkung auf Brustkrebs aus.[61]

Resveratrol und Prostatakrebs

Die Urologen begannen die Suche nach natürlichen Molekülen wie Lykopen aus Tomaten, Beta Sitosterol aus Sägepalmbeeren und andere pflanzliche Wirkstoffe, die zur Reduktion der Prostatakrebsgefahr beitragen oder das Wachstum des bereits diagnostizierten Tumors verlangsamen. Die beschränkten Behandlungsmöglichkeiten für diese Erkrankung spornen zu weiteren Forschungen auf diesem Gebiet an. Unter den vielen medizinischen Wirkstoffen, die in Betracht kamen, zog Resveratrol auf Grund seiner ungewöhnlichen Eigenschaften das besondere Interesse der Urologen auf sich.[62]

Forscher des Department of Cancer Biology am M.D. Anderson Cancer Center

> ***„Resveratrol könnte insbesondere für die Prostatakrebsvorsorge als führendes Agens geeignet sein.“***

der University of Texas in Houston erläutern, dass *„Resveratrol insbesondere für die Prostatakrebsvorsorge als führendes Agens geeignet sein könnte, da seine Fähigkeiten (a) in jeder Phase den Krebs hemmen; (b) ganze Ansammlungen hormon-sensitiver Krebszellen beseitigen; (c) den Bestand an Prostatakrebszellen durch Kurzschließung der chemischen Substanzen, die für das Wachstum der Tumorzellen verantwortlich sind, senken.“*[63]

Resveratrol verursachte durch seinen Einfluss auf das Tumor-Suppressor-

Gen p53 in Laborversuchen ein noch schnelleres Absterben von Krebszellen.[64]

Nun ist es eine bekannte Tatsache, dass Resveratrol aufgrund seiner *„einzigartigen Fähigkeit"* im Stande ist, die Wachstumsprozesse von Prostatatumorzellen zu steuern.[65]

Tatsächlich stellen Bestandteile von Rotwein, so wie Resveratrol und Quercetin, in niedrigen Konzentrationen, die über die Nahrung (Rotwein) oder Nahrungsergänzungen aufgenommen werden, starke Wachstumshemmer für Prostatakrebszellen dar.[66]

In Laborstudien mit Prostatakrebszellen zeigte Resveratrol die Fähigkeit, unabhängig von einem Einfluss männlicher Geschlechtshormone die Ausscheidung von PSA zu reduzieren und das Zellwachstum aufzuhalten.[67] Resveratrol erwies sich für die Prostatakrebszellen als giftig, ohne dass dabei ein Unterschied gemacht wurde, ob ihr Wachstum von Hormonen angeregt worden war oder nicht.[68]

Ein Marker für eine Entzündung, der oft zur Identifizierung eines Tumors in der Prostatadrüse verwendet wird, ist der so genannte prostataspezifische Antigentest, kurz PSA. Da erhöhte PSA-Werte nicht eindeutig die Anwesenheit von Krebszellen an sich bestätigen können, wird bei einem hohen PSA-Spiegel zu weiteren Tests übergegangen, üblicherweise zu einer Biopsie des Prostatagewebes. Forscher fanden heraus, dass Resveratrol den Ausstoß von PSA durch Prostatazellen um 80 Prozent senkt.[69]

Resveratrol und Leukämie

Es gab eine Welle von wissenschaftlichen Forschungsberichten im Zusammenhang mit Resveratrol und Leukämie. Sieben der neun Berichte, die die National Library of Medicine zum Thema Resveratrol und Leukämie auflistet, wurden in den letzten zwei Jahren veröffentlicht.

Resveratrol verhindert die Vermehrung von im Labor gezüchteten Leukämiezellen.[70]

Aufgrund seiner geringen Giftigkeit verdiene Resveratrol als Anti-Leukämie-Medikament eine noch gründlichere Erforschung, so Wissenschaftler.[71]

Welche Mengen Resveratrol werden bei den Krebsstudien verwendet? Aktive Krebsformen können eine therapeutische Dosis von Resveratrol erfordern. In einer japanischen Studie reduzierte eine Dosis Resveratrol, die einer Menge von

175 Milligramm beim Menschen entspricht (2,5 mg pro Kilogramm Körpermasse, hier also eine Person mit 70 Kilogramm), die Größe, das Gewicht und die Ausbreitung eines Lungenkrebstumors, während eine entsprechende Dosis von 42 mg unwirksam war.[72]

RESVERATROL UND KÖRPERFUNKTIONEN

Resveratrol und Infektionen

Chilenische Rotweine, die besonders reich an Resveratrol sind, haben eine direkte antibiotische Wirkung auf Helicobacter pylori, den Keim, der Magenkrebs und Magengeschwüre verursacht.[73]

Bei einer Cholera-Epidemie in Paris am Ende des 19. Jhs. beobachtete man, dass viele obdachlose Bettler, die hauptsächlich von Wein lebten, von dieser Krankheit verschont blieben. Spätere Experimente bewiesen, dass Cholerabakterien innerhalb von Minuten vernichtet wurden, wenn sie in Trauben gespritzt worden waren, während kein Effekt zu beobachten war, wenn die Weintrauben mit Wasser ausgefüllt worden waren.

Rotwein scheint auch gegen Staphylococcus und das Salmonella Bakterium aktiv zu sein.[74]

Resveratrol und Immunität

In China konnten Wissenschaftler mit geringen Dosen von Resveratrol, die durch den Konsum von Rotwein aufgenommen werden können, zeigen, dass es T-Lymphozyten unterstützt. Diese zählen zu den Wächtern des menschlichen Immunsystems.[75]

Bei Versuchen im Reagenzglas erwies sich Resveratrol als ein erstaunlicher Inhibitor von Ribonukleotid-Reduktase-Inhibitoren. Diese werden von der DNA zur Bildung neuer Zellen benötigt. Auf pharmazeutischem Wege hergestellte Ribonukleotid-Reduktase-Inhibitoren werden versuchsweise bei der Behandlung von Krebs und Viren, unter anderem auch HIV, eingesetzt. Der wirkungsvollste Ribonukleotid-Reduktase-Inhibitor ist sehr giftig und kann daher nicht verwendet werden, während Resveratrol als ungiftiger Anti-Krebs- und Anti-Viren-Wirkstoff erfolgreich werden könnte. Man sieht in ihm eine sicherere Alternative zu Hydroxyurea (Droxia, Hydrea), einem Ribonukleotid-Reduktase-Hemmer, der üblicherweise zur Behandlung von Krebs- und HIV-Infektionen eingesetzt wird.[76] Laut eines Berichts des Instituts für Humanvirologie an der Medical School der University of Maryland in Baltimore könne Resveratrol *„als Ergänzung die Anti-HIV-Aktivität von Anti-HIV-Medikamenten, wie AZT (Zidovudin), um das 10fache erhöhen."*[77]

Im Jahre 1976 erkannte die Wissenschaft, dass Extrakte verschiedener Traubensorten Polioviren inaktivieren. Der dafür zuständige Wirkstoff war in den Schalen von Trauben gefunden worden und reduzierte die Ansteckungsrate der Polioviren um das tausendfache. Rotwein wies dabei eine noch wirkungsvollere Antiviren-Fähigkeit auf als Weißwein.[78]

Einige Studien weisen darauf hin, dass Resveratrol das menschliche Immunsystem unterdrückt.[79] Bei diesen Studien muss man jedoch berücksichtigen, dass es sich um frühe Berichte handelt, wobei allzu hohe Dosen von Resveratrol eingesetzt worden waren. Jüngere Studien zeigen auf, dass Resveratrol die Abwehrreaktion verstärken kann. Eines der Probleme bei dem Versuch das menschliche Immunsystem zu verstehen, besteht darin, dass es auf Herausforderungen durch Tumorzellen, pathogene Bakterien und Viren überreagieren kann. Resveratrol könnte in Fällen einer Überempfindlichkeit des Immunsystems angewendet werden.[80] Der Tumor-Nekrose-Faktor (TNF) beispielsweise überdrückt normaler Weise Tumore, aber ein übertriebener Ausstoß von TNF kann das Gewebe zerstören und im Weiteren DNA-Mutationen hervorrufen, die noch mehr Krebs verursachen. Nach einer Neubewertung der erhobenen Befunde scheint Resveratrol das Immunsystem aber kaum zu blockieren.[81]

Das Institut für Präventivmedizin an der Universität Santiago de Compostela in Spanien untersuchte die Wirkung von Wein, Bier und anderen alkoholischen Getränken auf das Risiko an einer gewöhnlichen Erkältung zu erkranken. Über 4000 Menschen wurden nach ihren Trinkgewohnheiten und der Häufigkeit von Erkältungen befragt. Der Konsum von Bier und stark alkoholischen Getränken hatte keinen ersichtlichen Effekt auf das Vorkommen der Krankheit. Bei den Weintrinkern konnte man dagegen eine 40-prozentige Senkung des Erkrankungsrisikos, im Unterschied zu Teetrinkern feststellen. Wein, vor allem Rotwein, könnte also vor Erkältungen schützen.[82]

Resveratrol und Entzündungen

Entzündungen sind praktisch an jedem Erkrankungsprozess beteiligt. So versucht man ständig weitere Entzündungshemmer zu entwickeln, die nicht die Nebenwirkungen von Steroiden (schlechte Wundheilung und Auszehrung) aufweisen und keine Magengeschwüre, die von non-steroiden Heilmitteln gegen Entzündungen wie Aspirin und Ibuprofen, hervorgerufen werden, produzieren.

Während der Entzündungsprozess damit beschäftigt ist, die angreifenden pathogenen Keime abzutöten und die Immunkräfte auf die Stelle der Verletzung oder Krankheit konzentriert, verursacht die Überreaktion des Immunsystems Schwellungen und Schmerzen. Rotwein-Resveratrol zeigt bei Dosen, die einem moderaten Weinkonsum entsprechen, tief greifende entzündungshemmende und infektionsmildernde Eigenschaften.[83]

Im Vergleich zu reinen Teetrinkern waren Weintrinker, die sich pro Woche mehr als 14 Gläser Wein gönnten, um 40 Prozent weniger für eine Erkältung anfällig.

Die biologische Aktivität zahlreicher entzündungshemmender Medikamente beruht auf der Blockade der Cyclooxygenase-2 (COX-2). Resveratrol hat ähnliche Eigenschaften.[84]

Besonders interessant ist die Tatsache, dass Alkohol beim Einschleusen von Resveratrol in die Zellen hilft und beide gemeinsam die Herstellung einiger Entzündungsfaktoren in lebenden Systemen beschränken, obwohl Alkohol andere Entzündungsprozesse auch unterstützt.[85]

Resveratrol und Blutgerinnsel

Blutgerinnsel (Blutklumpen) verursachen viele Gesundheitsschäden. Ein fest sitzendes Gerinnsel im Herz oder in den Blutgefäßen nennt man Thrombus.

Eine Venenthrombose beruht auf einem Blutgerinnsel, das sich in einer großen Vene im Unter- oder Oberschenkel oder im Becken festgesetzt hat. Solch ein Klümpchen kann den Blutstrom in der Vene behindern, die das Blut vom Unterkörper zurück zum Herzen transportiert. Die Verstopfung kann Schmerzen, Schwellungen und ein Wärmegefühl an der betroffenen Stelle hervorrufen. Jährlich entwickeln 2 Millionen US-Amerikaner eine Venenthrombose. Da Flugzeugpassagiere während langer Flüge manchmal davon betroffen sind, widmet die Öffentlichkeit dieser Tatsache in letzter Zeit immer mehr Aufmerksamkeit.

Ein Thrombus kann von der Stelle, wo er gebildet worden war, zu einer anderen wandern, zum Beispiel zu den Lungen, wo er dann Embolus genannt wird.

Arterielle Blutgerinnsel gelten als Hauptursache für Verletzungen des Herzgewebes bei 80 Prozent der Opfer von Herzattacken. Blutgerinnsel können auch die Arterien verstopfen und damit der Sauerstoffzufuhr zu den Gehirnzellen beeinträchtigen, was einen Schlaganfall zur Folge hat.

Es wird angenommen, dass die Ernährungsweise eine wichtige Rolle in der Vorbeugung von Blutgerinnseln und nachfolgenden Herz- und Schlaganfällen spielt. Alkoholische Getränke können das Risiko der Bildung von Blutgerinnseln sowohl senken als auch steigern, was von der Art des konsumierten Alkohols abhängig ist. Als effektiver Wirkstoff gegen Blutgerinnsel gilt vor allem das über die Nahrung aufgenommene Resveratrol in Rotwein.

Die ungewöhnliche Fähigkeit von Rotwein Schlaganfälle zu vermeiden trotz der Tatsache, dass Alkohol prinzipiell zu einem der Risikofaktoren für Schlaganfälle zählt, bleibt oft ungeklärt. Alkoholische Getränke erhöhen das Schlaganfallrisiko im Allgemeinen, doch ein leichter Weinkonsum hat keine schädlichen Folgen.[86]

Der höchst interessante Zusammenhang zwischen Schlaganfällen und Alkohol könnte folgender Maßen erklärt werden: Die Alkoholaufnahme verursacht eine Verminderung des Magnesiumgehalts im menschlichen Gewebe.[87]

Magnesium entspannt die Muskeln und ein Magnesiummangel macht die Blutgefäße anfällig für Krämpfe und Verengungen, was zu vorübergehenden Unterbrechungen der Blutversorgung im Gehirn und zu einem Schlaganfall führen kann. Starker Alkoholkonsum (Saufgelage) kann dem Gehirn Magnesium entziehen, was einen Sauerstoffmangel im Gehirn und Schlaganfälle verursacht.[88] In der Tat macht der Konsum von Alkohol bei einem schon vorhandenen Magnesium-Mangel das Gehirn anfälliger für Schlaganfälle.[89]

Auf der anderen Seite entspannen die nichtalkoholischen Weinkomponenten die Blutgefäße und kommen einer Verengungen und dem Sauerstoffentzug des Gehirns zuvor.[90] Besonders Resveratrol wird als wirksames Mittel zur Arterienentspannung bezeichnet, das Blutgefäßverengungen und ungenügender Blutzirkulation vorbeugt.[91]

Zudem hemmen Antioxidationsmittel, wie Resveratrol und Quercetin, in Zusammenwirkung mit Alkohol selbst die Bildung von Blutgerinnseln und senken hiermit die Anzahl der Schlaganfälle dieses Typs.[92]

Resveratrol verhinderte bei Laborratten, die für Schlaganfälle anfällig waren, die Entstehung dieser unerwünschten Erscheinung und unterstützte ebenso den Erholungsprozess.[93]

Resveratrol und hoher Blutdruck

Etwa 44 Prozent aller nordamerikanischen Erwachsenen nimmt Arzneien gegen Hypertonie ein und nur 23 Prozent der Amerikaner mit hohem Blutdruck haben ihn unter Kontrolle.[94] Daher besteht großer Bedarf nach einem neuen Antihypertonikum, das keine Nebenwirkungen aufweist, effektiv und wirtschaftlich ist.

Der Blutdruck wird teilweise durch die Dehnung der Blutgefäße bei Stressausbruch und erhöhter Herzfrequenz gesteuert. Die Unfähigkeit der Blutgefäße sich auszudehnen kann zu Bluthochdruck führen. Der Strömungsdruck einer fließenden Flüssigkeit ist ja bei einem kleineren Durchmesser des Rohres stärker als bei einem großen Durchmesser. Cholesterin hindert die Blutgefäße daran sich auszudehnen. Rotwein jedoch und insbesondere Resveratrol, verbessert die Dehnungsfähigkeit der Gefäße in einem erheblichen Ausmaß sogar bei einem hohen Cholesterinspiegel.[95]

Bei Ratten, die zuvor ein Medikament erhielten, das einen hohen Blutdruck hervorrief, konnte ein Extrakt aus den Schalen von Weintrauben diesen Effekt wieder rückgängig machen. Dies führt zu der Annahme, dass Rotweinextrakt als wirksame Nahrungskomponente auf pflanzlicher Basis zum Management von hohem Blutdruck verwendet werden könnte.[96]

Stickstoffdioxid (nicht Stickstoffmonoxid, das der Zahnarzt verwendet, um sie zu narkotisieren) ist ein Gas, das auf enzymatischem Wege aus der Aminosäure Arginin im Körper gebildet wird. Stickstoffdioxid hilft die Größe der Blutgefäße zu steuern. Geringe Konzentrationen dieses Gases können die Gefäße weiten und damit zu einer leichteren Blutzirkulation beitragen. Eine hohe Konzentration kann allerdings zu einem Schock oder zum Tod führen.[97]

Rotwein und roter Traubensaft steigern die Produktion von Stickstoffdioxid ebenso wie sie sie hemmen.[98]

Resveratrol und Hormone

Die meisten Menschen glauben, dass Östrogen lediglich von den weiblichen Eierstöcken produziert wird. Aber eigentlich erzeugen alle lebenden Zellen kleine Mengen von Östrogen, vor allem Zellen des Brustgewebes. In Bezug auf Brustkrebs ist dabei das lokal gebildete Östrogen wichtiger, als die Werte des zirkulierenden Östrogens. Ein Enzym mit dem Namen Aromatase wandelt Androgene (Testosteron) in Östrogen um. Dieser Prozess muss unterdrückt werden, um das Brustkrebsrisiko senken zu können. Eine Ernährung, die reich an Obst und Gemüse ist, führt zu einer Senkung des Brustkrebsrisikos, da sie oft chemische Substanzen beinhaltet, die der Aromatase entgegenwirken. Trauben und Wein sind mit starken Aromatase-Inhibitoren ausgestattet. Während Alkohol den Ausbruch von Krebs leicht unterstützt, wirken andere Substanzen in Rotwein, nicht in Weißwein, diesem Effekt entgegen. Daher kann ein mäßiger Rotweinkonsum Frauen nach der Menopause helfen die lokale Östrogenerzeugung im Brustgewebe zu unterdrücken und das Risiko von Brustkrebs zu senken. In diesem Zusammenhang weist von allen getesteten Rebsorten Pinot Noir, eine dunkle Weinsorte, die wirkungsvollste östrogenhemmende Aktivität auf.[99]

Zu den Eigenschaften von Östrogen gehören die Steuerung des Cholesterinspiegels und der Schutz vor Herzerkrankungen. Zudem beugt es dem Abbau von Knochenmasse vor und verhilft zu einer guten Stimmung. Pharmazeutische Hormonersatztherapien sind jüngst in die Kritik gekommen. Nach 30jähriger Anwendung war man zu dem Befund gelangt, dass der Hormonersatz in geringfügiger Weise das Risiko an Herzleiden oder Krebs zu erkranken anhebt. Millionen von Frauen suchen nun nach natürlichen Alternativen zur Hormonersatztherapie. Sowohl Resveratrol als auch Quercetin, zwei Rotweinkomponenten, hemmen den Einfluss von Östrogen auf das Brustgewebe.[100] Bei postmenopausalen Frauen ist Östrogen für den Erhalt der Knochenstärke und die Hebung der allgemeinen Stimmung erforderlich, daher würde man einen abgeschwächten Östrogenblocker benötigen. Resveratrol aus Rotwein ist solch ein milder Östrogen-Inhibitor.[101]

Resveratrol aus Rotwein ist soch ein milder Östrogen-Inhibitor.

Resveratrol wird als östrogenähnliches Molekül nun als mögliche Alternative zu einer konventionellen Hormontherapie angesehen, da es fähig ist das kardiovaskuläre System zu schützen und der Osteoporose vorzubeugen.[102]

Für Männer ist einer der Nachteile von Rotwein, dass ein häufiger Konsum in großen Mengen die Produktion von Testosteron einschränkt. Im Allgemeinen sollte sich jeder bewusst sein, dass die gesundheitsfördernde Wirkung von Rotwein durch einen angemessenen Konsum erzielt werden kann.[103]

Resveratrol und das Hören

Starker Lärm reizt die Haarzellen in den Ohren, was zu Hörverlust führen kann. Bei Nagern schützte eine Dosis Resveratrol, die beim Menschen einer Menge von 30 Milligramm entspräche, nach sieben Testwochen vor Gehörverlust durch starken Lärm.[104]

Resveratrol als Antioxidans

Wasserstoffperoxid ist ein vorübergehender Giftstoff, der schnellstens eliminiert werden muss. Es wird im Körper durch Sonnenlicht, Keime und die zelluläre Atmung erzeugt.[105] Solange es nicht von Antioxidantien, wie z.B. Vitamin C, unschädlich gemacht wird, kann Wasserstoffperoxid als Oxidant (Rostansetzer) dem Gewebe Schaden zufügen. Wasserstoffperoxid kann die DNA zerstören und wird daher in Studien verwendet, um zu bestimmen, wie gut ein Wirkstoff vor DNA-Schäden schützen kann.

Die Weinbestandteile Resveratrol und Quercetin können Wasserstoffperoxid sehr gut neutralisieren und schützen vor DNA-Schäden.[106] Resveratrol schützt die DNA noch besser als Vitamin C.[107]

Resveratrol und Quercetin, beide Bestandteile von Wein, schützen vor DNA-Schäden.

RESVERATROL UND KÖRPERORGANE

Resveratrol und die Leber

Resveratrol ist ein *„gute-Besserung-Molekül"* für die Leber. Die im Rotwein vorkommenden Antioxidantien, besonders Resveratrol und Quercetin, haben auf das Lebergewebe eine schonende Wirkung.[108]

Hohe Resveratrol-Dosen scheinen bei Nagetieren das Wachstum von Tumorzellen in der Leber aufzuhalten.[109] Dieser durch Resveratrol hervorgerufene Anti-Tumor-Effekt an Leberzellen wurde durch andere Tierstudien bestätigt.[110]

Ein erstaunlicher Befund war die Tatsache, dass Alkohol die Resveratroldosis, die zur Verhinderung des Wachstums von Krebszellen in der Leber nötig ist, zu senken scheint.[111] Weintrinker sind allerdings nicht immuner gegen Leberschäden (Zirrhose) als Menschen, die Bier oder harten Alkohol zu sich nehmen. So sollte man sich immer auf einen moderaten Alkoholgenuss beschränken.[112]

Resveratrol und die Nieren

Die Nieren sind ein weiteres Organ, das von Resveratrol gerettet werden kann.

Mit fortschreitendem Alter steigen die Werte von Enzymen (MAP-Kinase), die Nierenentzündungen hervorrufen können. Wie sich zeigte, mildert Resveratrol den altersbedingten Anstieg von Entzündungsenzymen.[113]

Resveratrol erwies sich zudem als Mittel zur Vorsorge gegen Nierenkrebs. Nachdem man Ratten eine krebsauslösende Substanz gab, die die Nieren angreift, bewirkte die Beigabe von Resveratrol eine vollständige Vernichtung dieses Toxins.[114]

Zudem kann Resveratrol für Patienten, die sich einer Nierentransplantation unterziehen, von Nutzen sein. Einer der Hauptgründe für das Organversagen oder die Abstoßung des neuen Organs ist eine unzureichende Sauerstoffversorgung. Resveratrol reduziert Gewebeschäden an den Nieren, wenn die Sauerstoffzufuhr beschränkt ist.[115]

Resveratrol und die Haut

Neueste dermatologische Studien brachten das Ergebnis, dass Resveratrol vor Hautkrebs schützt.[116] Resveratrol begrenzt die Hautschäden, die von der schnell bräunenden UV-B Strahlung der Sonne verursacht werden.[117]

Resveratrol und Quercetin, zwei Rotweinbestandteile, scheinen stark genug zu sein, dass die Menge, die durch den Genuss von Wein aufgenommen wird, ausreicht, um Hautkrebs zu verhindern.[118] Die Kombination mit Quercetin verleiht Resveratrol eine zusätzliche Wirkung bei der Hemmung des Wachstums von schuppenartigen Hautkrebszellen.[119]

Die Kombination mit Quercetin verleiht Resveratrol eine zusätzliche Wirkung bei der Hemmung des Wachstums von schuppenartigen Hautkrebszellen.

Eine örtliche Anwendung von Resveratrol aus Weintraubenextrakt offenbarte positive Auswirkungen auf die Wundheilung.[120] Resveratrol könnte breite Anwendungsmöglichkeiten bei vielen Hauterkrankungen und bei der Wundbehandlungen finden.[121]

Resveratrol und die Augen

Obgleich Alkohol viele Nachteile mit sich bringt und viele Augenerkrankungen (Nachtblindheit, Katarakte und andere) mit Alkohol in Verbindung gebracht werden, kam im Jahre 1998 überraschender Weise ein Bericht zu Tage, laut dessen ein sehr moderater Rotweinkonsum das Risiko für Makuladegeneration, dem Verlust der zentralen Sehfähigkeit mit steigendem Alter, der den älteren Teil der Bevölkerung trifft, senkt. Die Forscher waren auf der Suche nach ernährungsbedingten Gründen für Augenkrankheiten, als sie herausfanden, dass Wein eine Ausnahme darstellt. Etwa 9 Prozent der älteren Bevölkerung entwickelt eine Makuladegeneration, während der Anteil unter Weintrinkern nur 4 Prozent beträgt. Schon bei 12 Gläsern pro Jahr ist eine dramatische Reduktion der Fälle von Makuladegeneration zu beobachten![122]

Der Nutzen von Resveratrol: Zusammenfassung

Hyperbeln werden in Gesundheitsbüchern oft vermieden, da Ausdrücke, die suggerieren, dass irgendetwas ein Allheil- oder Wundermittel ist, bereits viel zu oft im Zusammenhang mit leeren Versprechungen verwendet worden sind. In diesem Fall jedoch trifft auf Resveratrol genau die Bezeichnung *„Allheilmittel"* zu, da es ein uraltes Überlebensenzym in Zellen aktiviert, das die Zeit, in der sich die Zelle selbst reparieren kann, verlängert. Erst wenn man erkennt, dass Resveratrol die Fähigkeit hat den Cholesterinspiegel zu regeln, Nervenzellen im Gehirn vor den Schäden eines Schlaganfalls zu schützen, Nieren und Leber vor dem Altern und Toxinen zu schützen, Krebs praktisch in allen seinen Phasen zu hemmen, Blutgerinnseln vorzubeugen, die Gefahr von Schäden am Herz-

Auf Resveratrol trifft die Bezeichnung *„Allheilmittel"* genau zu, da es ein uraltes Überlebensenzym in Zellen aktiviert, das die Zeit, in der sich die Zelle selbst reparieren kann, verlängert.

muskel bei einem Herzanfall zu senken und Viren zu blockieren, erst dann weiß man das wachsende Interesse für diese natürlichen Moleküle zu würdigen. Laut eines Berichts *„beginne die dringende Erforschung"* der Bioverfügbarkeit und der Auswirkungen von Resveratrol beim Menschen.[123]

Einige sind der Auffassung, man sollte die in diesem Kapitel beinhalteten Informationen vor den Augen der Öffentlichkeit fern halten bis sie in Studien an Menschen getestet worden sind. Jedoch würden Studien am Menschen unter wissenschaftlicher Aufsicht noch Jahre wenn nicht Jahrzehnte dauern. Zudem sollte die Öffentlichkeit darüber informiert sein, dass Resveratrol in der Form einer Nahrungsergänzung gesundheitsfördernde Effekte auf alle Organe und Funktionen des menschlichen Körpers haben kann. Gesundheitsförderung gehört zum zulässigen Wirkungsbereich der Nahrungsergänzungen und in dieser Hinsicht sind die obigen Erkenntnisse ermunternd.

Quellenangaben

[1] Zini, R.; Morin, C.; Bertelli, A.; u. A.: Effects of resveratrol on the rat brain respiratory chain, Drugs, In: Exp. Clin. Res., 1999, Jg. 25, S. 87-97.
[2] Zini, R.; Morin, C.; Bertelli, A.; Bertelli, A.A.: Resveratrol-induced limitation of dysfunction of mitochondria isolated from rat brain in an anoxia-reoxygenation model. In: Life Sci., 2002, Jg. 71, S. 3091-3108.
[3] Jang, J.H.; Surh, Y.J.: Protective effect of resveratrol on beta-amyloid-induced oxidative PC12 cell death. In: Free Radical Biology Med., 2003, Jg. 34, S.1100-1110.
[4] Russo, A.; Palumbo, M.; Aliano, C.; u. A.: Red wine micronutrients as protective agents in Alzheimer-like induced insult. In: Life Science, 2003, Jg. 72, S. 2369-2379.
[5] Sharma, M.; Gupta, Y.K.: Chronic treatment with trans resveratrol prevents intracerebroventribular streptozotocin induced cognitive impairment and oxidative stress in rats. In: Life Science, 2002, Jg. 71, 2489-2498.
[6] Tredici, G.; Miloso, M.; Nicolini, G.: Resveratrol, map kinases and neuronal cells: might wine be a neuroprotectant? In: Drugs Exp. Clin. Res., 1999, Jg. 25, S. 99-103.
[7] Truelsen, T.; Thudium, D.; Gronbaek, M.: Amount and type of alcohol and risk of dementia: the Copenhagen City Heart Study. In: Neurology, 2002, Jg. 59, 1313-1319.
[8] Chan, Y.C.; Wang, M.F.; Chang, H.C.: Polygonum multiflorum extracts improve cognitive performance in senescence accelerated mice. In: Am. J. Chinese Med., 2003, Jg. 31, S. 171-179.
[9] Carluccio, M.A.; Siculella, L.; Assunta, M.: Olive oil and red wine antioxidant polyphenols inhibit endothelial activation. In: Arteriosclerosis thrombosis Vasc. Biol., 2003, Jg. 23, S. 622.
[10] Imamura, G.; Bertelli, A.A.; Bertelli, A.: Pharmacological preconditioning with resveratrol: an insight with iNOS knockout mice. In: Am. J. Physiol. Heart Cire. Physiol., 2002, Jg. 282, H1996-2003.
[11] Ray, P.S.; Maulik, G.; Cordis, G.A.: The red wine antioxidant resveratrol protects isolated rat hearts from ischemia reperfusion injury. In: Free Radical Biology & Med., 1999, Jg. 27, S. 160-169.
[12] Chan, M.M.; Mattiacci, J.A.; Hwang, S.H.: Synergy between ethanol and grape polyphenols, quercetin, and resveratrol, in the inhibition of the inducible nitric oxide synthase pathway. In: Biochem. Pharmacol., 2000, Jg. 60, S. 1539-1548.
[13] Zou, J.; Huang, Y.; Cao, K.: Effect of resveratrol on intimal hyperplasia after endothelial denudation in an experimental rabbit model. In: Life Sci, 2000, Jg. 68, S. 153-163.
[14] Giovannini, L.; Migliori, M.; Longoni, B.M.: Resveratrol, a polyphenol found in wine, reduces ischemia reperfusion injury in rat kidneys. In: J. Cardiovas. Pharm., 2001, Jg. 37, S. 262-270.
[15] Zern, T.L.; West, K.L.; Fernandez, M.L.: Grape polyphenols decrease plasma triglycerides and cholesterol accumulation in the aorta of ovariectomized guinea pigs. In: J. Nutrition, 2003, Jg.133, S. 2268-2272.
[16] Pal, S.; Ho, N.; Santos, C.: Red wine polyphenolics increase LDL receptor expression and activity and suppress the secretion of ApoB100 from human hepG2 cells. In: J. Nut., 2003, Jg. 133, S. 700-706.
[17] Zern, T.L.; West, K.L.; Fernandez, M.L.: Grape polyphenols decrease plasma triglycerides and cholesterol accumulation in the aorta of ovariectomized guinea pigs. In: J. Nut., 2003, Jg. 33, S. 2268-2272.
[18] Lanningham-Foster, L.; Chen, C.: Grape extract inhibits lipid peroxidation of human low density lipoprotein. In: Biol. Pharm. Bull., 1995, Jg. 18, S. 1347-1351.
[19] Fremont, L.; Belguendouz, L.; Delpal, S.: Antioxidant activity of resveratrol and alcohol-free wine polyphenols related to LDL oxidation and polyunsaturated fatty acids. In: Life Science, 1999, Jg. 64, S. 2511-2521.
[20] Cheng, O.C.: Conundrum of the "French paradox,". In: Circulation, 2001, Jg. 103, S. 132.
[21] Blanco-Colio, L.M.; Bustos, C.; Ortego, M.: Response. In: Circulation, 2001, Jg. 103, S. 132.
[22] Takolini, B.; Juliano, C.; Piu, L.: Resveratrol inhibition of lipid peroxidation. In: Free Radical Res,

2000, Jg. 33, S. 105-114.
[23] Blanco-Colio, L.M.; Valderrama, M.; Alvarez-Sala, L.A.: Red wine intake prevents nuclear factor-B activation in peripheral blood mononuclear cells of healthy volunteers during postprandial lipemia. In: Circulation, 2000, Jg. 102, 1020-1026.
[24] Belguendouz, L.; Fremont, L.; Gozzelino, M.T.: Interaction of transresveratrol with plasma lipoproteins. In: Biochem Pharmacol, 1998, Jg. 55, S. 811-816.
25 Ivanov, V.; Carr, A.C.; Frei, B.: Red wine antioxidants bind to human lipoproteins and protect them from metal ion-dependent and -independent oxidation. In: J. Agric. Food Chem., 2001, Jg. 49, S. 4442-4449.
[26] Coudray, C.; Tressol, J.C.; Feillet-Coudray, C.: Long-term consumption of red wine does not modify intestinal absorption or status of zinc and copper in rats. In: J. Nutr., 2000, Jg. 130, S. 1309-1313.
[27] Dixon, J.B.; Dixon, J.E.; O'brien, P.E.: Reduced plasma homocysteine in obese red wine consumers: a potential contributor to reduce cardiovascular risk status. In: Eur. J. Clin. Nut., 2002, 56, S. 608-614.
[28] Toft, E.; Ellegaard, H.V.; Hagstrup, C.J.: Plasma homocysteine, angiographically proven coronary artery disease, and wine consumption. In: Eur. J. Intern. Med., 2003, Jg. 14, S. 244-248.
[29] Mennen, L.I.; De Courcy, G.P.; Guilland, J.C.: Relation between homocysteine concentrations and the consumption of different types of alcoholic beverages: the French supplementation with antioxidant vitamins and minerals study. In: Am. J. Clin. Nut., 2003, Jg. 78, S. 334-338.
[30] Wang, Y.J.; He, F.; Li, X.L.: The neuroprotection of resveratrol in the experimental cerebral ischemia. In: Zhonghua Yi Xue Za Zhi, 2003, Jg. 83, S. 534-536.
[31] Sinha, K.; Chaudhary, G.; Gupta, Y.K.: Protective effect of resveratrol against oxidative stress in middle cerebral artery occlusion model of stroke in rats. In: Life Science, 2002, Jg. 71, S. 655-665.
[32] Zhuang, H.; Kim, Y.S.; Loehler, R.C.: Potential mechanism by which resveratrol, a red wine constituent, protects neurons. In: Annals NY Academy Sci., 2003, Jg. 993, S. 276-286.
[33] Berrigan, D.; Perkins, S.D.; Haines, D.C.: Adult-onset calorie restriction and fasting delay spontaneous tumorigenesis in p53-deficient mice. In: Carcinogenesis, 2002, Jg. 23, S. 817-822.
[34] Roemer, K.; Mahyar-Roemer, M.: The basis for the chemopreventive action of resveratrol. In: Drugs Today, 2002, Jg. 38, S. 571-580.
[35] Gautam, S.C.; Xu, Y.X.; Dumaguin, M.: Resveratrol selectively inhibits leukemia cells: a prospective agent for ex vivo bone marrow purging. In: Bone Marrow Transplantation, 2000, Jg. 25, S. 639-645.
[36] Mojgan, M.; Kohler, H.; Roemer, K.: Role of Bax in resveratrol-induced apoptosis of colorectal carcinoma cells. In: BMC Cancer, 2002, Jg. 2, S. 27.
[37] Bertelli, A.A.; Baccalini, R.; Battaglia, E.: Resveratrol inhibits TNF alpha-induced endothelial cell activation. In: Therapie, 2001, Jg. 56, S. 613-616.
[38] Szende, B.; Tyihak, E.; Zsuzsa, K.: Dose-dependent effect of resveratrol in proliferation and apoptosis in endothelial and tumor cell cultures. In: Exp. Mol. Med., 2000, Jg. 32, S. 88-92.
[39] Cao, Y.; Cao, R.; Brakenhielm, E.: Antiangiogenic mechanisms of diet-derived polyphenols. In: J. Nut. Biochem., 2002, Jg. 13, S. 380-390.
[40] Losa, G.A.: Resveratrol modulates apoptosis and oxidation in human blood mononuclear cells. In: Eur. J. Clin. Invest., 2003, Jg. 33, S. 818-823.
[41] Melzig, M.F.; Escher, F.: Induction of neutral endopeptidase and angiotensin-converting enzyme activity of SK-N-SH cells in vitro by quercetin and resveratrol. In: Pharmazie, 2002, Jg. 57, S. 556-558.
[42] Kuo, P.L.; Chiang, L.D.; Lin, C.C.: Resveratrol-induced apoptosis is mediated by p53-dependent pathway in Hep G2 cells. In: Life Science, 2002, Jg. 22, S. 23-34.
[43] Latruffe, N.; Delmas, D.; Jannin, B.: Molecular analysis on the chemopreventive properties of resveratrol, a plant polyphenol microcomponent. In: Int. J. Mol. Med., 2002, Jg.10, S. 755-760.
[44] Kaneuchi, M.; Sasaki, M.; Tanaka, Y.: Resveratrol suppresses growth of Ishikawa cells through down-regulation of EGF. In: Int. J. Oncol., 2003, Jg. 23, S. 1167-1172.
[45] Ding, X.Z.; Adrian, T.E.: Resveratrol inhibits proliferation and induces apoptosis in human pancreatic cancer cells. Pancreas, 2002, Jg. 25, S. 71-76.

[46] Bradbury, Z.I.; Curry, H.A.; Bisht, K.S.: Radiosensitizing and anti-proliferative effects of resveratrol in two human cervical tumor cell lines. In: Cancer Letters, 2002, Jg. 175, S. 165-173.
[47] Kim, Y.A.; Lee, W.H.; Rhee, S.H.: Involvement of p21 WAF1/CIP1, pRB, Bax and FN-KappaB in induction of growth arrest and apoptosis by resveratrol in human lung carcinoma A549 cells. In: Int. J. Oncol., 2003, Jg. 23, S. 1143-1149.
[48] Potter, G.A.; Patterson, L.H.; Wanogho, E.: The cancer preventive agent resveratrol is converted to the anticancer agent piceatannol by the cytochrome P450 enzyme CYP1B1. In: British J. Cancer, 2002, Jg. 86, S.774-778.
[49] Brownson, D.M.; Azios, N.C.; Fuqua, B.K.: Flavonoid effects relevant to cancer. In: J. Nut., 2002, Jg. 132, S. 3482-389S.
[50] Vaclavokova, R.; Horsky, S.; Simek, P.: Paclitaxel metabolism in rat and human liver microsomes is inhibited by phenolic antioxidants. In: Naunyn Schmiedebergs Arch Pharmacol, 2003, Jg. 368, S. 200-209.
[51] Aziz, M.H.; Kumar, R.; Ahmad, N.: Cancer chemoprevention by resveratrol: in vitro and in vivo studies and the underlying mechanisms. In: Int. J. Oncol., 2003, Jg. 23, 17-28.
[52] Holian, O.; Wahid, S.; Atten, M.J.: Inhibition of gastric cancer cell proliferation by resveratrol: role of nitric oxide. In: Am. J. Physiol. Gastrointest Liver Physiol, 2002, Jg. 282, S. 809-816.
[53] Daroch, F.; Hoeneisen, M.; Gonzalez, C.L.: In vitro antibacterial activity of Chilean red wines against Helicobacter pylori. In: Microbios, 2001, Jg. 104, S. 79-85.
[54] Waffo-Teguo, P.; Hawthorne, M.E.; Cuendet, M.: Potential cancer-chemopreventive activities of wine stilbenoids and flavans extracted from grape (vitis vinifera) cell cultures. In: Nutrition Cancer, 2001, Jg. 40, S. 173-179.
[55] Delmas, D.; Passilly-Degrace, P.; Jannin, B.: Resveratrol, a chemopreventive agent, disrupts the cell cycle control of human SW480 colorectal tumor cells. In: Int. J. Mol. Med., 2002, Jg.10, S. 193-199.
[56] Wolter, F.; Stein, J.: Resveratrol enhances the differentiation induced by butyrate in caca-2 colon cancer cells. In: J. Nut., 2002, Jg. 132, S. 2082-2086.
[57] Schneider, Y.; Duranton, B.; Gosse, F.: Resveratrol inhibits intestinal tumorigenesis and modulates host-defense-related gene expression in an animal model of human familiar adenomatous polyposis. In: Nutrition Cancer, 2001, Jg. 39, S. 102-107.
[58] Banerjee, S.; Bueso-Ramos, C.; Aggarwal, B.B.: Suppression of 7,12-dimethylbenz(a)anthrac ene-induced mammary carcinogenesis in rats by resveratrol: role of nuclear factor-kappaB, cyclooxygenase 2, and matrix matalloprotease 9. In: Cancer Res., 2002, Jg. 62, S. 4945-4954.
[59] Wietzke, J.A.; Welsh, J.: Phytoestrogen regulation of a vitamin D3 receptor promoter and 1,25-dihydrxyvitamin D3 actions in human breast cancer cells. In: J. Steroid Biochem. Mol. Biol., 2003, Jg. 84, S. 149-57.
[60] Nakagawa, H.; Kiyozuka, Y.; Uemura, Y.: Resveratrol inhibits human breast cancer cell growth and may mitigate the effect of linoleic acid, a potent breast cancer cell stimulator. In: J. Cancer Res. Clin. Oncol., 2001, Jg.127, S. 258-264.
[61] Damianaki, A.; Bakogeorgou, E.; Kampa, M.: Potent inhibitory action of red wine polyphenols on human breast cancer cells: In: J. Cell. Biochem., 2000, Jg. 78, S. 429-41.
Solanas, M.; Hurtado, A.; Costa, I.: Effects of a high olive oil diet on the clinical behavior and histopathological features of rat DMBA-induced mammary tumors compared with a high corn oil diet. In: Int. J. Oncol., 2002, Jg. 21, S. 745-753.
[62] Ratan, H.L.; Steward, W.P.; Gescher, A.J.: Resveratrol- a prostate cancer chemopreventive agent? In: Urol. Oncol., 2002, Jg. 7, S. 223-227.
[63] Stewart, J.R.; Artime, M.C.; O'Brian, C.A.: Resveratrol: a candidate nutritional substance for prostate cancer prevention. In: J. Nutrition, 2003, Jg.133, S. 2440-2443.
[64] Lin, H.Y.; Shih, A.; Davis, F.B.: Resveratrol induced serine phosphorylation of p53 causes apoptosis in a mutant p53 prostate cancer cell line. In: J Urology, 2002, Jg. 168, S. 748-755.
[65] Kuwajerwala, N.; Cifuentes, E.; Gautam, S.: Resveratrol induces prostate cancer cell entry into s phase and inhibits DNA synthesis. In: Cancer Res., 2002, Jg. 62, S. 2488-2492.

[66] Kampa, M.; Hatzoglou, A.; Notas, G.: Wine antioxidant polyphenols inhibit the proliferation of human prostate cancer cell lines. In: Nutrition Cancer, 2000, Jg. 37, S. 223-233.
[67] Hsieh, T.C.; Wu, J.M.: Differential effects on growth, cell cycle arrest, and induction of apoptosis by resveratol in human prostate cancer cell lines. In: Exp. Cell Res., 1999, Jg. 249, S. 109-115.
[68] Morris, G.Z.; Williams, R.L.; Elliott, M.S.: Resveratrol induces apoptosis in LNCaP cells and requires hydroxyl groups to decrease viability in LNCaP and DU145 cells. In: Prostate, 2002, Jg. 52, S. 319-329.
[69] Hsieh, T.C.; Wu, J.M.: Grape-derived chemopreventive agent resveratrol decreases prostatespecific antigen (PSA) expression in LNCaP cells by an androgen receptor (AR)-independent mechanism. In: Anticancer Res., 2000, Jg. 20, S. 225-228.
[70] Asou, H.; Koshizuka, K.; Kyo, T.: Resveratrol, a natural product derived from grapes, is a new induced of differentiation in human myeloid leukemias. In: Int. J. Hematol., 2002, Jg. 75, S. 528-533.
[71] Tsan, M.F.; White, J.E.; Maheshwari, J.G.: Anti-leukemia effect of resveratrol. In: Leuk. Lymphoma,2002, Jg. 43, S. 983-987.
[72] Kimura, Y.; Okuda, H.: Resveratrol isolated from Polygonum cuspidatum root prevents tumor growth and metastasis to long and tumor-induced neovascularization in Lewis lung carcinomabearing mice. In: J. Nutrition, 2001, Jg. 131, S. 1844-1849.
[73] Daroch, F.; Ooeneisen, M.; Gonzalez, C.L.: In vitro antibacterial activity of Chilean red wines against Helicobacter pylori. In: Microbios, 2001, Jg. 104, S. 79-85.
[74] Weisse, M.E.; Moore, R.S.: Antimicrobial effects of wine, in Wine, A Scientific Exploration, Sandler and Pinder, Taylor & Francis, New York, 2003.
[75] Feng, Y.; Zhou, W.; Wu, Q.: Low dose of resveratrol enhanced immune response of mice. In: Acta Pharmacologica Sinica, 2002, Jg. 23, S. 893-897.
[76] Fontecave, M.; Lepoivre, M.; Elleingand, E.: Resveratrol, a remarkable inhibitor of ribonucleotide reductase. In: FEBS Letters, 1998, Jg. 421, S. 277-279.
[77] Heredia, A.; Davis, C.; Redfield, R.: Synergistic inhibition of HIV-1 in activated and resting peripheral blood mononuclear cells, monocyte-derived macrophages, and selected drug-resistant isolates with nucleoside analogues combined with a natural product, resveratrol. In: J. Acquired Immune Defic. Syn., 2000, Jg. 25, S. 246-255.
[78] Konowalchuk, J.; Speirs, J.I.: Virus inactivation by grapes and wines. In: Applied Environ Microbiol, 1976, Jg. 32, S. 757-763.
[79] Roscolo, P.; del Signore, A.; Sabbioni, E.: Effects of resveratrol on lymphocyte proliferation and cytokine release. In: Ann. Clin. Lab. Sci., 2003, Jg 33, S. 226-231.
[80] Leiro, J.; Advarez, E.; Garcia, D.: Resveratrol modulates rat macrophage functions. In: Int. Immunopharmacol, 2002, Jg. 2, S. 767-774.
[81] Roscolo, P.; del Signore, A.; Sabbioni, E.: Effects of resveratrol on lymphocyte proliferation and cytokine release. In: Ann Clin Lab Sci, 2003, Jg. 33, S. 226-231.
[82] Takkouche, B.; Regueira-Mendez, C.; Garcia-Closas, R.: Intake of wine, beer, and spirits and the risk of clinical common cold. In: Am. J. Epidemiol., 2002, Jg.155, S. 853-858.
[83] Bertelli, A.A.; Ferrara, F.; Diana, G.: Resveratrol, a natural stilbene in grapes and wine, enhances intraphagocytosis in human promonocytes: a co-factor in anti-inflammatory and anticancer chemopreventive activity. In: Int. J. Tissue Reactions, 1999, Jg. 21, S. 93-104.
[84] Martinez, J.; Moreno, J.J.: Effect of resveratrol, a natural polyphenolic compound, on reactive oxygen species and prostaglandin production. In: Biochem Pharmacol, 2000, Jg. 59, S. 865-870.
[85] Feng, Y.; Zou, J.; Li, X.: Effects of resveratrol and ethanol on production of pro-inflammatory factors from endotoxin activated murine macrophages. In: Acta Pharmacol. Sin., 2002, Jg. 23, S. 1002-1006.
[86] Burns, J.; Crozier, A.; Lean, M.E.: Alcohol consumption and mortality: is wine different from other alcoholic beverages? In: Nutr. Metab. Cardiovasc. Dis., 2001, Jg. 11, S. 249-258.
Malarcher, A.M.; Biles, W.H.; Croft, J.B.: Alcohol intake, type of beverage, and the risk of cerebral infarction in young women, Stroke. 2001, Jg. 32, S. 77-83.
[87] Chakraborti, S.; Chakraborti, T.; Mandal, M.: Protective role of magnesium in cardiovascular

diseases: a review. In: Mol. Cell. Biochem., 2002, Jg. 238, S.163-179.
[88] Babu, A.N.; Cheng, T.P.; Zhang, A.: Low concentrations of ethanol deplete type-2 astrocytes of intracellular free magnesium. In: Brain Res. Bull., 1999, Jg. 50, S. 59-62.
[89] Altura, B.M.; Gebrewold, A.; Zhang, A.: Magnesium deficiency exacerbates brain injury and stroke mortality induced by alcohol: a 31P-NMR in vivo study Alcohol. 1998, Jg. 15, S. 181-183.
[90] Deckert, V.; Desrumaux, C.; Athias, A.: Prevention of LDL alpha-tocopherol consumption, cholesterol oxidation, and vascular endothelium dysfunction by polyphenolic compounds from red wine. Atherosclerosis. November, 2002, Jg.165, S. 41-50.
[91] Naderali, E.K.; Doyle, P.J.; Williams, G.: Resveratrol induces vasorelaxation of mesenteric and uterine arteries from female guinea-pigs. In: Clin. Science, 2000, Jg. 98, S. 537-543.
[92] Mansvelt, E.P.; van Velden, D.P.; Fourie, E.: The in vivo antithrombotic effect of wine consumption on human blood platelets and hemostatic factors. In: Ann. N. Y. Acad. Science, 2002, Jg. 957, S. 329-332.
[93] Mizutani, K.; Ikeda, K.; Kawai, Y.: Protective effect of resveratrol on oxidative damage in male and female stroke-prone spontaneously hypertensive rats. In: Clin. Exp. Pharm. Physiol., 2001, Jg. 28, S. 55-59.
[94] Wolf-Maier, K.; Cooper, R.S.; Banegas, J.R.: Hypertension prevalence and blood pressure levels in 6 European countries, Canada, and the United States. In: J. Am. Med. Assoc., 2003, Jg. 289, S. 2363—2369.
[95] Zou, J.G.; Wang, Z.R.; Huang, Y.Z.: Effect of red wine and wine polyphenol resveratrol on endothelial function in hypercholesterolemic rabbits. In: Int. J. Mol. Med., 2003, Jg. 11, S. 317-320.
96 Soares, D.R.; Costa Viana, F.S.; Souza, M.A.: Antihypertensive, vasodilator and antioxidant effects of a vinifera grape skin extract. In: J. Pharm. Pharmacol., 2002, Jg. 54, S. 1515-1520.
[97] Achike, F.I.; Kwan, C.Y.: Nitric oxide, human diseases and the herbal products that affect the nitric oxide signaling pathway. In: Clin. Exp. Pharmaco.l Physiol., 2003, Jg. 30, S. 605-615.
[98] Folts, J.D.: Potential health benefits from the flavonoids in grape products on vascular disease.In: Adv. Exp. Med. Biol., 2002, Jg. 505, S. 95-111.
Chan, M.M.; Mattiacci, J.A.; Hwang, S.H.: Synergy between ethanol and grape polyphenols, quercetin, and resveratrol, in the inhibition of the inducible nitric oxide synthase pathway. In: Biochem. Pharmacol., 2000, Jg. 60, S. 1539-1548.
[99] Eng, E.T.; Williams, D.; Mandava, U.: Anti-aromatase chemicals in red wine. In: Annals N.Y. Academy Sciences, 2002, Jg. 963, S. 239-246.
[100] Otake, Y.; Nolan, A.L.; Walle, U.K.: Quercetin and resveratrol potently reduce estrogen sulfotransferase activitiy in normal human mammary epithelial cells. In: J. Steroid. Biochem. Mol. Biol., 2000, Jg. 73, S. 265-270.
[101] Ashby, J.; Tinwell, H.; Pennie, W.: Partial and weak oestrogenicity of the red wine constituent resveratrol: consideration of its superagonist activity in MCF-7 cells and its suggested cardiovascular protective effects. In: J. Applied Toxicol., 1999, Jg. 19, S. 39-45.
[102] Bagchi, D.; Das, D.K.; Tosaki, A.: Benefits of resveratrol in women's health. In: Drugs Exp. Clin. Res., 2001, Jg. 27, S. 233-248.
[103] Van Thiel, D.H.; Gavaler, J.S.; Eagon, P.K.: Hypogonadism and feminization in alcoholic men: the past, present and future. In: Curr. Alcohol, 1981, Jg. 8, S. 29-40.
[104] Seidman, M.; Babu, S.; Tang, W.: Effects of resveratrol on acoustic trauma. In: Otolaryngol. Head Neck Surg., 2003, Jg. 129, S. 463-470.
[105] Halliwell, B.; Clement, M.V.; Long, L.H.: Hydrogen peroxide in the human body. In: FEBS Letters, 2001, Jg. 486, S. 10-13.
[106] Liu, Ga; Zheng, R.L.: Protection against damaged DNA in the single cell by polyphenols. In: Pharmazie, 2002, Jg. 57, S. 852-854.
[107] Lopez-Burillo, S.; Tan, D.X.; Mayo, J.C.: Melatonin, xanthurenic acid, resveratrol, EGCG, vitamin C and alpha lipoic acid differentially reduce oxidative DNA damage induced by Fenton reagents: a study of their individual and synergistic actions. In: J. Pineal Res., 2003, Jg. 34, S. 269-277.
[108] Kawada, N.; Seki, S.; Inoue, M.: Effect of antioxidants, resveratrol, quercetin and N-acetylcysteine,

on the functions of cultured rat hepatic stellate cells and Kupffer cells. In: Hepatology, 1998, Jg. 27, S. 1265-1274.
[109] Miura, D.; Miura, Y.; Yagasaki, K.: Hypolipidemic action of dietary resveratrol, a phytoalexin in grapes and red wine, in hepatoma-bearing rats. In: Life Science, 2003, Jg. 73, S. 1393-1400.
[110] De Ledinghen, V.; Monvoisin, A.; Neaud, V.: Trans-resveratrol, a grapevine-derived polyphenol, blocks hepatocyte growth factor-induced invasion of hepatocellular carcinoma cells. In: Int. J. Oncol., 2001, Jg.19, S. 83-88.
[111] Delmas, D.; Jannin, B.; Malki, M.C.: Inhibitory effect of resveratrol on the proliferation of human and rat hepatic derived cell lines. In: Oncol. Reports, 2000, Jg. 7, S. 847-852.
[112] Pelletier, S.; Vaucher, E.; Aider, R.: Wine consumption is not associated with a decreased risk of alcoholic cirrhosis in heavy drinkers. In: Alcohol Alcohclism, 2002, Jg. 37, S. 618-621.
[113] Kim, H.J.; Jung, K.J.; Yu, B.P.: Influence of aging and calorie restriction on MAPKs activity in rat kidney. In: Exp. Gerontol., 2002, Jg. 37, 1041-1053.
[114] Cadenas, S.; Barja, G.: Resveratrol, melatonin, vitamin E, and PBN protect against renal oxidative DNA damage induced by the kidney carcinogen KbrO3. In: Free Radical Biol. Med., 1999, Jg. 26, S. 1531-1537.
[115] Bertelli, A.A.; Migliori, M.; Panichi, V.: Resveratrol, a component of wine and grapes, in the prevention of kidney disease. In: Annals N.Y. Acad. Science, 2002, Jg. 957, S. 230-238.
[116] Redondo, P.; Jimenez, E.; Perez, A.: N-acetylcysteine downregulated vascular endothelial growth factor production by human keratinocytes in vitro. In: Arch. Derm. Res., 2000, Jg. 292, S. 621-628.
[117] Adhami, V.M.; Afaq, F.; Ahmad, N.: Suppression of ultraviolet B exposure-medicated activation of NF-kappaB in normal human keratinocytes by resveratrol. In: Neoplasia, 2003, Jg. 5, S. 74-82.
[118] El Attar, T.M.; Virji, A.S.: Modulating effect of resveratrol and quercetin on oral cancer cell growth and proliferation. In: Anticancer Drugs, 1999, Jg. 10, S. 187-193.
[119] El Attar, T.M.; Virji, A.S.: The effect of red wine and its components on growth and proliferation of human oral squamous carcinoma cells. In: Anticancer Research, 1999, Jg. 19, S. 5407-5414.
[120] Khanna, S.; Menojarvi, M.; Roy, S.: Dermal wound healing properties of redox-active grape seed proanthocyanidins. In: Free Radical Biology & Med., 2002, Jg. 33, S. 1089-1096.
[121] Chan, M.M.: Antimicrobial effect of resveratrol on dermatophytes and bacteria pathogens of the skin. In: Biochem. Pharmacol., 2002, Jg. 63, S. 99-104.
[122] Obisesan, T.O.; Wine: protective in macular degeneration, in Wine, A Scientific Exploration, Sandler and Pinder, Taylor & Francis. New York, 2003.
[123] Ignatowicz, E.; Baer-Dubowska, W.: Resveratrol, a natural chemopreventive agent against degenerative diseases. In: Pol. J. Pharmacology, 2001, Jg. 53, S. 557-569.

KAPITEL 6

Resveratrol im Wein, in Lebensmitteln und in Medikamenten

Obwohl Resveratrol von Natur aus in mehr als siebzig Pflanzenarten vorkommt und sehr geringe Mengen in Erdnüssen, frischen Trauben und Preiselbeeren vorhanden sind, wird sich dieses Kapitel über den Resveratrolgehalt der Nahrung vor allem dem Wein widmen, weil der Fermentationsprozess ein konzentriertes Resveratrolextrakt herstellt, das bis auf speziell hergestellte Nahrungsergänzungsmittel unerreicht ist.

>> Kapitelinhalt <<

Herstellung von Wein

Traubensaft stellt keine bedeutende Quelle von Resveratrol dar.[1] Es ist das durch Alkohol gelöste Extrakt von Resveratrol und anderen Polyphenolen aus der Schale von Weintrauben, das die *„Magie"* des Rotweins ausmacht.

Es gibt jedoch eine Reihe von Faktoren, die erklären, warum es eine große Variabilität im Resveratrolgehalt von Wein gibt.

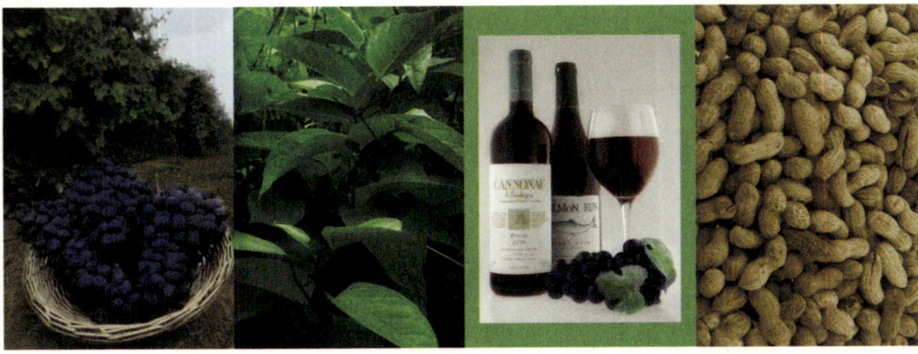

RESVERATROL IN DER NAHRUNG: Obwohl Resveratrol in 70 verschiedenen Pflanzen einschließlich Erdnüssen, Trauben und Pflanzen mit dem Namen *Polygonum cuspidatum F. Schmidt ex Maxim* (engl. Giant Knotweed, dt. eine Knöterichart) vorkommt, ist es in konzentrierter Form nur in Rotwein zu finden. Es wird durch den Fermentationsprozess extrahiert und danach in Flaschen abgefüllt und konserviert. Polygonum sachalinense ist eine allgemein verbreitete Resveratrolquelle für Nahrungsergänzungsmittel, obwohl die meisten Marken keine biologisch aktiven Resveratrolformen beinhalten.

Linke Abbildung UDSA Agricultural Research Service.

Zu diesen Faktoren gehören:

Klima: Resveratrol wird in der Traubenhaut als Reaktion auf krankheitserregenden Grauschimmel wie *Plasmospora viticola* (*Rebenperonospora*, Falscher Mehltau) oder *Botrytis cinerea* produziert, wenn Mehltau auf der Traubenhaut entsteht. Also bringen Trauben in feuchteren, nördlicheren Klimagebieten, wo es mehr Pilze gibt, wahrscheinlich einen höheren Resveratrolgehalt hervor. Zum Beispiel stellte Professor Leroy Creasy von der Cornell University fest, dass kalifornische Weine 4-5mal weniger Resveratrol enthalten als die in New York hergestellten.

Fermentation: Wein ist fermentierter Traubensaft, der auf natürliche Weise zu Wein und falls der Fermentationsprozess fortgesetzt wird, zu Essig wird. Insekten tragen Hefe zur Oberfläche der Trauben, wo sich schließlich zwischen 100.000 bis 1.000.000 Hefezellen ansammeln können. Es sind eben diese Hefezellen, eine der vielen Arten der Backhefe, welche den Fermentationsprozess auslösen und Wein herstellen.[2] Die Fermentation benötigt 10 bis 30 Tage. Danach lagert der Wein normalerweise in Holzfässern aus Rotholz bzw. Eiche.

Weißwein vs. Rotwein: Der Grund, warum Weißwein sehr wenig Resveratrol beinhalten kann, liegt im Herstellungsprozess selbst. Rotweine beinhalten zehnmal mehr Resveratrol als Weißweine, da bei seiner Produktion die Traubenhaut benötigt wird, während das bei Weißwein nicht der Fall ist. In der Traubenhülle befindet sich das Resveratrol.

Weinherstellungsprozess: Der Weinherstellungsprozess kann Resveratrol abbauen oder konservieren. Verfeinerungsstoffe vermindern den Resveratrolgehalt im Wein stark, während das Bespritzen der Trauben mit Schwefeldioxid das Resveratrol erhält. Wein, der mit der eingeweichten Traubenhaut hergestellt wird, kann im Vergleich mit Wein, der ohne die eingeweichte Traubenhaut produziert wurde, bis zu 10-mal mehr Resveratrol enthalten.

Stabilität: Resveratrol ist, einmal der Luft ausgesetzt, ein kurzlebiges und instabiles Molekül. Unter geregelten Bedingungen kann Resveratrol bis zu 5 Tage stabil bleiben, wenn es in einem dunklen Raum bei 2,2 Grad Celsius (gerade über dem Gefrierpunkt von 0 Grad Celsius) gelagert wird, es ist aber bei Zimmertemperatur und ohne Schutz vor Tageslicht nicht stabil.[3] Eine luftdichte Weinflasche konserviert Resveratrol wie keine andere Verpackung.

Einige Weinsorten zeigen praktisch keinen feststellbaren Resveratrolgehalt. Also gehen Sie nicht davon aus, dass Sie mit Wein auch eine garantierte Dosis Resveratrol einnehmen. Manche Traubensaftmarken können sogar mehr Resveratrol als einige Weinsorten beinhalten, obwohl Traubensaft eigentlich keine gute Resveratrolquelle darstellt.

Resveratrol in Lebensmitteln	Gehalt
Erdnüsse	geringer Gehalt, nur einige Mikrogramm pro Portion, etwa 2,45 Milligramm pro Kilogramm
Frische Trauben	geringer Gehalt, nur einige Mikrogramm pro Portion
Rosinen	Resveratrol wird während der Sonnentrocknung zerstört
Traubensaft	Resveratrolzerfall durch Pasteurisierung
Preiselbeeren	geringer Gehalt, nur einige Mikrogramm pro Portion
Weißwein	zehnmal weniger als in Rotwein
Rotwein	Fermentation von roten Trauben liefert Resveratrol, Flaschenbefüllung schützt Resveratrol, etwa 5,4 Milligramm pro Liter (stark unterschiedlich)
andere Quellen	geringer Gehalt in Maulbeeren, in der Knöterichart Polygonum cuspidatum, auch bekannt als das asiatische Gewürz fo-ti oder Ho Shou Wu in China

Faktoren, die den Resveratrolgehalt in Trauben beeinflussen:

- Wetter (Luftfeuchtigkeit)
- Geographischer Ursprung der Trauben
- Traubensorte
- Pilzerkrankungen
- Reifegrad
- UV-Anteil in Sonnenstrahlen?
- Herstellung des Weins (der Resveratrolgehalt wird durch Verfeinerungsstoffe im Wein gesenkt und auf der anderen Seite durch das Spritzen der Trauben mit Schwefeldioxid bewahrt.[4]

Resveratrol in Trauben

Dunkelviolette Trauben verfügen über größere Mengen an Resveratrol als rote Trauben. Pinot Noir kann bis zu 2,5-mal mehr Resveratrol enthalten als Wein, der aus anderen Traubensorten hergestellt wurde.

In einer Studie italienischer Wissenschaftler wurde resveratrolreicher Rotwein aufgrund seiner vorbeugenden Wirkung gegen Blutgerinnsel gegenüber Weißwein vorgezogen.[5]

Jedoch zeigen einige Studien, dass die Weinanbau- und Weinherstellungstechniken, sowie die Umweltbedingungen die entscheidenden Faktoren sind. Zum Beispiel enthält im kanadischen Ontario hergestellter Cabernet Sauvignon mehr Resveratrol als Pinot Noir. Eine Studie über 32 Weinsorten in Italien hat festgestellt, dass sie eine bessere Resveratrolquelle im Vergleich zu kalifornischen Weinsorten darstellen. Dies könnte den traditionellen Erfahrungen bei der Herstellung der italienischen Weine zuzuschreiben sein, die ebenso wie das Klima das Resveratrol schonen.[6]

Manch Verbraucher hat vielleicht den einen oder anderen Gesundheitsbericht gelesen, die weitere im Wein vorhandene Moleküle wie Piceid, Pterostilben und Epsilon-Viniferin erwähnen. Dies sind alles Resveratrolderivate.[7] Das wichtigste Molekül ist Resveratrol. Resveratrol ist ein kleines, unscheinbares Molekül, das mindestens 20-mal besser absorbiert wird als Catechin, ein bitteres Tannin, das auch in grünem Tee enthalten ist und Quercetin, beide Begleiter von Resveratrol im Wein. Die Catechinkonzentration kann im Wein das 10- oder 12-fache von Resveratrol betragen, aber Resveratrol wird besser aufgenommen. Resveratrol ist bei Weitem der *„effektivste Antikrebswirkstoff im Rotwein."*[8]

Herstellung von resveratrolreichem Wein

Winzer haben begonnen nach Wegen zu suchen, um den Resveratrolgehalt in ihrem Wein in die Höhe zu treiben. Geerntete Weintrauben, die einer künstlichen ultravioletten UV-C-Strahlung ausgesetzt worden waren, lieferten einen bis zu zweimal höheren Resveratrolgehalt.[9] Eine andere Studie belegte, dass UV-C-Strahlung aus Lampen den Resveratrolgehalt in geernteten Trauben um das 10-fache erhöht hatte.[10] UV-C wird von der Ozonschicht herausgefiltert, wodurch gewöhnliches Sonnenlicht nur eine kleine Wirkung auf den

Resveratrolgehalt in Trauben und Wein hat. Aber die Untersuchungen über die Rolle des Sonnenlichts für den Resveratrolgehalt in Trauben werden fortgesetzt.

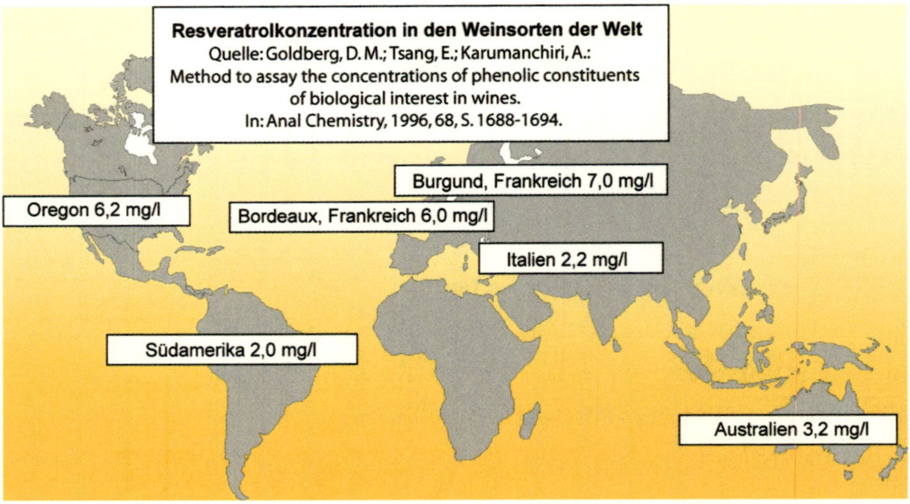

Trauben und Weine aus Hochgebieten

Sind Weinsorten aus Weinbergen in höher liegenden Gebieten besser als andere Weinsorten in der Vorbeugung von Herzanfällen? Da die kurzwelligen UV-Strahlen größtenteils von der Ozonschicht in der Atmosphäre gefiltert werden ist es in höher liegenden Gebieten, wo die Atmosphäre dünner ist, möglich, dass das Sonnenlicht größere Konzentrationen von Resveratrol in den Trauben und im Wein produzieren kann.

Jüngste Studien von Professor Roger Corder, Leiter des Instituts für Experimentelle Therapeutik am William Harvey Research Institute in London zeigen, dass Wein aus den höher gelegenen Anbaugebieten in Argentinien und Sardinien viel mehr schützende Polyphenolmoleküle wie Resveratrol enthalten als Weinsorten aus Frankreich, Spanien, Italien und Australien. Wie erwartet, schien Rotwein in dieser Hinsicht besser zu liegen als Weißwein.

Zum Beispiel testete Professor Corder Weinsorten, die in einer Höhe zwischen 750 und 1500 Meter in Mendoza in Argentinien angebaut werden, einer der am höchsten liegenden Weinanbaugebiete der Welt. Sie waren 2- bis 6-mal stärker, was ihre Fähigkeit betrifft, die Produktion von Endothelin-1, einer Missetäter-

Substanz, die Ablagerungen in Blutgefäßen verursacht, zu hemmen.

Professor Corder testete ebenfalls Weine aus Trauben, die in den Hochgebieten von Georgien und in der sardinischen Region Nuoro angebaut worden waren. Beide dieser Gegenden der Welt rühmen sich für eine ungewöhnlich hohe Anzahl Hundertjähriger. Die Weine aus der Nuoro-Region auf der Insel Sardinien waren die mit dem höchsten Resveratrolwert unter allen getesteten.[11]

Schwankungen des Resveratrolgehalts nach der Weinsorte

Die Weine aus der ganzen Welt weisen stark unterschiedliche Resveratrolgehalte auf.

Japanische Forscher gelangten zu dem Befund, dass unter 42 getesteten Weinen ein Gehalt von bis zu 4,37 mg Resveratrol pro Liter gemessen werden konnte.[12] Somit würde ein 5-Unzen-Glas (180 Milliliter), das mit einem Wein gefüllt wurde, der 4,00 Milligramm Resveratrol pro Liter enthält, etwa 0,6 mg Resveratrol liefern. Man müsste demnach fünf Gläser von diesem Rotwein trinken, um die Menge Resveratrol aufzunehmen, die laut der neuesten Enthüllungen der Wissenschaftler den die Alterung hinauszögernden Nutzen bringt.

Forscher aus Tschechien berichten, dass der Resveratrolgehalt ihrer Weine 1,3 bis 15,4 mg Resveratrol pro Liter beträgt. Also kann ein Wein, der in den böhmischen und mährischen Weinbergen hergestellt wurde, bis zu 2,28 mg Resveratrol pro 5-Unzen-Glas enthalten. Des Weiteren berichten diese Forscher, dass in Weinblättern hohe Konzentrationen von Resveratrol von 2,8 bis 46,2 mg pro Kilo vorkommen können.[13]

Resveratrolgehalt in den Weinsorten der Welt	
Weinanbaugebiet	Gehalt pro 5-Unzen-Glas
Vereinigte Staaten	100 Mikrogramm (1/10 von 1 Milligramm)
Frankreich, Burgund	248 Mikrogramm (1/4 von 1 Milligramm)
Japan	600 Mikrogramm (6/10 von 1 Milligramm)
Italien, Region Trentino	0,876 bis 1,06 Milligramm
Spanien	1,18 Milligramm
Mähren/Böhmen	2,27 Milligramm

Quelle: Ray, P.S.; Gaulik, G.; Cordis, G.A.: The red wine antioxidant resveratrol protects isolated rat hearts from ischemia reperfusion injury, Free Radical Biology & Med. 1999, 27, S. 160-169.

Wein: Keine zuverlässige Gesundheitsförderung

Die große Uneinheitlichkeit beim Resveratrolgehalt von Rotweinen könnte erklären, warum einige Studien den Nutzen von Wein für das kardiovaskuläre System nicht bestätigen können.[14]

Angaben zu Resveratrolschwankungen im Wein

Der Resveratrolgehalt im Wein variiert stark.

- Rotweinsorten in Spanien wiesen Unterschiede bis zu einem Faktor von vier auf.[15]
- In italienischen Weinsorten wurde ein 20-facher Unterschied beim Resveratrolgehalt festgestellt.[16]
- Die Analysen von elf in China hergestellten Rot- und Weißweinsorten ergaben 92-fache Unterschiede im Resveratrolgehalt.[17] Andere Forscher fanden eine Varianz mit dem Faktor 25 im Resveratrolgehalt von verschiedenen Weinen.[18]

Wein oder Nahrungsergänzungsmittel?

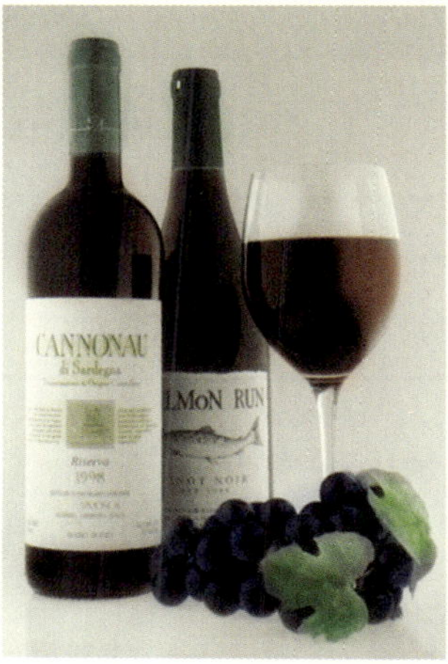

Cannonau Rot ist eine resveratrolreiche Rebsorte, die auf Sardinien, der italienischen Insel mit den vielen Hundertjährigen, weit verbreitet ist. Weinsorten aus nördlichen Breiten, wie Pinot Noir aus New York (Salmon Run), weisen auch einen höheren Resveratrolgehalt auf.

Theoretisch sollten Nahrungsergänzungsmittel eine ausgezeichnete Resveratrolquelle sein. Es können Tabletten mit bestimmten Resveratrolmengen entwickelt werden, während aufgrund gegebener Unterschiede der Resveratrolgehalt in Trauben während des Weinherstellungsprozesses dem Zufall überlassen werden muss. Dr. Leroy Creasy von der Cornell University kam zu der Erkenntnis, dass eine Flasche Rotwein so viel Resveratrol enthalten kann, wie in 17000 Resveratrolkapseln vorhanden ist. Das magische am Wein ist nämlich, dass er das Resveratrol in der Flasche konservieren kann bis der Korken gezogen wird. Dr. David Sinclair, der Forscher von der Harvard Medical School, der entdeckt hatte, dass Resveratrol die Alterungsprozesse in lebenden Zellen hinausschieben kann, untersuchte viele Resveratrolprodukte und kam zu dem Schluss, dass Resveratrol, so wie es gegenwärtig verpackt wird, nur eine sehr kurze Lagerdauer hat und kein biologisch aktives Resveratrol zur Verfügung stellt. Daher sollten Konsumenten sich vor Nahrungsergänzungsmitteln mit Resveratrol hüten, da diese zwar Resveratrol beinhalten, aber in einer oxidierten, nutzlosen Form. Eine Flasche Rotwein verfügt über die gleiche Menge an Resveratrol wie 17000 Resveratrolkapseln.

Eine Flasche Rotwein verfügt über die gleiche Menge an Resveratrol wie 17000 Resveratrolkapseln.

Effektivität von Wein bei der Erhöhung des „guten" HDL-Cholesterins	
Gläser Wein pro Tag	**Wirkung bei der Erhöhung des „guten" HDL-Cholesterins**
1-3	schwach
6-8	stark
9+	keine

Quelle: Gaziano, J.M.; Buring, J.E.; Breslow, J.L,: Moderate alcohol intake, increased levels of high-density lipoprotein and its subfractions, and decreased risk of myocardial infarction. In: New England Journal Medicine, 1993, 329, S. 1829-1834.

Wie viele Gläser Rotwein?

Angenommen die Verbraucher würden sich auf die Suche nach einem guten Rotwein machen, bevorzugt aus dunklen Trauben (*Pinot Noir* u.a.), die unter idealen Bedingungen in einem feuchten, nördlichen Hochlandklima wuchsen und verarbeitet wurden. Wie viele Gläser Wein würde man dann trinken müssen, um gesundheitsfördernde Effekte zu erzielen? Hierbei ist die Auseinandersetzung mit einigen jüngeren Studien für die Bestätigung der gesundheitsfördernden Auswirkungen von geringeren Dosen Rotwein hilfreich.

- Eine Studie zeigte, dass nur ein Glas Rot- oder Weißwein pro Tag den Zuckergehalt im Blut gesunder Männern senkt. Rotwein, kein Weißwein, reduzierte Triglyceride um 26 Prozent und hob den Spiegel des *„guten"* HDL-Cholesterins um 26 Prozent innerhalb von zwei Wochen an.[19]
- Krebsforscher geben an, dass Resveratrol Krebs hauptsächlich durch seine Eigenschaft verhindert, die Tumorzellteilung zu unterbinden und den Tod von Krebszellen einzuleiten. Dies könne durch Dosen erreicht werden, die in der Nahrung vorhanden sind (hauptsächlich Rotwein).[20] Wenn es eine

Bevölkerungsgruppe gäbe, an der man den Gesundheitsnutzen von Resveratrol demonstrieren könnte, dann wären dies Herzinfarktpatienten. In Frankreich wurden Infarktpatienten nach der Herzattacke weiter beobachtet. Jene Patienten, die etwa zwei Gläser Wein pro Tag tranken, wiesen eine 59-prozentige Reduktion des Risikos von Herzkomplikationen innerhalb der folgenden vier Jahre nach ihrem ersten Infarkt auf.[21]

- Die Analysen von elf in China hergestellten Rot- und Weißweinsorten ergaben 92-fache Unterschiede im Resveratrolgehalt. 17 andere Forscher fanden eine Varianz mit dem Faktor 25 im Resveratrolgehalt von verschiedenen Weinen.[22]

So könnte ein bescheidener Weinkonsum, sagen wir einmal ein bis drei Gläser Rotwein am Tag, positive Auswirkungen auf die Gesundheit haben. Ein gutes Glas resveratrolreichen Rotweins könnte den gleichen Nutzen für die Gesundheit haben, wie drei bis fünf Gläser eines Weins mit weniger Resveratrol. Die Variabilität des Resveratrolgehalts erklärt die Diskrepanz zwischen den empfohlenen Mengen Rotwein pro Tag, die noch als gesundheitsfördernd bezeichnet werden können.

Abbau der Fettablagerungen in den Blutgefäßen bei Kaninchen nach Art des verwendeten alkoholischen Getränks	
Alkoholisches Getränk	**Abbau abnormaler Fettablagerungen in einer Arterie (Atherom)**
Bier	- 10 %
Whiskey	- 28 %
Weißwein	- 30 %
Rotwein	- 70 %

Quelle: Renaud, S.: The Miracle of Wine. Montignac, 1998, S. 108

Bevölkerungsstudien: Das französische Paradox

Die Bevölkerungsstudien sollten wir nicht vergessen. Im Allgemeinen wird angenommen, dass das Resveratrol im Rotwein und weitere Antioxidantien in roten Trauben und Wein, die in der französischen Küche verwendet werden, für das so genannte *„Französische Paradox“* verantwortlich sind. Dies ist die Tatsache, dass die Franzosen fetthaltigere Nahrung als Amerikaner zu sich nehmen, jedoch weit weniger Herz-Kreislauf-Erkrankungen zeigen. Der traditionelle Konsum von Rotwein in geringen Maßen führt zu deutlichen Unterschieden bei messbaren Gesundheitsparametern einer untersuchten Bevölkerungsgruppe.[23] Eine umfangreiche Studie erkannte, dass Menschen, die die mediterrane Küche bevorzugen, im Vergleich zu Nordamerikanern eine um 76 Prozent geringere Rate an klinischen Vorfällen wie tödlichen oder nicht tödlichen Herzinfarkten, Schlaganfällen oder Herzversagen aufweisen. Dies bedeutet, dass auf vier nordamerikanische Erwachsene, die einen Schlaganfall oder Herzinfarkt erlitten haben, nur ein sich traditionell ernährender Europäer mit dem gleichen Krankheitsbild kommt.[24] Diese Wirkung ist auf den Rotwein, einen grundlegenden Bestandteil der mediterranen Küche, zurückzuführen.

Sterberaten in europäischen Regionen	
Gebiet	**Jährliche Todesfälle aufgrund von Herzerkrankungen unter 100000 Personen**
Glasgow, Schottland	380
Nordfrankreich (Lille)	105
Nordfrankreich (Strasbourg)	102
Südfrankreich (Toulouse) Weinanbaugebiet	78

Quelle: Tunstall-Pedoe, H.; Kuulaasmaa, K.; Mahonen, M.: Contribution of trends in survival and coronary event rates to changes in coronary heart disease mortality: 10-year-results from 37 WHO MONICA Projekt populations. Lancet: 1999, 353, S. 1547-1557.

Land	Herzerkrankungen als Todesursache unter 100000 Personen	Durch-schnittlicher Cholesterin-spiegel	Fettanteil in der Nahrung
USA	240	2,09 g/Liter	46 %
Frankreich	91	2,33 g/Liter	45 %

Quelle: Weltgesundheitsorganisation (WHO) 1990

Rotwein bringt ein langes Leben

Die Italiener sind als Bevölkerungsgruppe ein gutes Beispiel für die Untersuchung der gesundheitsfördernden Eigenschaften von Wein, da 97 Prozent des gesamten Alkoholkonsums der Italiener auf Wein zurückzuführen ist, wobei es sich hauptsächlich um resveratrolhaltigen Rotwein handelt. Eine Gruppe von 1536 italienischen Männern, im Alter zwischen 45 und 65 Jahren, wurde 30 Jahre lang beobachtet, von 1965 bis 1995. 38 dieser Männer waren Abstinenzler, so konnte kein Vergleich zwischen *„Teetrinkern"* und Weintrinkern angestellt werden. Anhand der Beobachtungen konnte man feststellen, dass maßvolle Weintrinker (4-7 Gläser/ Tag) etwa fünf Jahre länger lebten, als Gelegenheitstrinker (1 Glas/ Tag) und starke Trinker (10 Gläser/ Tag). Aber innerhalb dieser Gruppe lebten Männer, die schwere, physische Arbeit leisteten und 1-4 Gläser pro Tag genossen, neun Jahre länger, als Männer, die eine Beschäftigung im Sitzen ausübten und gelegentlich Wein zu sich nahmen.[25]

Lebenserwartung in französischen Weinanbaugebieten – Vergleich von Studien aus den Jahren 1933 und 1986			
Altersgruppe	Anstieg der Lebenserwartung in französischen Weinanbaugebieten – 1933 Dougnac	Altersgruppe	Anstieg der Lebenserwartung in französischen Weinanbaugebieten – 1986 Baspeyras
60-64	+25%	60-69	+35%
65-69	+27%	70-79	+33%
70-79	+29%	80+	+65%
80+	+46%		

Quelle: Montignac, M.: Miracle of Wine. Montignac Pub: 1998.

Die Rolle von Wein, der Ernährung und Kalorien für die Langlebigkeit

Die folgende Tabelle enthält manch interessante Daten zum Vergleich. Sie spiegelt die Angaben zu den drei bedeutendsten Faktoren der Langlebigkeit, d.h. zum Fleischkonsum (einer ständig verfügbaren Quelle von Eisen und Kupfer), zum Weinkonsum und zur Kalorienaufnahme wider. Es ist zu beachten, dass die Kalorienaufnahme während der letzten 40 Jahre um 700-800 Kalorien pro Person und Tag in vielen reichen Industrieländern angestiegen ist. Länder mit einem relativ geringen Konsum von Fleisch und Kalorien scheinen einen Vorteil bei der Lebenserwartung zu haben. Länder mit einem gemäßigten Rotweinkonsum scheinen vor den negativen Auswirkungen eines übermäßigen Kalorien- und Fleischkonsums verschont zu bleiben.

Ausgewählte Industrieländer	Lebenserwartung bei der Geburt	Pro-Kopf-Konsum von Fleisch in Kilogramm pro Jahr (enthält absorbierbares Eisen/ Kupfer)	Pro-Kopf-Konsum von Wein 5-Unzen-Gläser (180 Milliliter) pro Jahr	Durchschnittliche Kalorienaufnahme täglich pro Kopf	
				1961	1999
Japan	80.8	42.1	11.52	2468	2872
Schweiz	79.7	71.3	334.1	3520	3258
Luxemburg	77.3	Keine Angaben	428.0	3000	3624
Schweden	79.7	71.1	80.6	2835	3141
Italien	79.1	87.7	392.7	2914	3628
Frankreich	78.9	99.7	406.8	3194	3574
Spanien	78.9	111.4	249.3	2631	3353
Griechenland	78.6	82.3	203.3	2820	3689
Portugal	75.9	84.6	358.7	2517	3767
Deutschland	77.6	86.9	154.4	2889	3410
Vereinigte Staaten	77.3	122.0	49.9	2882	3754
Argentinien	75.3	97.9	266.2	3116	3176
Dänemark	76.7	126.5	197.12	3186	3317
Irland	77.0	111.0	36.1	3353	3649
Quellenangaben:	CIA World Factbook. July 2002.	Food & Agriculture Org. United Nations, 1998.	5 ounce glass. Wine Institute, 1997.	Earthtrends. World Resources Institute, 1999.	

Das Problem der Überdosierung

Eines der Probleme, die aus den zahlreichen Berichten über die positiven Auswirkungen von Wein hervorgehen, ist die Möglichkeit, dass diese Informationen manchem für die Rechtfertigung seines übermäßigen Alkoholkonsums gereichen könnten. Gesundheitsexpertisen wiesen darauf hin, dass Erwachsene, die ihren Alkoholkonsum als gering bis mäßig charakterisieren, tatsächlich die geltende Norm für Alkoholkonsum überschreiten können.[26]
Eine kanadische Studie hat darüber hinaus festgestellt, dass neun bis zwölf Prozent der älteren Menschen Alkohol missbrauchen, was mit einer höheren Sterblichkeitsrate verbunden war.[27] Diejenigen, die zu viel trinken, scheinen die Informationen über gesundheitsfördernde Effekte von Rotwein als Entschuldigung für ihren Alkoholismus zu nutzen.

Die irritierende Studie aus Roseto, Pennsylvania

Das französische Paradox, also die Tatsache, dass die Franzosen viel Fett verzehren und viele Kalorien zu sich nehmen, aber ihre Sterblichkeitsrate mit der Ursache von Herz- und Gefäßkrankheiten relativ gering ist, wurde den Amerikanern zum ersten Mal am 17. November 1991 in der Fernsehsendung *Sixty Minutes* enthüllt. Aber das kleine Dorf Roseto in Pennsylvania hat dieselbe Erscheinung vielleicht schon 25 Jahre vorher gezeigt. Für eine gewisse Zeit hatte man beobachtet, dass die Einwohner von Roseto fast immun gegen eine der häufigsten Todesursachen waren – Herzanfälle. In einer Studie wurde der Gesundheitszustand der Bewohner von Roseto, einer Stadt mit 1600 Einwohnern, über einen Zeitraum von 30 Jahren mit Bangor verglichen, einer nahe liegenden Stadt mit 5000 Einwohnern.

Die Anzahl der Todesfälle aufgrund von Herzversagen steigt für gewöhnlich mit fortschreitendem Alter. In Roseto sank diese Rate bei Männern im Alter zwischen 55 und 64 fast auf Null!

Studien haben gezeigt, dass die Sterblichkeitsrate aufgrund von Herz- und Gefäßerkrankungen in Roseto nur halb so groß war wie in Bangor und dem restlichen Amerika. Die erste Studie über Roseto wurde 1966 veröffentlicht. Während die Anzahl der Todesfälle aufgrund von Herzproblemen für gewöhnlich mit fortschreitendem Alter steigt, fiel sie in Roseto bei Männern im Alter zwischen 55 und 64 Jahren auf nahezu Null! Die Männer im Dorf waren kräftige Esser, wie die Franzosen, aber auch sie tranken in der Regel Rotwein.

Einer der Bewohner von Roseto, ein eher korpulenter Mann, berichtete im Alter von 92 Jahren, dass er zu seiner täglichen Pastaportion etwa fünf Gläser Rotwein trank.

Das Problem war, dass zuerst Soziologen über dieses Gesundheitsphänomen berichteten und es irrtümlicherweise auf die engen Familienbeziehungen der italo-amerikanischen Gemeinde dort in Roseto zurückführten und nicht auf den Konsum von Rotwein. Weiterhin wurde bemerkt, dass die Einwohner von Roseto hart arbeiteten, was bedeutet, dass sie physisch aktiv waren. Es dauerte bis zum Jahre 1971, als die erste Person in Roseto an einer Herzattacke starb und unter 45 Jahre alt war. Im Laufe der Zeit stieg die Herzinfarktrate in Roseto an, aber niemandem fiel es ein zu überprüfen, ob der Pro-Kopf-Konsum von Rotwein gefallen war. Italienische Einwanderer waren in der Zeit, als über das geringe Vorkommen von kardiovaskulären Krankheiten in Roseto berichtet wurde, für ihren hohen Rotweinkonsum bekannt.

Quellen:

Stout, C.; Marrow, J.; Brandt, E.N. Jr.: Unusually low incidence of death from myocardial infarction. Study of an Italian American community in Pennsylvania. In: J. Am. Med. Assoc., 1964, Jg. 188, S. 845-849.

The Bulletin of the Muscogee County Georgia Medical Society, The Doctor's Lounge. April, 1963, Jg. 10,

Wein ist als guter antibakterieller Wirkstoff und Verdauungshilfe weithin bekannt. Wenn man zehn Millionen E. Coli-Bakterien in Rotwein einbringt, werden diese innerhalb einer halben Stunde alle vernichtet.

Quelle: Weisse, M.E.; Eberly, B.; Person, D.A.: Wine as a digestive aid: comparative antimicrobial effects of bismuth salicylate and red and white wine. In: British Medical Journal, 1995, Se. 311, S. 1657-1660.

Kopfschmerzen vom Rotwein

Einer der Nachteile des Weinkonsums sind Kopfschmerzen. Schwefelhaltige Konservierungsmittel können die Kopfschmerzen verursachen. Ernährungsbedingte Migränekopfschmerzen werden sehr oft durch alkoholische Getränke ausgelöst, vor allem durch Rotwein.[28]

Angesichts der negativen Auswirkungen längeren Alkoholkonsums auf die Gesundheit, können Lebensmittel und alkoholfreie Getränke, die aus Trauben hergestellt wurden, dem Wein als alternative Resveratrolquellen vorgezogen werden.[29] Diese sind jedoch nicht in der Lage die Eigenschaften einer Weinfermentation, bei der das Resveratrol extrahiert wird, nachzuahmen. Das ist der Grund, warum Wein die zweifellos einzige bedeutende Quelle von Resveratrol im Nahrungsmittelbereich darstellt.

Etikettierung von Wein

Das Bureau of Alcohol, Tobacco & Firearms (Behörde für Alkohol, Tabak und Schusswaffen) reguliert in den USA die Etikettierung von alkoholischen Getränken und seine Normen werden zu einem Vorbild für andere Länder. In den letzten Jahren haben heftige Diskussionen über die Angabe des Resveratrolgehalts auf Weinetiketten stattgefunden, aber wenn bestimmte Erntejahre keine resveratrolreichen Trauben hervorbringen, könnte die Etikettierung einen Rückgang beim Weinverkauf verursachen, weshalb die Winzer diese Idee immer noch beraten. Glen Greasy, Dozent für Vitikultur in Neuseeland, ist der Ansicht, dass das Etikett aussagen darf, dass der Wein Resveratrol beinhaltet, aber keine Andeutung darüber enthalten darf, dass er einen gesundheitlichen Nutzen bringt, weil ihn dies zu einem Medikament machen würde. Dr. Leroy Creasy, pensionierter Professor für Vitikultur an der Cornell University behauptet, dass nur Weinsorten, die mit traditionellen europäischen Methoden hergestellt wurden, überhaupt Resveratrol enthalten. Aus Tausenden Weinsorten, die Dr. Creasy jahrelang geprüft hatte, waren nur vier oder fünf reich an Resveratrol. Er fügt aber hinzu, dass es bestimmte Wege gäbe, um den Resveratrolgehalt im Wein um das 12- bis 20-fache zu steigern.

Resveratroltabletten

In den Kapiteln 5 und 6 waren die Leser mit einem Dilemma konfrontiert worden. Die Aussicht auf ein extrem langes Leben ist in Reichweite. Aber um eine stabile Resveratrolquelle zu finden, müsste erst eine neue Technologie entwickelt werden.

Während Resveratrol ein starker biologischer Wirkstoff ist, ergeben sich bei der Gewinnung der biologisch aktiven Form dieses Moleküls Schwierigkeiten. Zunächst hat es, wenn es der Luft ausgesetzt wurde, eine begrenzte Lebensdauer. Dann wird es, wenn es in den Blutkreislauf gelangt, sehr schnell in der Leber umgesetzt. In der Tat konnte Resveratrol bei einer Tierstudie nicht die gewünschte biologische Wirkung erzielen, und dies bei einer ziemlich hohen Dosis. Dies scheint somit das Haupthindernis zu sein, das Resveratrol von der Realisierung seiner Möglichkeiten bei der Förderung der Gesundheit und der Verhinderung von Krankheiten abhält.[30]

Dr. David Sinclair von der Harvard Medical School berichtet, dass keine von den verkauften Resveratroltabletten, die er getestet hat, irgendeine biologische Wirkung zeigte. Dies liegt daran, dass die Resveratroltabletten weder die Dunkelheit noch die luftdichte Umgebung duplizieren, die innerhalb einer Weinflasche herrschen.

Resveratrol ist ein verflixtes Molekül. Es ist dazu bestimmt Pilze zu bekämpfen und abzuwehren, wenn diese Trauben und andere Pflanzen im feuchten Klima befallen. Aber wenn Resveratrol einmal der Luft ausgesetzt ist, zerfällt es schnell.

Der Fermentationsprozess löst Resveratrol aus den Traubenhüllen und Blättern anderer Pflanzen, das zur Quelle für Resveratrolpulver, den Rohstoff der Nahrungsergänzungsmittel, wird. Eine andere natürliche Resveratrolquelle in der Nahrung ist eine Knöterichart (auch *Fo-Ti* in Asien oder *Ho Shou Wu* in China genannt oder bekannt unter dem botanischen Namen *Polygonum*). Selbst wenn es äußerst sorgfältig verpackt und in versiegelten und mit einem äußeren Folienfutter ausgestatteten Taschen transportiert wird, zerfällt das Resveratrolpulver während der Kapselfüllung oder der Herstellung von Vitamintabletten rapide.

Resveratrol ist für die Zerstörung durch Licht und Sauerstoff überaus anfällig Aber wie kann man dann Resveratrolmittel herstellen, damit die Welt von seinen positiven Gesundheitsauswirkungen profitieren kann?

Die luftdichte Kapsel

Mit Hilfe einer bereits existierenden Technologie könnte man Resveratrol, wenn

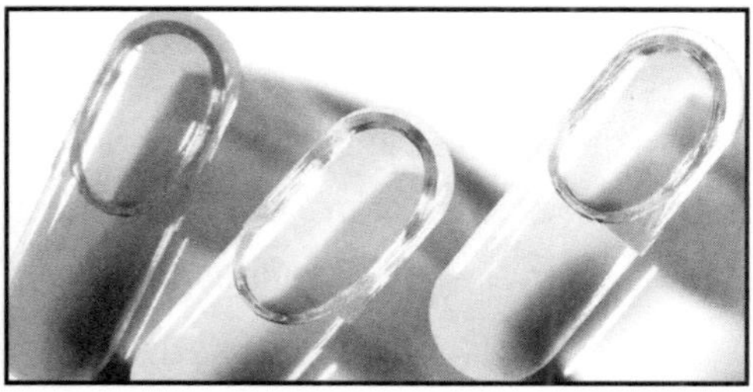

es schon einmal aus Trauben oder anderen Pflanzen extrahiert werden konnte, konservieren. Capsuge®, eine Tochter von Pfizer, hat jüngst eine Technologie entwickelt, mit der Flüssigkeiten in zweiteilige nahrungsgeeignete Kapseln eingeschlossen werden können. Das Patent (Worldwide Patent WO 01/08631 A1) beschreibt den Prozess und die Apparatur zur Kontrolle von Temperatur und Lichtintensität der Inhaltsstoffe, die in flüssiger Form unter einer Stickstoffatmosphäre eingekapselt werden. Das Endprodukt, unter dem Namen Licaps® bekannt, wird unter einer Stickstoffatmosphäre in eine luftdichte Kapsel eingeschlossen. Eine Stickstoffblase im Kapselinneren verhindert im Weiteren die Oxidation und die Zersetzung des Inhalts.

Es wären spezielle Maßnahmen erforderlich, um Resveratrol als Mittel zu stabilisieren. Seine Herstellung müsste unter solchen Bedingungen verlaufen, die so strikt sind, wie die in den modernsten Pharmaunternehmen. Capsugel bot diese Kompetenz.

Capsugel erhielt den zertifizierten Rohstoff, der anhand der von Dr. David Sinclair beschriebenen Spezifizierungen überprüft worden war, und verkapselte ihn.

Die Geschichte begann, als die ersten Pillen mit einer Anzahl von 100 000 Stück in den Trichter im Capsugel-Werk in New Jersey zu strömen begannen. Innerhalb der Kapseln war eine aus zwei Rotweinpolyphenolen zusammengesetzte Flüssigkeit, Resveratrol, Quercetin und einem zusätzlichen Antioxidans aus Reiskleie als Konservierungsstoff. Diese Kombination wurde patentiert. Die Kapseln waren so etwas wie konzentrierter Rotwein in Pillenform.

Was ist die sichere Dosis?

Die meisten Forscher sind sich einig, dass die Resveratrolmenge von zwei Weingläsern einigermaßen sicher ist.[31] Resveratrol scheint bei Mengen, die mit der Nahrung aufgenommen werden, ein effektives Antioxidans zu sein.[32] Da Resveratrolextrakte in Treibhäusern verwendet werden um Pilzinfektionen abzuwenden, wurden Studien über ihre Auswirkungen und die Sicherheit ausgearbeitet. Die US Environmental Protection Agency bestätigt, dass Resveratrol, das aus dem Knöterich Polygonum extrahiert wurde, keine Gesundheitsschäden nach sich zieht.[33] Spanische Forscher gaben Ratten eine Menge oral aufgenommenen Resveratrols, die bei einem Menschen einer Dosis von 1400 Milligramm entspräche. Es wurden absolut keine Toxizität oder Wachstumsunausgewogenheiten beobachtet.[34]

Verfügbarkeit und Absorption von Resveratrol

Die nächste Frage war, ob Resveratrol vom menschlichen Verdauungstrakt aufgenommen wird, so wie es beim Wein beobachtet wurde. Forschungsstudien zeigten auf, dass Resveratrol wesentlich schneller absorbiert wird als Quercetin oder andere ähnliche Moleküle im Wein.[35]

Viele fremde Moleküle werden in der Leber entgiftet (glukuronidiert), zum Beispiel Acetaminophen. So wird auch Resveratrol auf natürliche Weise durch einen Reinigungs- und Beseitigungsprozess (Glukuronidierung), der einsetzt, wenn Resveratrol die Leber passiert, aus dem Körper entfernt. Die Glukuronidierung ist einer der Entgiftungsprozesse des Körpers. Aufgrund der Ergebnisse von Tierversuchen nimmt man an, dass der größte Teil des oral aufgenommenen Resveratrols bereits 60 Minuten nach der Einnahme aus dem Blutkreislauf ausgeschieden wurde. Beim Durchlaufen der Leber wird Resveratrol in eine Verbindung mit Schwefel oder Glukuronsäure umgesetzt.[36] Quercetin, ein Begleiter von Resveratrol im Wein, hemmt die Resveratrolglukuronidierung in der Leber und macht es damit biologisch verfügbarer.[37] Quercetin ist also eine gute Ergänzung zu Resveratrol.

Was ist die empfohlene Dosis?

Drei bis fünf Gläser Rotwein oder maximal 375 ml Rotwein pro Tag, liefern eine Menge von 3 bis 15 Milligramm Resveratrol, die als förderlich für die Gesundheit angesehen wird.[38]

Zahlreiche Studien, die die Wirkung von Resveratrol erforschten, verwendeten hohe Dosen, aber solche Mengen müssen nicht erforderlich sein. Schwedische Forscher versuchten mit Resveratrol die Bildung neuer Blutgefäße zu hemmen, die ein Tumor benötigt, um mit Nährstoffen versorgt zu werden. In einem Tierversuch wurde Mäusen eine Menge Resveratrol oral verabreicht, die bei einem Menschen einer Dosis von drei Gläsern Wein entsprechen würde. Diese Dosierung schien effektiv zu sein, um ein abnormales Wachstum von Blutgefäßen, das im Augenbereich der Tiere induziert worden war, zu hemmen. Dieser Versuch bestätigte, dass eine orale Dosis von Resveratrol effektiv sein kann und positiv auf die menschliche Gesundheit wirkt. Dies ist auch schon bei Dosen der Fall, die entweder über Nahrungsergänzungsmittel oder mit drei Gläsern

Rotwein am Tag aufgenommen werden.[39] Aber der sehr unterschiedliche Resveratrolgehalt von Rotweinen macht diese zu einer sehr unbeständigen Quelle des Wirkstoffs.

Die biologische Aktivität von Nahrungsergänzungsmiteln

Während viele Studien die gesundheitsfördernde Wirkung des Rotweinkonsums bestätigen und Resveratrol im Laboratorium die positiven Auswirkungen auch im Reagenzglas und bei der Anwendung an Labortieren zeigt, wurde niemals über dieselben gesundheitsfördernden Eigenschaften von Resveratrol in Form von Nahrungsergänzungsmitteln berichtet. Der Grund dafür ist nun leicht zu beantworten. Auf konventionelle Weise hergestellte Resveratrolpillen sind nicht mehr biologisch aktiv. Der luftdichte Verschluss einer Rotweinflasche konserviert das Resveratrol und dieser Aspekt muss bei Nahrungsergänzungsmitteln nachgeahmt werden.

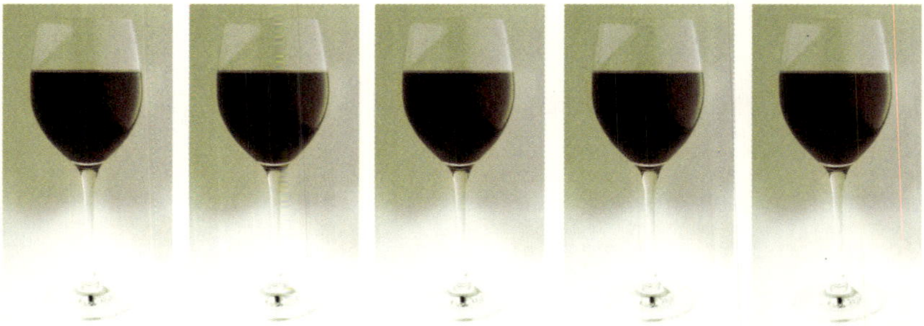

Die Resveratrolmenge, die in drei bis fünf Weingläsern enthalten ist, gilt als förderlich für die Gesundheit

Die Verbraucher müssten intensiv nach Resveratrolprodukten, die spezielle Technologien zum Erhalt der biologischen Aktivität verwenden, suchen. Viele Lebensmittel sind zum Beispiel luftdicht verpackt und werden mit Stickstoff umströmt, um Sauerstoff zu entfernen. Denn dieser könnte den Zersetzungsprozess beschleunigen. Für Forschungsbedürfnisse hergestelltes 100-prozentiges Resveratrol wird ebenfalls auf diese Weise unter einer Stickstoffatmosphäre extrahiert und produziert. In ähnlicher Weise wird auch das erste biologisch aktive und stabilisierte Resveratrol als Nahrungsergänzungsmittel aus Pflanzen extrahiert und in patentierte luftdichte Kapseln (Licaps®, ein Produkt von Capsugel®) unter einer Stickstoffatmosphäre eingebracht. Die Inhaltsstoffe von Resveratrolpillen sollen, noch bevor sie einkapselt werden, auf ihre biologische Aktivität geprüft, d.h. auf die Eigenschaft das Leben von Hefezellen zu verlängern. Derzeit wird über zahlreiche im Internet vermarktete Resveratrolprodukte fälschlicherweise behauptet, dass sie biologisch aktiv seien. Dafür sind jedoch keine Beweise vorgelegt worden.

WAS WUSSTE MAN ÜBER DIE GEHEIMNISSE DES WEINES?

Nachdem Noah mit seiner Arche in der Nähe des Berges Ararat gestrandet war, baute er Gott einen Altar und pflanzte einen Weinberg an.
- Genesis 8:4 und 9:20

Jesus erstes Wunder war die Verwandlung von Wasser in Wein auf einer Hochzeit.
- Johannes 2:10

„Nimm etwas Wein dem Magen und anderen Gebrechen zuliebe."
- Ratschläge des Heiligen Paulus an Timotheus, Timotheus I 5:23

„Wein taugt dem Menschen auf eine wunderbare Art und Weise, im Guten wird er sowohl von dem Kranken wie dem Gesunden eingenommen."
- Hippokrates

„Oh je, da lebt der Wein also länger als ein Menschlein! Lasst uns also lustig zechen! Wein bedeutet Leben!"
- Petronius

„Wein ist die großartigste Medizin. Erst wo der Wein fehlt, sind Medikamente notwendig."
- Der Talmud

Asclepiades (124 - 40 v.Chr.), der Arzt Ciceros, empfahl Einschränkungen beim Lebensmittelkonsum und unterstützte zugleich die Verwendung von Wein zur Behandlung von Krankheiten.

„Wein... ist äußerst nützlich für alte Menschen."
- Galen (131-201 n.Chr.)

„Beim Wein ist es eine Frage der Dosierung, ob Nahrung, Medizin oder Gift."
- Paracelsus (1493-1541 AD)

„Eine maßvolle Menge Wein ist die beste Medizin für Körper und Seele."
- Voltaire

„Guter Wein gibt älteren Menschen die Chance, sich wieder jung zu fühlen."
- Medizinische Schule von Salerno in der italienischen Provinz Campania

„Wein ist das gesündeste und hygienischste Getränk von allen."
- Louis Pasteur

Quellenangaben

[1] Constant, J.: Alcohol, ischemic heart disease and the French paradox. In: Coronary Artery Disease 1997, Jg. 8, S. 645-649.

[2] Mortimer, R.; Polsinelli, M.: On the origins of wine yeast. In: Res. Microbiol., 1999, Jg. 150, S. 199-204.

[3] Jang, M.; Cai, L.; Udeani, G.O.: Cancer Chemopreventive activity of resveratrol, a natural product derived from grapes. In: Science, 1997, Jg. 275, S. 218-220.

[4] Gilly, R.; Mara, D.; Oded, S.: Resveratrol and a novel tyrosinase in carignan grape juice. In: J. Agric. Food Chem., 2001, Jg. 49, S. 1479-1485.

[5] Pignatelli, P.; Lenti, L.; Pulcinelli, F.M.; u. A.: Red and white wine differently affect collageninduced platelet aggregation. In: Pathophysiol. Haemost. Thromb., 2002, Jg.32, S. 356-358.

[6] Threlfall, R.T.; Morris, J.R.: Effect of viticultural and enological methods on the resveratrol content of wines. In: Cool Climate Symposium, New York, 1996, Jg.6, S. 100-102.

[7] Adrian, M.; Jeandet, P.; Douillet-Breuil, A.C.: Stilbene content of mature Vitis vinifera berries in response to UV-C elicitation. In: J. Agric. Food. Chem., 2000, Jg. 48, S. 6103-6105.

[8] Soleas, G.J.; Grass, L.; Josephy, P.D.: A comparison of the anticarcinogenic properties of four red wine polyphenols. In: Clin. Biochem., 2002, Jg. 35, S. 119-124.

[9] Cantos, E.; Espin, J.C.; Fernandes, M.J.: Postharvest UV-C irradiated grapes as a potential source for producing stilbene-enriched red wines. In: J. Agric. Food. Chem., 2003, Jg. 51, S. 1208-1214.

[10] Cantos, E.; Espin, J.C.; Tomas-Barberan, F.A.: Postharvest induction modeling method using UV irradiation pulses for obtaining resveratrol-enriched table grapes: a new "functional" fruit? In: J. Agric. Food Chem., 2001, Jg. 49, 5052-5058.

[11] Corder, R.; Douthwaite, J.A.; Less, D.: Endothelin-1 synthesis reduced by red wine. In: Nature, 2001, Jg. 414, S. 863- 864.

[12] Sato, M.; Suzuki, Y.; Okuda, T.: Contents of resveratrol, piceid, and their isomers in commercially available wines made from grapes cultivated in Japan. In: Biosci. Biotech. Biochem. 1997, Jg. 61, S. 1800-1805.

[13] Melzoch; Hanzlikova; Filip, V.: Resveratrol in parts of vine and wine originating from Bohemian and Moravian vineyard regions. In: Argicult. Conspectus Scientificus, 2001, Jg. 66, S. 53-57.

[14] Van Golde, P.M.; Kraaijenhagen, R.J.; Bouma, B.N.: No acute effect of red wine on the coagulation pathway in healthy men. In: Alcohol, 2003, Jg. 29, S. 183-186.

[15] Martinez-Ortega, M.V.; Carcia-Parrilla, M.C.; Troncoso, A.M.: Resveratrol content in wines and musts from the south of Spain. In: Nahrung, 2000, Jg. 44, S. 253-256.

[16] Celotti, E.; Ferrarini, R.; Zironi, R.: Resveratrol content of some wines obtained from dried Valpolicella grapes: Recioto and Amarone. In: J. Chromatography, 1996, Jg. 730, S. 47-52.

[17] Han, Y.; Cheng, L.; Dai, Y.: Determination of resveratrol in grape wine by high performance liquid chromatography. In: Se Pu, 1999, Jg. 17, S. 366-368.

[18] Gu, X.; Creasy, L.; Kester, A.: Capillary electrophoretic determination of resveratrol in wines. In: J. Agric. Food Chem., 1999, Jg. 47, S. 3223-3227.

[19] Lavy, A.; Fuhrman, B.; Markel, A.; u. A: Effect of dietary supplementation of red or white wine on human blood chemistry, hematology and coagulation: favorable effect of red wine on plasma high-density lipoprotein. In: Annals Nut. Metab., 1994, Jg.38, S. 287-294.

[20] Mahyar-Roemer, M.; Kohler, H.; Roemer, K.: Role of Bax in resveratrol-induced apoptosis ofcolorectal carcinoma cells. In: BMC Cancer, 2002, 2, S. 27.

[21] De Lorgeril, M.; Salen, P.; Martin, J.L.: Wine drinking and risks of cardiovascular complications after recent acute myocardial infarction. In: Circulation, 2002, Jg. 106, S. 1465-1469.

[22] Zou, J.; Huang, Y.; Chen, Q.: Suppression of mitogenesis and regulation of cell cycle traverse by resveratrol in cultured smooth muscle cells. In: Int. J. Oncol., 1999, Jg.15, S. 647-651.

[23] Keys, A.; Menotti, A.; Karvonen, M.J.: The diet and 15-year death rate in the Seven Countries

Study. In: Am. J. Epidemiol., 1986, Jg. 124, S. 903-915.
[24] De Lorgeril; Salen, M.; Martin, P.: Effect of a Mediterranean type of diet on the rate of cardiovascular complications in patients with coronary artery disease. In: J. Am. Coll. Cardiology 1996, Jg. 28, S. 1103-1108.
[25] Farchi, G.; Fidanza, F.; Giampaoli, S.: Alcohol and survival in the Italian rural cohorts of the Seven Countries Study. In: Int. J. Epidem., 2000, Jg. 29, S. 667-671.
[26] Masters, J.A.: Moderate alcohol consumption and unappreciated risk for alcohol-related harm among ethnically diverse, urban-dwelling elders. Geriatric Nursing. 2003, 24, 155-161.
[27] Thomas, V.S.; Rockwood, K.J.: Alcohol abuse, cognitive impairment, and mortality among older people. In: J. Am. Geriatr. Soc., 2001, Jg. 49, S. 415-420.
[28] Littlewood, J.T.; Gibb,C.; Glover, V.: Red wine as a cause of migraine. In: Lancet, 1998, Jg. 1, S. 558-559.
[29] Jang, M.; Cai, L.; Udeani, G.O.: Cancer Chemopreventive activity of resveratrol, a natural product derived from grapes. In: Science, 1997, Jg. 275, 218-220.
[30] Asensi, M.; Medina, I.; Ortega, A.: Inhibition of cancer growth by resveratrol is related to its low bioavailability. In: Free Rad Biol Med, 2002, 33, S. 387-398.
[31] Bianchini, F.; Vainio, H.: Wine and resveratrol: mechanisms of cancer prevention? In: Eur. J. Cancer Prev., 2003, Jg. 12, S. 417-425.
[32] Cavallaro, A.; Ainis, T.; Bottari, C.: Effect of resveratrol on some activities of isolated and in whole blood human neutrophils. In: Physiology Res., 2003, Jg. 52, S. 555-562.
[33] Pesticides; reynoutria sachalinensis Giant Knotweed 055809. US Environmental Protection Agency report, November, 2000.
[34] Juan,M.E.; Vinardell, M.P.; Planas, J.M.: The daily oral administration of high doses of trans resveratrol to rats for 28 days is not harmful. In: J. Nut., 2002, Jg. 132, S. 257-60.
[35] Soleas, G.J.; Grass, L.; Josephy, P.D.: A comparison of the anticarcinogenic properties of four red wine polyphenols. In: Clin. Biochem., 2002, Jg. 35, S. 119-124
[36] Asensi, M.; Medina, I.; Ortega, A.: Inhibition of cancer growth by resveratrol is related to its low bioavailability. In: Free Rad. Biol. Med., 2002, Jg. 33, S. 387-398.
[37] De santi, C.; Peitrabissa, A.; Mosca, F.: Glucuronidation of resveratrol, a natural product present in grape and wine, in the human liver. In: Xenobiotica, 2000, Jg. 30, S. 1047-1054.
[38] Jang, M.; Cai, L.; Udeani, G.O.: Cancer Chemopreventive activity of resveratrol, a natural product derived from grapes. In: Science, 1997, Jg. 275, S. 218-220.
[39] Brakenhielm, E.; Gao, R.; Cao, Y.: Suppression of angiogenesis, tumor growth, and wound healing by resveratrol, a natural compound in red wine and grapes. In: FASEB Journal, 2001,Jg. 15, S. 1798.

KAPITEL 7

Jenseits hohen Alters

>> Kapitelinhalt <<

Dieses Buch verbindet eine Menge von Aspekten.

Erstens ist das menschliche Genom viel kleiner, als zunächst angenommen und einzelne Gene kontrollieren das Altern.

Zweitens kann die Kalorienbeschränkung das Altern zweifelsohne verlangsamen.

Drittens scheinen die Einwohner von Okinawa, einer japanischen Präfektur, den langfristigen Nutzen der Kalorienrestriktion für Gesundheit und ein langes Leben zu genießen. Denn sie weisen eine ungewöhnlich hohe Zahl von über 100-jährigen in ihrer Population auf. Die Einwohner von Okinawa konsumieren 30% weniger Kalorien als die Japaner anderer Inseln. Okinawa ist wie ein Labor, in dem die Wissenschaftler den Beweis finden können, dass die Kalorienbeschränkung auch beim Menschen wirkt, obwohl andere behaupten, dass die positiven Auswirkungen auf den Menschen noch unter Laborbedingungen nachgewiesen werden müssen. Bisher konnte gezeigt werden, dass die Kalorienbeschränkung das Leben von Hefezellen, Fruchtfliegen, Würmern und Mäusen verlängert. Eine Langzeitstudie an Affen läuft derzeit.

Viertens sind kleine Moleküle, die in den genetischen Mechanismus der Zellen eindringen können, möglicherweise in der Lage, die Kalorienbeschränkung nachzuahmen.

Fünftens haben David Sinclair und seine Kollegen von der Harvard Medical School gezeigt, dass Resveratrol aufgrund seiner Fähigkeit, die durch ein einzelnes Sirtuin-Gen kontrollierte Enzymaktivität zu beeinflussen, die Langlebigkeitseffekte der Kalorienbeschränkung zumindest bei Hefe und Fruchtfliegen nachahmen kann. Resveratrol ist ein Anti-Pilz-Wirkstoff, das von 70 Pflanzenarten produziert wird und in verschiedenen Rotweinsorten vorkommt.

Sechstens gibt es offensichtliche Hinweise auf die lebensverlängernden Effekte von Resveratrol auf Sardinien, wo es eine weitere Ansammlung von über 100-Jährigen gibt. Sardinischer Rotwein weist die höchste je nachgewiesene Konzentration von Resveratrol auf. Auch viele über 100-Jährige auf der ganzen Welt sollen den Angaben zufolge täglich Rotwein trinken.

Siebtens scheint dieses Getränk in den Industrieländern, wo der meiste Rotwein getrunken wird, viele der unerwünschten gesundheitlichen Auswirkungen einer hohen Kalorienzufuhr und eines erhöhten Fleischkonsums auszuschalten (das so genannte *Französische Paradox*).

Achtens erklären die lebensverlängernden Effekte von Resveratrol und der Familie der Sirtuin-Gene vielleicht den Mechanismus, der hinter dem lange beobachteten *„Hormesis“*-Effekt steckt. Leichte Bedrohungen des Überlebens einer Zelle (durch Hungern oder ionisierende Strahlung) könnten die gleichen Genfamilien aktivieren.

Unglücklicherweise ist Rotwein keine verlässliche Quelle von Resveratrol aufgrund der Vielzahl der verwendeten Trauben und der unterschiedlichen Wachstumsbedingungen und Herstellungsverfahren. Der Alkoholgehalt ist ebenfalls problematisch.

Die Einführung einer Pille mit dem stabilisierten Wirkstoff Resveratrol, das in einer Stickstoffumgebung in einer luftdichten Kapsel abgepackt wird, bietet der Öffentlichkeit die erste zuverlässige nichtalkoholische Resveratrolquelle. Eine solche Pille könnte für die menschliche Gesundheit und Lebenserwartung von historischer Bedeutung sein.

Tom Johnson, Genetiker an der University of Colorado, ist der Ansicht, dass die Menschen eines Tages bis zu 350 Jahre alt werden und die Lebensspanne Methusalems und anderer biblischer Patriarchen erreichen können. *„Ich bin absolut davon überzeugt, dass wir bald in der Lage sein werden, menschliches Leben zu verlängern."*, sagt Johnson. *„Das ist keine Sciencefiction mehr."*

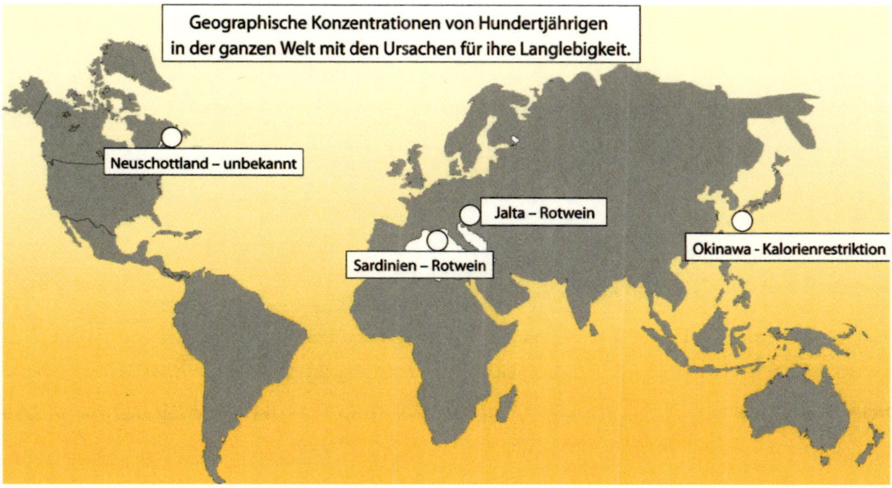

Warum haben die Forscher Schwierigkeiten, die Faktoren für eine Super-Langlebigkeit festzulegen?

Obwohl geographische Konzentrationen von über 100-Jährigen nicht immer erklärbar sind, steht fest, dass die meisten Studien über Langlebigkeit keine Daten über Weinkonsum und Kalorienverbrauch enthalten. In diesem Buch sind wir der Meinung, dass die meisten dieser Leute ihren hundertsten Geburtstag erleben, weil sie Kalorien reduzieren, Rotwein konsumieren oder durch irgendwelche Umweltfaktoren wie niedrig dosierte Strahlung einen Überlebensmechanismus in ihren Körperzellen aktivieren. Während Weintrinken ein unvorhergesehener Faktor, ein nicht erwarteter Umkehrungs-Wirkstoff ist, wird es oft fälschlicherweise als Risikofaktor zusammen mit anderen Arten des Alkoholgenusses betrachtet. Bei einem moderaten Weinkonsum und dann nur von Rotweinen, die einen signifikanten Resveratrolgehalt aufweisen, würde man positive Auswirkungen auf die Gesundheit erwarten. Aber sogar dort, wo Rotwein in Maßen getrunken wird, könnten die nachahmenden Effekte der Kalorienverringerung möglicherweise nicht beobachtet werden. Deshalb hatten die Altersforscher solche Schwierigkeiten, die Hauptfaktoren, die hinter der Super-Langlebigkeit stecken, zu bestimmen.

In diesem Buch haben wir versucht zu erklären, warum Menschen, die ihre Kalorienzufuhr nicht einschränken, die vielleicht übergewichtig sind, enorme Fettmengen mit ihrer Nahrung aufnehmen, rauchen und keiner physischen Aktivität nachgehen, trotz ihrer negativen Gewohnheiten immer noch ein hohes Lebensalter erreichen können. Das ist das erweiterte Französische Paradox. Es ist der Menschheit jetzt möglich, sich mit größerer Gewissheit auf die Suche nach der Super-Langlebigkeit zu machen. Stellen Sie sich die Perspektiven der menschlichen Familie vor in der alle etwa 30 bis 50 Jahre länger leben.

Mehr Hundertjährige

Was wäre, wenn die Zahl der über 100-jährigen unvorstellbar anschwellen würde? Gegenwärtig gibt es 441 Millionen Menschen, die über 65 Jahre alt sind. Das sind 7% der gesamten Weltbevölkerung.[1] Im Jahre 1998 waren 66 Mio. Menschen 80 Jahre alt oder älter, d.h. einer unter Hundert. Diese Anzahl wird bis zum Jahre 2050 den Erwartungen nach um das fast 6-fache auf 370 Mio. Menschen ansteigen. Weiterhin wurde 1998 geschätzt, dass es weltweit ca. 135000 Personen mit einem Alter von 100 oder mehr Jahren gibt. Diese Zahl wird voraussichtlich um das 16-fache steigen und bis 2050 wahrscheinlich 2,2 Mio. betragen.[2]

Die Anzahl der Hundertjährigen in Japan ist dieses Jahr gestiegen. Neue Statistiken zeigen einen dramatischen 15-prozentigen Anstieg in der Gruppe von Menschen die hundert Jahre alt oder älter sind. Bei einer Gesamtbevölkerung von 127 Millionen ergibt dies für heute 20561 Japanerinnen und Japaner, die ihren hundertsten Geburtstag gefeiert haben.[3]

Anscheinend erhöhen die Absenkung der Kindersterblichkeit und die angemessene Ernährung in Verbindung mit einer modernen medizinischen Versorgung die menschliche Lebenserwartung in den Industrieländern. Aber diese Fortschritte sollten nicht mit der Superlanglebigkeit, die durch die Kalorienreduzierung und ihre Nachahmung erreicht wird, verwechselt werden. Wie an früherer

Stelle in diesem Buch bemerkt, werden durch die Bemühungen, die Risikofaktoren (Rauchen, Übergewicht, Cholesterin) zu reduzieren nur ca. fünf bis acht Jahre zur Lebenserwartung hinzugefügt. Frauen haben infolge einer besseren Kontrolle ihres Eisenspiegels durch die Menstruation während ihrer fruchtbaren Jahre den ihnen eigenen Vorteil, fünf bis acht Jahre länger zu leben als Männer. Jedoch erklärt das Geschlecht allein nicht, warum manche Menschen 30 bis 50 Jahre länger leben als der Durchschnitt.

Schätzung der derzeitigen Weltbevölkerung durch die United Nations 2002 – Age Group	**Bevölkerung**
Alter 85-89	20 087 000
Alter 90-94	6 483 000
Alter 95-99	1 211 000
Alter 100+	167 000

Konzentrationen von Hundertjährigen

Die Tatsache, dass es geografische Regionen gibt, wo sich ganze Gruppen von Hundertjährigen konzentrieren, lässt die Forscher nach den Gründen für diese Langlebigkeit suchen. Gesundheitsforscher berichteten über Cluster von Hundertjährigen auf Okinawa, auf Sardinien, in Neuschottland, Jalta und in anderen Gebieten. Ein Gebiet mit vielen Hundertjährigen, das sich als Streifen von Minnesota bis nach Neuschottland erstreckt, lässt Umweltfaktoren hinter diesem Phänomen vermuten. Jedoch sind die Radongaswerte in diesem geografischen Raum nicht ungewöhnlich hoch. In Neuschottland gibt es 3-mal mehr Hundertjährige als in den USA und 16-mal mehr im Vergleich zum Rest der Welt.[4]

Ist das Altern eine Krankheit?

Die Anwendung dieses Wissens könnte die Praktiken der Gesundheitsfürsorge in der ganzen Welt verändern. Globale Gesundheitssysteme wurden entwickelt, um Krankheiten auszumachen und sie zu bekämpfen, nicht um unbedingt

Wohlbefinden und ein langes Leben zu fördern. Das pharmazeutische Modell für ein Heilmittel gegen Alterung ist unpraktisch. Genehmigungsverfahren für Medikamente sind so aufgebaut, dass sie für Arzneien taugen sollen, die sich auf die Behandlung, Linderung oder Heilung spezieller Krankheitsbilder konzentrieren. Man stelle sich die mühevolle Aufgabe vor schlüssig zu beweisen, dass Resveratol das menschliche Leben verlängert. Die moderne Medizin verlangt Angaben von Langzeitstudien und verdeckten Studien (Placebo- und Resveratrol-Pillen werden verabreicht, ohne dass die Patienten wissen, welche Pille den Wirkstoff enthält). Eine solche Studie würde über hundert Jahre bis zu ihrer Vollendung brauchen. Sogar eine Studie, die mit 65-jährigen starten würde, bräuchte über 30 Jahre um sinnvolle Daten zu sammeln. Somit ist das Testverfahren für Arzneimittel bei der Überprüfung der Anti-Aging-Fähigkeiten von Resveratrol nicht machbar. Die Menschen werden also nach dem besten verfügbaren Wissen verfahren müssen. Dabei ist es interessant, dass Antibiotika, Impfstoffe, Aspirin und Insulin alle ohne die Beweise klinischer Studien große Bedeutung erlangten.

Wenn die Mehrheit der Bevölkerung krank wird, so nennt man dies plötzlich *„Altern“*.

- Merck Manual of Geriatrics. S. 4

Ist Altern eine Krankheit? Wenn Altern eine Krankheit wäre und ein Gegenmittel wäre verfügbar, würde man den Arzt aufsuchen und bekäme vorzeitiges Altern diagnostiziert, um dann eine Anti-Aging-Medizin zu erhalten? Es ist offensichtlich, dass es angebrachter ist, Resveratrol als Nahrungsergänzung zur Förderung der Gesundheit und eines langen Lebens auf wirtschaftliche und praktische Weise für alle Verbraucher anzubieten, als es als Medikament zu klassifizieren, was seine Verfügbarkeit um Jahre verzögern und seine Kosten steigern würde.

Die wirtschaftlichen Zusammenhänge der Super-Langlebigkeit

Wenn die geburtenstarken Jahrgänge in Rente gehen, werden die Treuhandfonds der Sozialversicherung und der Krankenhausaufenthaltsversicherung einem Finanzdefizit gegenüberstehen

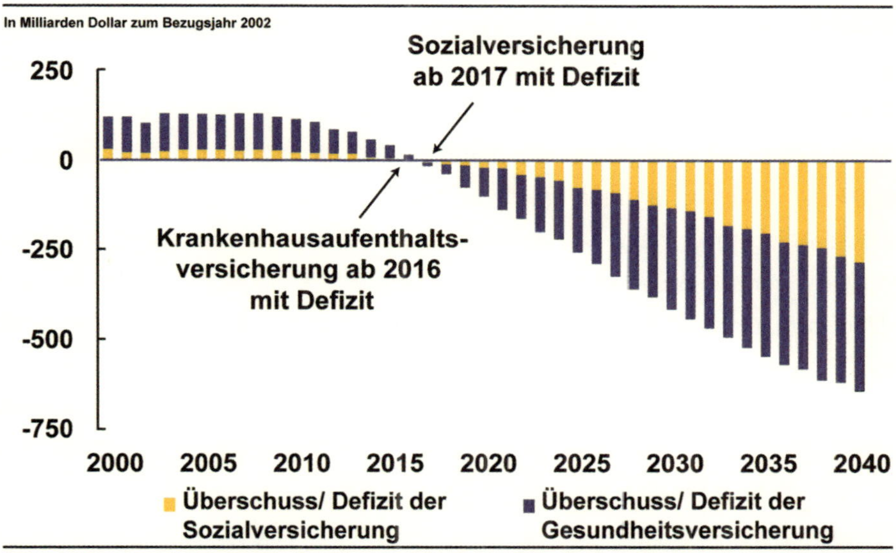

Quelle: GAO-Analyse der Daten des Büros des Generalbevollmächtigten der Sozialversicherungsverwaltung und des Büros des Bevollmächtigten. Zentren für Medizin und medizinische Dienste, beruhend auf den Treuhänderberichten von 2002.

Voraussichtlich ab dem Jahr 2017 wird die medizinische Versorgung in den USA ein Defizit einfahren. Was wird passieren, wenn eine große Zahl von Amerikanern lernt, wie man sich die Geheimnisse der Langlebigkeit zu Nutze macht? Daraus würde resultieren, dass gegenüber der derzeitigen Lebenserwartung eine halbe Million Menschen etwa 25 Jahre länger leben würde.

Eine halbe Million über Hundertjähriger, die je einen 922-Dollar-Scheck monatlich von der Sozialversicherung erhalten (derzeitiger Durchschnittswert), würden in der Zeitspanne von 25 Jahren 137 Milliarden Dollar kosten. Nach Schätzungen wird das Defizit der Sozialversicherung im Jahre 2030 etwa 125 Milliarden Dollar betragen. Die über 100-jährigen würden dieses verdoppeln. Das Defizit könnte durch einen gesünderen Lebensstil etwas gedrosselt werden, aber nicht sehr viel. Die durchschnittlichen jährlichen Kosten für die medizinische Versorgung liegen derzeit bei 1017 $ pro Person. Wenn eine halbe Million Amerikaner weitere 25 Jahre über ihre derzeitige Lebenserwartung leben würde und die jährlichen Kosten für ihre medizinische Versorgung halbiert werden könnten (ca. 500 $ pro Jahr), so würde dies helfen, über die angegebene Zeitspanne ca. 6,25 Mrd. $ einzusparen. Die gestiegenen Sozialversicherungskosten über diese Zeitspanne würden sich immer noch auf über 100 Mrd. Dollar belaufen, wenn wir mit heutigen Dollars rechnen.

Laut Weltbank erhalten weltweit 85% der Menschen über 65 Jahre keine Altersrente. Eine wachsende Population von sehr alten Rentnern wird wahrscheinlich die Weltwirtschaft vor ungeahnte Herausforderungen und Probleme stellen.

In naher Zukunft könnte es schon einen überraschenden Sprung in der weltweiten Population der über 100-jährigen geben. Wie wird die Welt auf die steigende Anzahl der über 100-jährigen reagieren? Auf die Frage im Zusammenhang mit der Anti-Aging-Pille meint Dr. David Sinclair: *„Stellen Sie sich vor, dies wäre behauptet worden, als in den frühen 30er Jahren Penicillin, das erste wirkliche Antibiotikum, eingeführt wurde. Damals hätte man sagen können, dass Penicillin Nahrungsmangel verursachen könnte, in Kriegen aufgrund der Bevölkerungsexplosion oder einer ungeheuren Arbeitslosigkeit enden würde. Penicillin bewirkte nichts davon. Wir müssen vorwärts schauen und mit Menschlichkeit die Konsequenzen angehen, indem wir neue Technologien in unseren Dienst stellen, um den neuen Herausforderungen begegnen zu können. Die Welt sollte Resveratrol als Gelegenheit ergreifen, genau so wie andere, ähnliche lebensverlängernde Strategien, wenn sie eine solide wissenschaftliche Basis haben."*

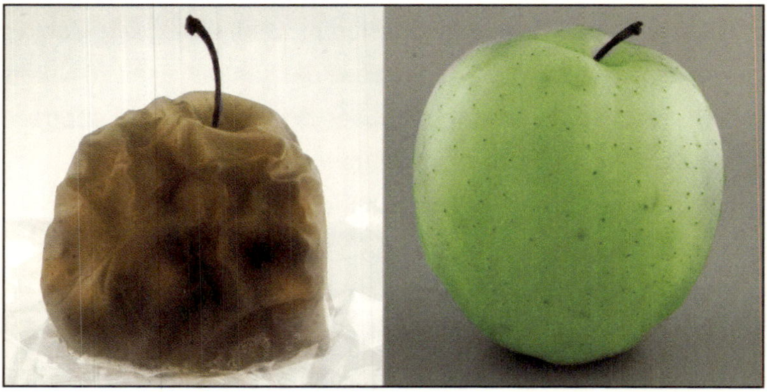

In eine Resveratrol-Lösung eingetauchte Äpfel der Sorte Golden Delicious bewahrten bei Zimmertemperatur ihre Frische und ihren Geschmack noch nach 75-tägiger Lagerung, im Unterschied zu nicht behandelten Äpfeln, die in dieser Zeit bereits verfault und für den Konsum nicht mehr geeignet waren.

Die weltweite Nahrungsmittelversorgung

Die Weltbevölkerung auf dem Planeten Erde besteht aus ca. 6 Mrd. Menschen und steigt weiter an. Für das Jahr 2030 sagt die US-Statistik-Behörde voraus, dass sogar 8 Mrd. Menschen auf unserem Planeten leben werden.

Es wurden bereits beträchtliche Anstrengungen unternommen, um den Umfang der menschlichen Population zu kontrollieren. Geburtenkontrollen und Abtreibung kommen einem in den Sinn. Manche argumentieren sogar damit, dass die Erde nicht über genügend natürliche Ressourcen verfügt, um mit der Bevölkerungsexplosion der Super-Alten umgehen zu können. Was wäre, wenn die Zahl der über 100-jährigen in den nächsten Jahrzehnten weltweit in die Millionen gehen würde? Wie wird die Menschheit auf der Erde die Nahrungsmittelproduktion steigern, um den Bedürfnissen von zwei Milliarden Menschen mehr gerecht zu werden?

Bemerkenswerterweise bietet Resveratrol vielleicht eine Antwort auf das Problem der weltweit begrenzten Nahrungsmittelversorgung. Eine bedeutende Menge an Nahrungsmitteln verdirbt, bevor sie jemals gebraucht wird. Früchte zum Beispiel müssen für eine bestimmte Zeit gelagert werden, bevor sie verkauft und konsumiert werden. Nun gibt es aber eine neue Strategie, um diesem Problem Abhilfe zu schaffen und die die Nahrungsmittelversorgung der Welt um mehr als 30% verbessern könnte.

In einem in Spanien durchgeführten Experiment tauchten Wissenschaftler Früchte in eine Resveratrol-Lösung und lagerten sie bei Raumtemperatur für 10 Tage. Die mit Resveratrol behandelten Früchte zeigten keine Anzeichen von Verfall, während die unbehandelten Früchte ausgetrocknet und mit Pilzen befallen waren sowie Zeichen von Fäule zeigten und daher für den Genuss ungeeignet erschienen. In einem weiteren bemerkenswerten Experiment wurden Golden-variety-Äpfel in Resveratrol getaucht und bei Raumtemperatur für 75 Tage gelagert. Die mit Resveratrol behandelten Äpfel blieben unbeschadet und zeigten keinerlei äußere Verfallserscheinungen, während die unbehandelten Äpfel bereits nach 2 Wochen begannen zu verderben und später verfault und unbrauchbar waren. Nahezu 90% der behandelten Äpfel behielten bis zu 60 Tage lang ein gesundes Aussehen.[6]

Resveratrol wurde auf geerntete Trauben aufgetragen und verdoppelte die normale Lagerungsdauer bei Raumtemperatur. Resveratrol schützt die Trauben vor dem allgemein bekannten Pilz Botrytis cinerea.[7] Durch die genetische Modifikation von Pflanzen könnten Gene für Resveratrol eingesetzt werden, wodurch spätere Nachkommen vor Pilzbefall geschützt wären.[8]

Resveratrol könnte also dadurch, dass es ein Verderben der Ernte verhindert, eine bedeutende Rolle bei der Steigerung der Nahrungsmittelproduktion spielen. Eine Methode zur Nahrungsmittelaufbewahrung, die keine Kühlung erfordert, wäre eine willkommene Technologie.

Eine Anti-Aging-Industrie entsteht

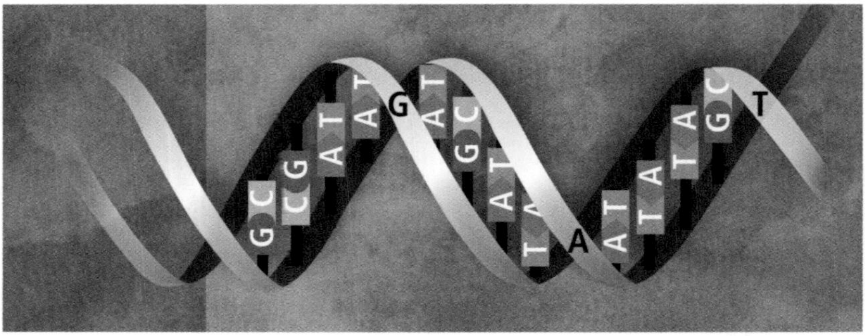

Haben Sie Langlebigkeitsgene? Oder hat jeder Langlebigkeitsgene, die nur aktiviert werden müssen?

Es entwickelt sich eine Anti-Aging-Industrie. Ein Artikel in der New York Times beschrieb das Erscheinen der Anti-Aging-Pille als eine Entdeckung des *„Heiligen Grals“* in der Pharmaindustrie. Unternehmen wie Elixir Pharmaceuticals und Biomarker Inc. machen langsam Fortschritte bei ihren Studien, mit Hilfe derer sie ihre patentierten Resveratrolmoleküle als Anti-Aging-Arzneien anerkennen lassen wollen. Jedoch wird es wohl noch Jahre dauern, bis die FDA die Zulassung erteilt, sodass die Patente fast schon abgelaufen sein werden, wenn sie auf den Markt kommen. Studien am Menschen, die die lebensverlängernden Effekte irgendeines Medikaments schlüssig zeigen sollen, würden ein langes Jahrhundert benötigen, bis sie zu Ende gebracht werden könnten. Heute ist die Food & Drug Administration nicht einmal bereit, Substitute, so genannte *„surrogate markers“* (Leihmarker), als Beweis für lebensverlängernde Eigenschaften anzuerkennen. Deshalb überlegen die Pharmaunternehmen ihre Moleküle für die Behandlung von verschiedenen Krankheiten wie Diabetes oder Kinderleukämie anerkennen zu lassen und dann später ihr angezeigtes Wirkungsspektrum auf die Langlebigkeit zu erweitern.[9]

Während viele derzeitig auf dem Markt befindliche Produkte und Angebote mit dem Versprechen eines längeren Lebens vermarktet werden, erklärten kürzlich 51 Wissenschaftler, dass alle breit beworbenen Methoden zur Verlängerung der menschlichen Lebensspanne Schwindel sind, ausgenommen die Kalorienbeschränkung und genetische Manipulation.[10] Das würde auch Antioxidantien-Therapien betreffen, deren Wirkungsweise in den Mitochondrien der Zellen bereits bewiesen wurde. Deshalb wären Verbraucher und Ärzte gut beraten ihre Aufmerksamkeit auf die Technologien zu richten, die diese bewiesenen Faktoren fokussieren. Die Idee von Anti-Aging-Kliniken hat schon Gestalt angenommen. Einige Ärzte bieten moderne Versionen dessen an, was die Kurorte von gestern waren. Jedoch wird das Neue sein, dass erstmals alle Zugang zu mindestens einem richtigen Mittel erhalten, welches ein längeres Leben bieten kann und welches keine Tests, Rezepte, oder Diagnosen erfordert. Wenn uns eine dramatische Verlängerung der Lebensspanne bevorstehen soll, so müssen die dafür verwendeten Anti-Aging-Technologien sicher, effektiv, erschwinglich und verfügbar sein.

Resveratrol wird vielleicht eines Tages ein Medikament auf Rezept werden, von dem man eine bestimmte Effektivität bei der Bekämpfung von Krankheiten einfordern kann. Um seine erste staatliche Zulassung als Medikament zu erhalten, testet ein Pharmaunternehmen Resveratrol zurzeit auf seine Fähigkeit, das Herpesvirus zu kontrollieren, in der Hoffnung, ein verschreibungsfähiges Medikament zu entwickeln. Die Kanadische Firma Royalmount Pharmaceuticals investierte einige Millionen Dollar, um die Tests zu starten. Sie verwenden dabei eine synthetische, patentfähige Version von Resveratrol.[11]

Einfach drauf los: Fehler auf dem Weg zur Langlebigkeit

Es gibt viele Leute, die nach der Einfach-drauf-los-Methode alles in sich hineinstopfen, was irgendwie danach klingt, das Altern zu stoppen, und darauf hoffen, dass es funktioniert. Zum Beispiel hören die Leute vom altersabwendenden Nutzen des DHEA-Hormons, einem Hormon der Nebennieren. Und so glauben sie, dass es eine gute Idee wäre, zusätzlich zu Resveratrol dieses Hormon einzunehmen. Eine kürzlich durchgeführte Studie an Tieren ist in diesem Zusammenhang sehr lehrreich. Ratten erhielten die übliche Nahrung,

Der Politikwissenschaftler Francis Fukuyama sagte im Rat des Präsidenten zu Fragen der Bioethik, dass solche Probleme dringend diskutiert werden sollten, da man ein nachgewiesenes lebensverlängerndes Medikament *„kaum noch stoppen können wird.“*.

kalorienbeschränkte Nahrung und jeweils noch einmal beide mit zugefügtem DHEA. Das Niveau von DHEA im Blut stieg an, aber es hatte keinen Einfluss auf das Körpergewicht, die Lebensspanne oder irgendwelche Arten von Krebs. Die Gruppe von Ratten, die weniger Nahrung erhalten hatte, erfuhr eine 26-prozentige Reduktion ihres Körpergewichts und eine Erhöhung ihrer maximalen Lebensspanne um 15 Prozent.[12]

Resveratrol entspricht den vielen Theorien vom Altern		
Theorie vom Altern	**Wirkung von Resveratrol**	**Quellenangaben**
→ **Hormonal**		
Östrogen	östrogen-ähnliche Moleküle	J. Agric. Food Chem. 2003, Jg. 51, S. 1850-1857.
Melatonin	simuliert die Wirkung von Melatonin; bremst das altersbedingte Sinken der Melatoninwerte	Biochem. Biophys. Res. Commun. 2003, März, Jg. 302, S. 625-634.
→ **Antioxidantien**	starkes Antioxidans	Archives Biochem. Biophysics. 2001, Jg. 39, S. 79-89.
Mitochondrien	verhindert die Zerstörung der Mitochondrien	Science. 2002, November 15, Jg. 71, S. 3091-30108.
Chelatbildung (Kupfer)	bindet Kupfer	Life Science. 1999; Jg. 64, S. 2511, S. 2511-2521.
Superoxid-Dismutase (SOD) Antioxidationsenzyme	simuliert die SOD-Aktivität	Free Radical Biology Medicine. 2003, Jg. 34, S. 810-817.

→ Genetisch		
Gen-„Silencing"/DNA-Reparatur	aktiviert des Sirtuin-Gen zur weiteren Produktion des Deacetylase-Enzyms, das die Gene stilllegt und die DNA-Reparatur fördert	Nature. 2003, September 11, Jg. 425 (Ser. 6954), S. 191-196.

Wird es wirken?

Wer weiß, vielleicht wird sich all das große Trara um Resveratrol, sowie andere lebensverlängernde Wirkstoffe nie auszahlen. Eine Studie des US Department of Human Nutrition Research Center on Aging (Bundesinstitut zur Erforschung der menschlichen Ernährung) an der Tufts University in Boston zeigte, dass eine kalorienbeschränkte Diät, derer ältere Ratten unterzogen wurden, keine Verlängerung ihrer durchschnittlichen Lebensspanne erbrachte.[13] Vielleicht gibt es einen Punkt, ab dem weder die Kalorienbeschränkung, noch irgendwelche anderen pharmazeutischen oder in der Nahrung vorhandenen Simulatoren funktionieren. Seit der Veröffentlichung der oben erwähnten Studie sind auch andere konträre Studien veröffentlicht worden. Sie bestätigen, dass die Kalorienbeschränkung die Gesundheit fördert und zu einem längeren Leben führt, auch wenn sie erst in einem hohen Lebensalter in Angriff genommen wird.

Wie können die Eigenschaften von Resveratrol im Kampf gegen mit Gewichtszunahme verbundenen Krankheiten genutzt werden?

Die Industrieländer sind dabei den Kampf gegen Fettleibigkeit zu verlieren. Zwischen 1986 und 2000 hat sich die Zahl der selbsterklärten Amerikaner, die mehr als 100 Pfund Übergewicht haben, von einem unter 200 auf einen unter 50 vervierfacht.[14]

Bei Personen mit Normalgewicht im Vergleich zu übergewichtigen und fettleibigen Personen gab ein höherer Prozentsatz eine sehr gute oder gute Gesundheit an: 46,8% der normalgewichtigen Frauen, 37,9% der übergewichtigen

Frauen und nur 24,3% der fettleibigen Frauen befanden sich in einem guten Gesundheitszustand. Und bei den Männern: 53,8% der Normalgewichtigen erfreuten sich bester Gesundheit, gegenüber 49,1% der übergewichtigen und 36,5% der fettleibigen Männer.[15]

Wenn die Amerikaner auf diese Weise fortfahren, zu viel Fast Food essen und jeden Abend vor dem Fernseher im Sessel faulenzen, dann brauchen sie den *„reversal factor"* (Umkehrfaktor), den die Franzosen, Italiener und andere Mittelmeernationen nutzen. Obwohl in diesen Ländern viel Fett und reichlich Kalorien verzehrt werden, erfahren sie nicht annähernd dasselbe Risiko für Herz- und Gefäßkrankheiten. Dieser unter dem Namen des Französischen Paradoxes bekannte Umkehrfaktor wurde in Rotwein gefunden, der das magische Molekül Resveratrol enthält, das viele unerwünschte Risiken wie Fettleibigkeit, hohen Blutdruck, Schlaganfälle und Blutgerinnsel ausschaltet. Resveratrol, ein Bestandteil von Rotwein, wird für die Hauptkomponente gehalten, die den positiven Tatbestand des Französischen Paradoxes hervorruft.[16]

Würden Sie einer extrem fettleibigen Person ein Glas Wein anbieten? Obwohol man bei reinen Teetrinkern alle diese Risiken ausschließen kann, geht in ernsten Fällen von Fettleibigkeit auch ein leichter oder moderater Weinkonsum mit einer viel geringeren Ausbreitung von Typ-2-Diabetes, einem geringeren Insulinwiderstand und mit wünschenswerteren Ergebnissen bei der Messung der Blutgefäßwerte einher. Australische Forscher sind der Meinung, dass ein leichter bis mittlerer Alkoholkonsum in ernsten Fällen von Fettleibigkeit günstige Auswirkungen haben kann.[17]

In einer Studie an fettleibigen Erwachsenen mit einem großen Körperumfang und Hypertonie wurde nachgewiesen, dass ein Glas Rotwein zum Mittagessen zu einem leichten Sinken des Blutdrucks (um ungefähr 5 Punkte) führt. Dieser Zustand hält über den ganzen Tag an.[18]

Es ist ein weit verbreitetes Vorurteil, dass Alkohol das Körpergewicht erhöht. In der Tat werden die Leute oft dazu angehalten, ihren Alkoholkonsum zu reduzieren, wenn sie ihr Gewicht senken möchten. Doch dann analysierten Forscher die Daten von 5496 Männern und Frauen aus Wisconsin und kamen zu dem Ergebnis, dass Alkohol trinkende Frauen durchschnittlich 5,6 Pfund weniger wogen als abstinente Frauen. Männer, die Wein tranken, tendierten dazu, etwa 4 Pfund weniger zu wiegen als diejenigen, die keinen Alkohol zu sich nahmen. Möglicherweise ist der Konsum alkoholischer Gertränke mit einer besseren Auswahl der Nahrungsmittel oder einer niedrigeren Kalorieneinnahme überhaupt verbunden, so dass dies vielleicht eher eine indirekte Verbindung ist, als ein Beitrag zum Abnehmen.[19]

Da viel über den Kaloriengehalt von Wein geredet wird: über einen Zeitraum von sechs Wochen führte der Genuss von 2 Gläsern Rotwein zum Abendbrot zu keinem Anstieg des Körpergewichts.[20]

Das schon früher in diesem Buch erwähnte Beispiel aus den 50er und 60er Jahren von den Menschen in Roseto, Pennsylvania, die zwar untersetzt, aber offensichtlich gegen Herzattacken aufgrund ihres Rotweinkonsums immun waren, zeigt, dass der *„Umkehreffekt“* von den Menschen, die den vielen unerwünschten gesundheitlichen Folgen ihres Übergewichts ausweichen wollen, genutzt werden sollte.[21]

Die Einführung eines biologisch aktiven, stabilisierten, resveratrolhaltigen Nahrungszusatzes, der die Aufnahme von Kalorien und Alkohol mit dem Wein unnötig macht und trotzdem die beiden Rotweinkomponenten Resveratrol und Quercetin liefert, ist zwar keine Lösung gegen Fettleibigkeit an sich, aber könnte zu einer willkommenen Ergänzung im Kampf gegen gewichtsbedingte Krankheiten werden.

Zapften die Menschen die Super-Langlebigkeit schon seit Längerem an?

Wie war das mit Methusalem? Hatten die Menschen schon vor langer Zeit die Mechanismen der Super-Langlebigkeit genutzt?

Adam, Noah und Methusalem haben allem Anschein nach über 900 Jahre gelebt. Im Lichte dessen, was wir in diesem Buch bereits gelernt haben, könnte man sich interessante Erklärungen für diese uralten Berichte von extremen langen Lebenszeiten vorstellen.

Als der Eisenkern der Erde geformt wurde, bahnten sich radioaktive Stoffe ihren Weg an die Erdoberfläche.[22] Die natürliche Hintergrundstrahlung, Gamma-Strahlung aus geologischen Gebilden inbegriffen, war in der Erdvergangenheit wesentlich stärker.[23] Dies hätte eine Hormesis-Reaktion auslösen können.

Die frühe Erdatmosphäre musste auch über einen viel höheren Sauerstoffanteil verfügt haben, etwa 30 Prozent gegenüber den heutigen 21 Prozent, was ebenfalls eine Hormesis-Reaktion aktiviert haben könnte. Robert Berner von der Yale Universität und Gary Landis vom US Geological Survey (Bundesamt für geologische Vermessungen) berichten, dass die uralten Luftblasen in Bernstein erheblich mehr Sauerstoff enthalten, etwa zwischen 25 und 35 Prozent, was beträchtlich mehr ist als der atmosphärische Sauerstoffgehalt von 21 Prozent heute. Damals war die Luft mit Sauerstoff überladen.[24] Sauerstoff stellt einen weiteren Stressfaktor aus der Umwelt dar, der den Überlebensmechanismus, der als Hormesis bezeichnet wird, hervorgerufen haben könnte.

Ein weiteres Szenario für die Umwelt auf der frühen Erde ist das eines feuchten Treibhausklimas. Die Erde war damals viel feuchter.[25] Das feuchte Klima trieb den Resveratrolgehalt in Trauben und anderen Pflanzen nach oben, um diese vor Pilzbefall zu beschützen. Da die ersten menschlichen Kulturen in Mesopotamien, Griechenland und Ägypten als Weinkulturen bekannt waren, könnte man annehmen, dass der damals hergestellte Wein wesentlich mehr Resveratrol enthielt, als die heutigen Weine.

Diese und andere Faktoren könnten die extreme Langlebigkeit einiger Propheten, die in der Genesis beschrieben wird, erklären.

Zusammenfassung

Zusammenfassend können wir feststellen, dass es einen lebensverlängernden Mechanismus gibt, der auch in Ihrem Körper, in den lebenden Zellen arbeitet. Dieser Mechanismus ist stärker als jedes Heilmittel, das jemals erfunden wurde, und jedes Vitamin, das jemals erforscht wurde. Er kann ein extrem langes Leben gewährleisten, wie es zurzeit bei vielen Tausend über 100-jährigen in der ganzen Welt beobachtet wird. Die Welt steht heute an der Schwelle zur Aktivierung dieses Mechanismus und zwar durch ein natürliches Molekül mit dem Namen Resveratrol. Wahrscheinlich wird man nun weitere genetische Schalter zur Verlängerung des Lebens entdecken.

In einem fortgeschrittenem Alter von 120 Jahren berichtete man über Moses, der sich im Alter von 80 Jahren einer 40-tägigen Fastenkur (Kalorienrestriktion) unterzogen hatte und weitere vierzig Jahre lebte, dass *„weder seine Augen schwach waren, noch seine Kräfte ihn verließen“*.[26] Vielleicht lernten Moses und einige andere Menschen schon damals diese Langlebigkeitsmechanismen kennen. Welche ähnlichen Entdeckungen stehen der Menschheit noch bevor? Vielleicht werden die eingebauten Mechanismen, die Adam und Methusalem 900 Jahre alt werden ließen in Kürze entdeckt werden. Auf das Resveratrol und ein superlanges, gesundes Leben. Ein Leben von 120 Jahren in bester Gesundheit könnte bald zum Alltag werden.

Zeittafel der bedeutendsten Endeckungen auf dem Gebiet der Medizin	
Hippocrates, Griechenland 460 – 377 v. Chr.	Begründer der modernen Medizin
William Harvey, England 1615 - 1628	Entdeckung des Blutkreislaufs
Humphrey Davy, USA 1778 - 1829	Anästhesie; Stickoxid
Joseph Lister, Glasgow 1827 - 1912	Vater der antiseptischen Chirurgie, Übertragung von Krankheiten durch die Luft
Ignaz Semmelweiss, Ungarn 1818 - 1865	Händewaschen
Louis Pasteur, Paris 1822	Pasteurisierung; Luftmikroben als Ursache für Krankheiten
Edward Jenner, England 1749 - 1823	Pockenimpfung
William Withering, Schottland 1775	Digitalis (Fingerhut)
Robert Koch, Deutschland 1843	Endeckungen zum Milzbrand und zur Tuberkulose
Casimir Funk, USA 1884 - 1967	Entdecker der Vitamine
Madam Curie, Poland 1867 - 1934	Radium
William Roentgen, Deutschland 1895	Röntgenstrahlen
Alexander Fleming, USA 1922	Penicillin (1944 kommerzialisiert)
Frederick Banting und Charles Best, USA, 1922	Insulin
Harold Ridley, Großbritannien 1949	Implantation von Kunstlinsen
Francis Crick, James Watson, Maurice Wilkins, USA 1953	Struktur der DNA
Christian Bernard, Südafrika 1967	erste Herztransplantation

Zusammenfassung der Anti-Aging-Entdeckungen

- Die Kalorienreduktion ist eine allgemein anerkannte, wissenschaftlich belegte Methode zur Verlängerung der Lebensspanne aller lebenden Organismen.

- Das menschliche Genom ist mit 30 000 Genen überraschend klein, wodurch es möglich ist, die spezifischen Gene, die den Alterungsprozess steuern, zu identifizieren.
- Einzelne Gene steuern die Geschwindigkeit des Alterns. Die Sirtuin-Gene sind eine Familie von Anti-Aging-Genen. Daher ist die Simulation einer Niedrig-Kalorie-Diät in nächster Zeit voraussehbar.

- Nikotinsäureamid, ein Derivat des Vitamin B3 (Nikotinsäure), schaltet den genetischen Schalter, der in den Tatbestand einer extremen Langlebigkeit involviert ist und durch eine Kalorienreduktion aktiviert wird, aus.

- Resveratrol ist ein kleines Molekül, das tief in den Zellkern eindringen kann und die gesundheitsfördernde Wirkung einer Kalorienrestriktion simuliert.

- Rotwein ist die prominenteste Nahrungsquelle des Resveratrols. Es wird angenommen, dass die Polyphenole des Rotweins als Ursache für das Französische Paradox verantwortlich sind, also der Tatsache, dass die Franzosen mehr Fett konsumieren und einen höheren Cholesterinspiegel als Amerikaner haben, aber wesentlich seltener unter Herz- und Gefäßkrankheiten leiden.

- Das Wunder des Weins besteht darin, dass während der Fermentation Resveratrol aus der Maische gelöst wird und anschließend das Resveratrol in den dunklen und luftdichten Flaschen konserviert wird.

- Bei den meisten Nahrungsergänzungsmitteln wurden keine speziellen Schritte unternommen, um das Resveratrol vor Oxidation zu schützen, wie es in Weinflaschen der Fall ist, weshalb sie keine biologische Wirkung zeigen. Es gibt keine einzige Studie, die beweist, dass eine Resveratrol-Pille einen Nutzen für die Gesundheit erbrachte, während Rotwein viele gesundheitsfördernde Eigenschaften zugeschrieben werden.

- Die Einführung eines stabilisierten Rotweinextrakts ist ein anerkanntes Verfahren, mit dem einer breiten Öffentlichkeit eine verlässliche Menge Resveratrol zur Verfügung gestellt wird.

Quellenangaben

[1] The World Factbook. 2003, CIA.
[2] World Population Estimates. UN Releases, 1998; UN Population Division, POP/684, October 27, 1998.
[3] A rapid rise in the number of centenarians in Japan. In: Rapid Reader, Oxford University Press, 2003.
[4] Puzzle of the century. In: Smithsonian Magazine, Januar 2003.
[5] New Ideas About Old Age security, Weltbank, 2001.
[6] Gonzalez, J.L.; Sanchez, A.; Dorado, M.: Improving postharvest resistance in fruits by external application of trans-resveratrol. In: J Agriculture Food Chem., 2003, Jg. 51, S. 82-89.
[7] Montero, C.; Cristescu, S.M.; Jiminez, J.B.: Trans-resveratrol and grape disease resistance. A dynamical study by high resolution laser-based techniques. In: Plant Physiology, 2003, Jg. 13, S. 129-138.
[8] Paiva, N.L.; Hipskind, J.D.: Constitutive accumulation of a resveratrol-glucoside in transgenic alfalfa increases resistance to Phomo medicaginis. In: Mol. Plant. Microbe. Interact. 2000, Jg. 13, S. 551-562.
[9] Kolata, G.: The drug industry's holy grail. In: New York Times, November 9, 2001.
[10] Scientists warn against Anti-Aging hype. In: Science Daily, University of Illinois press release, Mai 21, 2002.
[11] Wheeler, T.: Drug attacks virus in new way. In: Beacon Journal, Januar 13, 2003.
[12] Pugh, T.D.; Oberley, T.D.; Weindruch, R.: Dietary intervention at middle age: caloric restriction but not dehydroepiandrosterone sulfate increases lifespan and lifetime cancer incidence in mice. In: Cancer Research, 1999, Jg. 59, S. 1642-1648.
[13] Lipman, R.D.; Smith, D.E.; Bronson, R.T.; Blumberg, J.; Is late-life caloric restriction beneficial? In: Aging,1995, Jg. 7, S. 136-139.
[14] Sturm, R.: Increases in clinically severe obesity in the United States, 1986-2000. In: Arch. Intern. Med., 2003, Jg.163, S. 2146-2148.
[15] Daviglus, M.L.; Liu, K.; Yan, L.L.: Body mass index in middle age and health-related quality of life in older age: the chicago heart association detection project in industry study. In: Arch. Intern. Med., November 10, 2003, Jg. 163, S. 2448-2455.
[16] Sun, A.Y.; Simonyi, A.; Sun, G.Y.: The "French Paradox" and beyond: neuroprotective effects of polyphenols. In: Free Radic. Biol. Med., 2002, Jg. 32, S. 314-318.
[17] Dixon, J.B.; Dixon, M.E.; O'brien, P.E.: Alcohol consumption in the severely obese: relationship with the metabolic syndrome. In: Obes. Res., 2002, Jg.10, S. 245-252.
[18] Foppa, M.; Fuchs, F.D.; Preissler, L.: Red wine with the noon meal lowers post-meal blood pressure: a randomized trial in centrally obese, hypertensive patients. In: J. Stud. Alcohol., 2002, Jg. 63, S. 247-251.
[19] Hansen, K.; Remington, P.L.: The effect of alcohol consumption on body weight among Wisconsin adults. In: Wis. Med. J., 1992, Jg. 91, S. 348-350.
[20] Cordain, L.; Bryan, E.D.; Melby, C.L.: Influence of moderate daily wine consumption on body weight regulation and metabolism in healthy free-living males. In: J. Am. Coll. Nutr., 1997,16, S. 134-139..
[21] Stout, C.; Marrow, J.; Brandt, E.N. Jr: Unusually low incidence of death from myocardial infarction. Study of an Italian American Community in Pennsylvania. In: J. Am. Med. Assoc., 1964, Jg.188, S. 845-849.
[22] Garzon, L.; Garzon, M.L.: Radioactivity as a significant energy source in prebiotic synthesis. In: Origin Life Evol. Biosph., 2001, Jg. 31, S. 3-13.
[23] Karam, P.A.; Leslie, S.A.: Calculation of background beta-gamma radiation dose through geologic time. In: Healthy Physics, 1999, Jg. 77, S. 662-667.
[24] Berner, R.; Landis, G.: Gas bubbles in fossil amber as possible indicators of the major gas

composition of ancient air. In: Science, 1988, Jg. 239, S. 1406-1409.
[25] Pavlov, A.A.; Kasting, J.F.; Brown, L.L.: Green house warming by DH4 in the atmosphere of early Earth. In: J. Geophy. Res., 2000, Jg. 105, S. 11981-11990.
[26] Deuteronomium 34:7.

Quellen

Zum Thema Nahrungsergänzung mit biologisch aktivem Resveratrol hält die Website www.anti-aging-durchbruch.com weitere Informationen und Quellen bereit.

Um weltweit hergestellte Weine nach ihrer geographischen Lage zu lokalisieren siehe THE WORLD ATLAS OF WINE von Mitchell Beazley, Octopus Publishing Group, London, 2001.

Weitere Informationen zur Hormesis erhalten Sie bei BELLE (Biological Effects of Low Level Exposures) unter www.belleonline.com.

Um mehr über Studien zum Altern zu lernen, gehen sie auf die Internetseite des Institute on Aging in Washington D.C., das den Nationalen Instituten für Gesundheit angehört: www.nih.gov.

Weitere Informationen zum näheren Verständnis der Anti-Aging-Studien des Sinclair Laboratoriums an der Harvard Medical School finden Sie unter www.hms.harvard.edu/pathol/sinclair/.

Die Aktualisierungen zu diesem Buch sind unter www.theantiagingpill.com zu finden.

Weitere Bücher können unter www.hereandnowbooks.com bestellt werden.

Montana Radon Health Mines

Earth Angel Health Mine
Basin, 61 Earth Angel Road, (406) 225-3516

Merry Widow Health Mine
Basin, 29 Frontage Road, (406) 225-3220
E-mail - widowmine@hotmail.com

Free Enterprise Radon Health Mine
Boulder, 149 Depot Hill Road, (406) 225-3383 or 225-4259
E-Mail - lewis@radonmine.com

Webseite - www.radonmine.com

High Ore Health Mine
Boulder, 301 High Ore Road, (406) 225-3754
Lone Tree Health Mine
Boulder, (406) 225-3665

Anhang zu:

Anti-Aging-Durchbruch

Seit der ersten Auflage dieses Buchs kam es im Zusammenhang mit Anti-Aging-Pillen auf Rotweinbasis zu unglaublich vielen spektakulären wissenschaftlichen Entwicklungen. Diese neuen Entdeckungen im Rahmen der Anwendung von Resveratrol ereignen sich mit solch einer hohen Geschwindigkeit, dass jedes neu herausgegebene Buch auf ihrem Hintergrund als veraltet erscheint. Das Verständnis darüber, wie diese kleinen Moleküle bei der Entwicklung einer bona fide Anti-Aging-Pille genutzt werden können, wächst und obwohl es keine andere wissenschaftliche Entdeckung in der jüngsten Zeit gab, die so erstaunlich war wie Resveratrol, entziehen die vielen konkurrierenden Interessen auf dem Gebiet der Medizin und der Alterungsforschung der Öffentlichkeit die Möglichkeit, diese historischen Augenblicke mitzuerleben. Zweck dieser Aktualisierung ist es, einige dieser neuen Entdeckungen zu erörtern, die bestätigen, dass die Anti-Aging-Pille im Bereich des Möglichen ist.

Ist die Welt für die Anti-Aging-Pille bereit?

Monate nachdem die Forscher von der Harvard Medical School im Nature Magazine berichtet hatten, dass ein Rotweinmolekül die *„Quelle der Jugend“* sein könnte, hatte die Welt kaum eine Notiz davon genommen. Und obwohl die Entdeckung in allen bedeutenden Nachrichtenmedien rund um die Welt erschien, erwartete die Welt eine Bestätigung von der Forschungsgemeinde, die sich aber vor der Verkündung dieser *„Quelle der Jugend“* zurückhielt, da die Studie an Hefezellen und nicht am Menschen durchgeführt worden war. Allerdings scheint die Gemeinde der Mediziner darum bemüht zu sein, den Eindruck zu erwecken, dass sie solch eine Pille unter Kontrolle hat, anstatt sie ohne Rezept allgemein zugänglich zu machen. Zudem kursierten Berichte in den Medien, dass die Rotwein-Pillen gar nicht wirken können, da sie nicht *„biologisch verfügbar“* wären.

Der bequeme Weg

Das neue daran ist, dass diese Entdeckung einen bequemeren Weg darstellt. Anstatt sich selbst Nahrung entziehen zu müssen, kann eine Kalorienrestriktion durch den Konsum eines kleinen Moleküls mit dem Namen Resveratrol nachgeahmt werden. Die Franzosen gehen diesen *„bequemeren Weg“* schon seit Jahrhunderten. Die Auswirkungen des Rotweinkonsums sind enorm, da er die schädlichen Folgen der kalorienreichen französischen Küche ausgleicht.

Sterblichkeitsrate in Europa und weshalb Frankreich eine Ausnahme ist

Forscher aus den Niederlanden haben kürzlich Trends bei der Todesursache von älteren Erwachsenen (über 80) in sieben europäischen Staaten mit einer niedrigen Sterberate für die letzten 50 Jahre analysiert. Sie fanden etwas Verblüffendes. Die Sterblichkeit infolge von altersbedingten Krankheiten (Infektionskrankheiten, Pneumonie, Demenz usw.) war in allen analysierten Ländern gestiegen, außer in Frankreich (Journal Clinical Epidemiology. 2004, Jg. 57, S. 203-216).

Wenn sich die durchschnittliche Lebenserwartung in den Industrieländern in den letzten zwei Jahrhunderten von 30 auf 80 Jahre erhöhte, was meist der verbesserten Hygiene zugeschrieben wird, dann ist in erster Linie die gesunkene Kindersterblichkeit dafür verantwortlich. Bei der maximalen Lebenserwartung hat sich dagegen nicht viel verändert (J. Gerontology Geriatrics. 1999, Jg. 32, S. 384-389). Die Abnahme der Sterberate nach dem 80. Lebensjahr, die bei den Erwachsenen in ganz Europa zu beobachten war, ist bei allen (außer den Franzosen) an einem bestimmten Punkt stehen geblieben. Diese Erkenntnis zwingt uns folgende Frage zu stellen: Hat die Menschheit ihr höchstes mögliches Lebensalter bereits erreicht?

Die Konzentrationen von über 100-Jährigen an verschiedenen Orten der Welt sind vielsagend. Obwohl zu der hohen Zahl von Hundertjährigen auf Okinawa bereits viel geforscht wurde, welche ein Phänomen ist, das mit der Kalorienreduktion in Verbindung steht, hat Frankreich dennoch den höchsten Anteil an Hundertjährigen. (d.h. die höchste Prozentzahl in der Bevölkerung, die das Alter von 100 Jahren erreicht hat und noch lebt). Die Tabelle zeigt, dass in den USA vielleicht viele über 100-jährige leben (obwohl die Angaben des US Census

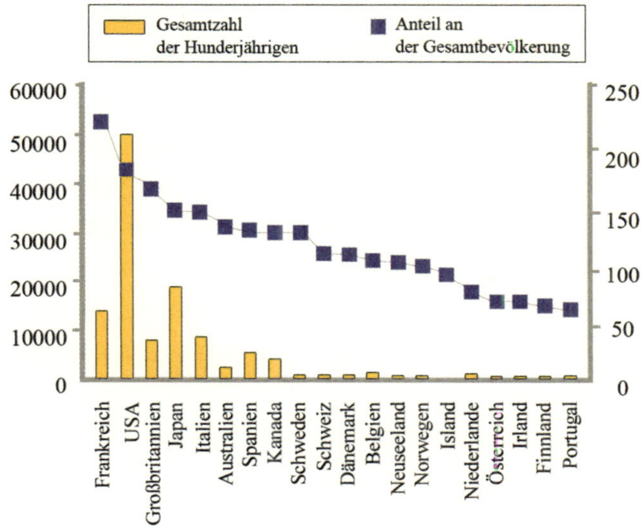

Bureau nicht verlässlich sind, da gerade die höchsten Geburtenraten nicht so lange zurückliegen). Im Pro-Kopf-Verhältnis stehen jedoch die Franzosen im Vergleich zu allen anderen Ländern an führender Stelle.

Die extreme Langlebigkeit in Frankreich schreibt man dem Rotweinkonsum zu. Zur Anschauung folgt ein Vergleich zum Weinkonsum in Europa.

Land	Weinkonsum pro Kopf
Frankreich	60,13
Italien	58,05
Spanien	36,87
Griechenland	30,05
Dänemark	29,14
Deutschland	22,84
Großbritannien	13,99

Business Cycles and the World Wine Market. Forschungsbericht Nr. 2009, Mai, 2000.

Resveratrol: Kleines, aber feines Molekül

Resveratrol ist in der Tat ein magisches Molekül. Immer mehr wird an ihm geforscht. Seit 1978 wurden 1231 Forschungsberichte zu Resveratrol veröffentlicht, davon 1061 innerhalb der letzten fünf Jahre! Für die Aging-Forscher ist der unangenehme Aspekt dieser *„Entdeckung“* die Tatsache, dass das Fasten und der Konsum von Rotwein schon seit Jahrhunderten praktiziert wurden.

Es gibt so viele Bedrohungen für das menschliche Leben, von Infektionskrankheiten (Viren, Bakterien, Pilze) über Schwermetallvergiftungen, Herzkrankheiten, Krebs, Diabetes bis zu Leberproblemen, um nur einige zu nennen, dass eine Anti-Aging-Pille auf all diese Bedrohungen und noch mehr reagieren müsste, um effektiv sein zu können. Daher gibt es diese Unmenge von Forschungsprojekten zu den Rotweinmolekülen, da diese eine breite biologische Aktivität aufweisen.

Die wahre Anti-Aging-Pille würde fast alle altersgebundenen Pathologien mindern. Die Harvard-Wissenschaftler nehmen an, dass Resveratrol seine Wirkung entfaltet, indem es die Aktivität der DNA-Reparaturenzyme steigert. Die Fähigkeit lebender Zellen, die zerbrochenen Stränge der DNA zu reparieren, gilt als Mechanismus zur Steuerung der Alterungsrate und der Abwehr von Krankheiten.

Die biologische Aktivität von Resveratrol ist so breit gefächert, dass eine Gruppe von Forschern meinte: *„Fragen Sie nicht, was Resveratrol kann, fragen Sie lieber, was es nicht kann.“* Forscher von der University of Illinois konstatierten: *„Resveratrol ist vielversprechend für die weitere Entwicklung chemopräventiver Wirkstoffe, die bei verschiedenen Störungen nützlich sein können.“* (Annals N. Y. Academy Sciences. May, 2002, Se. 957, S. 210-229). In einem weiteren Forschungsbeitrag bezeichnete man die Wirkung von Resveratrol als so überwältigend, dass es wie ein *„Hauch“* wäre, der „einen biologischen Tsunami“ hervorrufe (Cancer Biology Therapy. 2004, 3, S. 889-890.).

In einem Bericht von Wissenschaftlern des Basic & Clinical Genomics Laboratory an der University of Sydney in Australien heißt es: Wenn die Menschheit *„ein umfassendes Verständnis von den Prozessen, die von den Genen gesteuert werden“* gewinnt, *„sollte dies uns erlauben, eine neue Klasse von Wirkstoffen zu entwickeln, die auf direkterem Wege die Schäden bekämpfen oder vorbeugen, die mit verschiedenen lebensbedrohlichen Umständen zusammenhängen, um so ein Leben in guter Gesundheit und bis zu einem sehr reifen Alter zu hegen. Genau wie im Falle der Kalorienbeschränkung, kann die Lebensspanne bei* *verschiedenen Spezies über die Sirtuin-Gene in den Zellen durch pflanzliche Polyphenole, wie Resveratrol, verlängert werden.“* (Journal Hypertension. 2005, Jg. 23, S. 1285 – 1309.).

Im Weiteren ist die Öffentlichkeit eingeladen, eine Innensicht des Enthusiasmus zu gewinnen, den die forschenden Mediziner für Rotweinmoleküle äußern. Die folgende Tabelle wurde erstellt, um einige der erstaunlichen biologischen Eigenschaften von Resveratrol zu dokumentieren.

ZAHLREICHE BIOLOGISCHE EIGENSCHAFTEN RESVERATROLS	
Biologische Aktivität	**Quelle**
Konserviert oder stimuliert Superoxid-Dismutase (Antioxidans)	J. Agriculture Food Chemistry. 2005, Jg. 53, S. 4182-4186. Free Radical Biology Medicine. 2003, Jg. 34, S. 810-907.
Erhöht Glutathion (Antioxidans)	J. Agric Food Chemistry. 2005, Jg. 53, S. 4182-4186. Archives Biochemistry Biophysics. 2000, Jg. 381, S. 253-263.
Erhöht die Katalaseaktivität (Antioxidans)	Life Science. 2003, Jg. 72, S. 2741-2750.
Verlängert das Leben von Zellen über das Sirtuin-1-Gen	Trends Pharmacological Sciences. 2005, Jg. 26, S. 94-103.
Aktiv gegen Histamin (Allergie)	Planta Medica. 2004, Jg. 70, S. 305-309.
Entzündungshemmer	Journal Chemotherapy. 2004, Jg. 4, S. 3-6, 2004. J. Environ Pathology Toxicology Oncology. 2004, Jg. 23, S. 215-226.
COX-2-Inhibitor (entzündungshemmend)	Inflammation Research. 2005, Jg. 54, S.158-162.
Potenziell hilfreich gegen rheumatoide Arthritis	International Immunopharmacology 5:849-56, 2005
Hemmt Pankreatitis	World J. Gastroenterology. 2005, Jg. 11, S. 3171-3174.
Fördert die Reparatur der DNA (über das Sirtuin-1-Gen)	Nature. 2003, Jg. 425, S. 191-196.
Hemmt die abnormale Bildung von Blutgefäßen (Angiogenese)	J. Physiology Pharmacology. 2005, Jg. 56, S. 51-69.
Hemmt die Zuckerabsorption aus der Nahrung	Journal Natural Products. 2001, Jg. 64, S. 381-84.
Reguliert den Blutzuckergehalt	J. Agric Food Chemistry. 2005, Jg. 53, S. 3403-3407
Normalisiert den Blutdruck	J. Hypertension. 2000, Jg. 18, S. 1833-1840.

ZAHLREICHE BIOLOGISCHE EIGENSCHAFTEN RESVERATROLS	
Biologische Aktivität	**Quelle**
Eigenschaften eines ACE-Hemmers	European J. Pharmacology. 2005, Jg. 515, S. 1-9.
Beugt der Bildung von Blutgerinnseln vor	Blood Coagulation Fibrinolysis. 2004, Jg. 15, S. 441-446.
Reduziert die Werte des LDL-Cholesterins	Life Sciences. 2003, Jg. 73, S. 1393-13400.
Reduziert die Triglycerid-Werte	Life Sciences. 2003, Jg. 73, S. 1393-13400.
Hebt die Werte des *„guten"* HDL-Cholesterins	J. Agric Food Chemistry. 2005, Jg. 53, S. 3403-3407.
Mildert die Effekte von Östrogen (Östrogenblocker)	J. Steroid Biochemical Molecular Biology. 2005, Jg. 94, S. 431-443.
Schützt Scheidenzellen während der Menopause effektiver als gewöhnliche Arzneien	Gynecologic Obstetric Investigation. 2005, Jg. 60, S. 186-191.
Wirkt präventiv gegen Knochenabbau	J. Medicinal Food. 2005. Jg. 8, S. 14-9.
Schützt Retinazellen (retinales Pigmentepithel)	Chemical Biological Interaction. 2005, Jg. 151, S.143-149.
Erhöht die Spermienzahl	J. Nutrition. 2005, Jg. 135, S. 757-60.
Hemmt Virenwachstum (Grippe)	J. Infectious Disease. 2005, Jg. 191, S. 1719-29.
Hemmt Virenwachstum (HIV)	J. Pharmacological Science. 2004, Jg. 93, S. 2448-2457.
Hemmt Virenwachstum (Herpes)	Antiviral Research. 2004, Jg. 61, S. 19-26. Antiviral Research. 1999, Jg. 43, S. 145-55.
Antibiotische Wirkung gegen Bakterien (Chlamydia)	Atherosclerosis. 2003, Jg. 171, S. 379-380.
Antibiotische Wirkung gegen Bakterien (H. pylori)	Am. J. Gastroenterology. 2003, Jg. 98, S.1440-1441.
Hemmt Pilzwachstum (Hefe, Schimmel)	J. Agriculture Food Chemistry. 2003, Jg. 51, S. 1464-1468.
Hemmt die Entstehung von Tumoren	Proc. Natl. Sci. Counc. Repub. China B. 1999, Jg. 23, S. 99-106.
Hemmt das Wachstum von Tumoren	Drugs Exp. Clinical Research. 1999, Jg. 25, S. 65-77
Hemmt die Ausbreitung von Tumoren	Proc. Natl. Sci. Council Repub. China B. 1999, Jg. 23, S. 99-106.
Schützt Nervenzellen	Ann. N. Y. Academy Sciences. 2003, Jg. 993, S. 276-286.

ZAHLREICHE BIOLOGISCHE EIGENSCHAFTEN RESVERATROLS	
Biologische Aktivität	**Quelle**
Hemmt Hepatitis (Leberentzündung)	Hepatogastroenterology. 2002, Jg. 49, S. 1102-1108.
Entfernt Ablagerungen im Gehirn (Beta-Amyloid-Toxizität)	British J. Pharmacology. 2004, Jg. 141, S. 997-1005.
Chelatiert Metalle (Kupfer)	Biochem. Pharmacology. 1997, Jg. 53, S. 1347-1355
Wirkstoff gegen Leukämie	Leukemia Lymphoma. 2002, Jg. 43, S. 983-987.
Hemmt Prostatakrebs	Cancer Epidemiology Biomarkers Prevention. 2005, Jg. 14, S. 596-604.
Hemmt Brustkrebs	Molecular Nutrition Food Research. 2005, Jg. 49, S. 462-471.
Hemmt Melanome	Neoplasia. 2005, Jg. 7, S. 37-47.
Hemmt Leberkrebs	World J. Gastroenterology, 2003, Jg. 9, S. 2341-2343.
Hemmt Hirnkrebs	Molecular Cancer Therapy. 2005, Jg. 4, S. 554-61.
Hemmt Bauchspeicheldrüsenkrebs	Pancreas. 2002, Jg. 25e, S. 71-6.
Hemmt Nierenkrebs	Cancer Biology Therapy. 2004, Jg. 3, S. 882-888.
Hemmt Dickdarmkrebs	International J. Cancer. 2005, Jg. 115, S. 194-201.
Hemmt Eierstock- und Gebärmutterhals-krebs	Anticancer Research. 2004, Jg. 24, S. 2783-2840.
Hemmt Lymphome	Cancer Letters. 2001, Jg. 163, S. 43-9.
Ungiftig	J. Nutrition. 2002, Jg. 132, S. 257-260.

Wie kann man wissen, dass es wirkt?

Die Gesundheitsbehörden würden ein Anti-Aging-Medikament wahrscheinlich nicht anerkennen, da menschliche Versuchsobjekte für Jahrzehnte studiert werden müssten, bevor solch eine Behauptung gemacht werden könnte. Die Menschen fragen sich daher: *„Wie soll ich wissen, dass eine solche Pille wirkt?“* Die einzig praktische Antwort darauf ist zu überprüfen, ob eine Anti-Aging-Pille dieselben messbaren biologischen Veränderungen wie die Kalorienrestriktion hervorruft, d.h. einen normalisierten Blutdruck und Blutzuckergehalt, sowie höhere HDL-Cholesterin-Werte.

Gibt es bei der Anti-Aging-Pille eine Nachfrage?

Der Mangel an einem breiten Echo der Öffentlichkeit ist kaum überraschend. Zunächst ist der Gedanke von einer Anti-Aging-Pille einfach nicht in den Köpfen vorhanden. Sogar Wissenschaftler konnten sich eine solche Entwicklung nicht vorstellen, bis das menschliche Genom vollständig aufgezeichnet worden war, einem Projekt, das erst vor kurzem fertig gestellt worden war. Mit dem Wissen, dass das menschliche Genom relativ klein ist, nur etwa 30000 Gene im Vergleich zu dem Reisgenom mit 60000 Genen, und dass einzelne Gene das Altern steuern, war es nur eine Frage der Zeit bis man das Molekül, das den Alterungsprozess steuert, gefunden hatte. Niemand erwartete aber diese Entdeckung so früh.

Zudem hört die Öffentlichkeit so viele falsche Behauptungen über die *„Quellen der Jugend"*, dass es den Menschen schwer fällt, diese Entdeckung und Schwindeleien auseinander zu halten.

Ein weiteres Problem bei der Akzeptanz einer tatsächlich existierenden Anti-Aging-Pille durch die Öffentlichkeit ist letzten Endes das Vorurteil, dass ein außergewöhnlich langes Leben unerwünscht ist, wenn der Mensch mit einer körperlichen Behinderung, einer schlechten Sehkraft und Alzheimer endet. Die meisten Menschen antworten daher auf die Perspektive hundert Jahre leben zu können: *„So lange möchte ich gar nicht leben."*. Sie können sich einfach nicht vorstellen ein funktionell hochwertiges Leben zu führen, so wie die Französin Jeanne Calment, die im Alter von 100 Jahren Fahrrad fuhr, Lieder für ein Album im Alter von 115 gesungen hat und bis zu einem Alter von 122 Jahren lebte. Andere, die etwas fatalistisch in Ihren Ansichten sind, glauben ihre Tage auf der Erde lägen *„in Gottes Händen"*, ohne auf die Bibel zurückzugreifen, die von Menschen spricht, die vor langer Zeit hunderte von Jahren lebten.

Werden Sie senil und behindert sein, wenn Sie das Alter von 100 Jahren erreichen?

Häufig hört man von vielen Menschen als Antwort auf die Frage, ob sie über 100 Jahre leben möchten: *„Ich möchte nicht so lange leben."*. Der Grund liegt darin, dass sie erwarten im Alter behindert und senil zu sein. Bemerkenswerter Weise leiden jedoch laut einer neuen Studie 8 von 10 Hundertjährigen bis zu ihren 100. Geburtstag an keiner ernsthaften, altersbedingten Krankheit (Krebs, Schlaganfall, Herzerkrankungen), und 3 von 10 sind von überhaupt keinem der zehn häufigsten, altersbedingten Gebrechen betroffen. Wer weiß, wie sich diese Zahlen ändern würden, wenn die Menschheit beginnen würde Rotweinpillen einzunehmen?

<table>
<tr><th colspan="8">Studie an 424 Hundertjährigen
– Diagnose von altersbedingten Krankheiten

(hoher Blutdruck, Schlaganfall, Herzerkrankungen, Diabetes, Krebs, Osteoporose, Schilddrüsenerkrankungen, Parkinsonsyndrom, Katarakt/ grauer Star und chronische Bronchitis/ unspezifisches respiratorisches Syndrom)</th></tr>
<tr><td colspan="2">Überlebende
Diagnose einer altersbedingten Krankheit vor dem 80. Lebensjahr gestellt, doch das Alter von über 100 erreicht</td><td colspan="2">Verzögerer
Diagnose einer altersbedingten Krankheit um das 80. Lebensjahr, doch das Alter von über 100 erreicht</td><td colspan="2">Entkommene
Erreichten das Alter von über 100 Jahren, ohne die Diagnose einer altersbedingten Krankheit</td><td colspan="2">Anteil der Hundertjährigen, die an keiner schweren altersbedingten Krankheit im Alter von 100 Jahren erkrankt waren (Krebs, Schlaganfall, Herzerkrankung)</td></tr>
<tr><td>Männer
24%</td><td>Frauen
43%</td><td>Männer
44%</td><td>Frauen
42%</td><td>Männer
32%</td><td>Frauen
15%</td><td>Männer
87%</td><td>Frauen
83%</td></tr>
</table>

Quelle: J. Gerontology A. Biology Science Medical Science. 2003, Jg. 58, S. 232-237.

Resveratrol: Weit bemerkenswerter als angenommen

Die bemerkenswerten Eigenschaften von Resveratrol, die das Leben verlängern und die Gesundheit fördern, werden derzeit erfasst und erklärt. Die Bandbreite der Bioaktivität von Resveratrol ist atemberaubend. Die fehlende Komplexität dieses kleinen Moleküls von der Größe eines Nanopartikels, das in den genetischen Mechanismus lebender Zellen eindringen kann, lässt annehmen, dass Einfachheit und nicht komplizierte Verworrenheit in der Biologie vorherrscht. Es gibt keine pharmazeutische Arznei, die auch nur im Entferntesten an das Potenzial von Resveratrol herankommt.

Dr. Sylvain Doré von der School of Medicine der Johns-Hopkins-University (Neurosignals. 2005, Jg. 14, S. 61-70, 2005.) erfasste eine lange Liste von

Eigenschaften von Resveratrol im Bezug auf seinen Nutzen für das Nervensystem, was unter anderem das Schmerzprofil, die Prävention und Behandlung von Parkinson, die Krebsprävention, die Hemmung von epileptischen Anfällen und Anti-Aging-Effekte betrifft, um nur einige zu nennen.

Einer der von Doré fokussierten Mechanismen ist die Produktion eines Enzyms, der so genannten Hämoxygenase. Häm ist ein dunkelrotes, nicht proteinartiges, Eisen enthaltendes Pigment, das eine Komponente des Hämoglobins in den roten Blutkörperchen darstellt. Die Freigabe von Eisen durch Häm kann in schweren biologischen Folgen resultieren. In lebenden Systemen muss Eisen stets an Pigmente oder Proteine gebunden werden, damit keine freien Radikale frei gesetzt werden, die in lebenden Zellen eine giftige Wirkung haben. Laut Doré könne Hämoxygenase an Häm anhaften und seine Kapazität zur Freisetzung freier Radikale begrenzen. Mäuse, die dazu gezüchtet werden, keine Hämoxygenaseenzyme zu produzieren, zeigen Eisenansammlungen in verschiedenen Organen. Wie passt nun aber Resveratrol in dieses Szenario hinein? Resveratrol erhöht die Aktivität von Hämoxygenase. Doré meint damit, dass Resveratrol ein Gegenmittel gegen zerstörerische Prozesse in lebenden Zellen, die bei praktisch allen Krankheiten wie auch beim Altern selbst involviert sind, darstellen könnte.

„Es mag ein wenig widersinnig wirken, dass eine so einfache, natürliche Komponente über eine so breite Skala von Wirkungen verfügt." Laut Doré dürfte bereits eine relativ geringe Resveratrol-Konzentration in lebender Zellen ausreichen, was ohne die Anwendung hoher Arzneidosen zu erzielen sei, um in großem Maße von Genen erstellte Proteine zu steuern und somit einen gewaltigen Nutzen für die Gesundheit zu produzieren.

Wird Resveratrol die vielen Erwartungen befriedigen können? Doré scheint davon überzeugt, dass kleine Resveratrol-Konzentrationen in Tests an Hirngewebe eine Förderung der Hämoxygenasesynthese erreichen könnten.

Hindernisse auf dem Weg zur Akzeptanz der Anti-Aging-Pille

Die wissenschaftliche Gemeinde hat auch ihre *„Riegel"*. Sie ist gerade dabei Mittel für die Durchführung des Projekts *„Methusalem-Maus"* zu erwirken, um zu sehen, in wie weit man das Leben von Mäusen verlängern kann. Die erwachsenen Einwohner auf der Insel Okinawa, die sich kalorienarm ernähren, wie auch die Rotwein trinkenden Erwachsenen in Frankreich und auf Sardinien, bestätigen nur, dass die Menschheit nicht auf Studien an Mäusen warten muss, um aus dieser Entdeckung für sich einen Nutzen zu ziehen.

Bislang besteht ein weiteres Problem bei der Stimulierung eines öffentlichen Bedarfs nach einer Anti-Aging-Pille im Konzept des Kampfes gegen das Altern selbst, nach welchem immer nur eine Krankheit nach der anderen behandelt wird. Die moderne Medizin diagnostiziert altersbedingte Krankheiten erst, wenn sie auftreten und setzt eine Therapie für jedes einzelne Leiden an. Daher ist die Öffentlichkeit davon überzeugt, dass gegen Arthritis, Blutgefäßerkrankungen, Gedächtnisverlust, grünen Star und Krebs verschiedene Medikamente eingenommen werden müssten.

Die große Mehrheit der Menschen ist daher von einer solchen Entdeckung ganz überwältigt und erwartet von ihrem Arzt, dass dieser eine entsprechende Therapie einsetzt bzw. empfiehlt. *„Wenn das wirklich wahr ist, warum sagt mir mein Arzt nichts davon?“*, ist eine Frage, die man oft zu hören bekommt. Darauf gibt es so einige Antworten. Zunächst sind die Ärzte für die Diagnose und Bekämpfung von Krankheiten ausgebildet worden und nicht für das Messen der Alterungsrate. Würden also Ärzte vorzeitiges Altern diagnostizieren und eine Pille verschreiben? Wohl kaum, denn jeder altert, daher hat praktisch jeder schon diese Diagnose erhalten. Nur eine unbedeutend kleine Anzahl von Menschen erreicht die gegenwärtig theoretische maximale Lebensspanne von 120 Jahren.

Zudem sind es Ärzte nicht gewohnt Nahrungsergänzungsmittel zu empfehlen. Die echte Anti-Aging-Pille passt einfach nicht in das übliche Erstattungssystem der Krankenkassen. Daher sollten Sie nicht von den Ärzten erwarten, dass sie Ihnen den Weg zur Anti-Aging-Pille weisen. Der Bedarf nach einer solchen Pille wird aus der gebildeten Bevölkerung kommen müssen, anstatt vom Rezeptblock der Ärzte.

Des Weiteren ist es Firmen, die Arzneien und Nahrungsergänzungen herstellen, nahezu unmöglich, Anti-Aging-Pillen jahrzehntelang zu testen, da ein Patent nach 17 Jahren ausläuft. Somit kann eine Anti-Aging-Pille wohl nie als Medikament im wahren Sinne deklariert werden. Praktischer Weise sollte daher eine Anti-Aging-Pille viel mehr als Nahrungsergänzungsmittel zur Förderung des Wohlbefindens und der Langlebigkeit rezeptfrei verkäuflich sein, als zur Behandlung von Krankheiten angeboten zu werden.

Was Sie über Rotweinpillen (Resveratrol-Pillen) wissen sollten

Resveratrolhaltige Rotweinpillen: Wirken sie tatsächlich?

Es werden viele neue Resveratrol-Pillen als neue Marken auf den Markt gebracht. Die Hersteller verschweigen dabei häufig die ganze Wahrheit und bringen täuschende Produktbezeichnungen und übertriebene Werbung hervor, um die Illusion auszulösen, dass ihre Produkte qualitativ hochwertiger oder preisgünstiger seien. Wir bieten Ihnen deshalb an dieser Stelle die erforderlichen Informationen, die Sie zu einem informierten Verbraucher von Resveratrol-Nahrungsergänzungen machen.

Die Quelle von Resveratrol

Es finden sich verschiedene Bezeichnungen für Resveratrol auf den Etiketten von Nahrungsergänzungen, was sehr verwirrend sein kann. Einige Hersteller bemühen sich darum den Eindruck zu erwecken, dass ihr Produkt ganz originelle oder exotische Bestandteile enthält. Deshalb geben sie auch ihren Resveratrol-Pillen unterschiedliche Namen, z.B. Hu Zhang, Ko-jo-kon, He Shou Wu, Knöterich, Fo-Ti und Polygonum. Knöterich ist dabei nur eine andere Bezeichnung für den botanischen Ausdruck Polygonum. Praktisch alle Polygonum-Extrakte werden aus der Art Polygonum cuspidatum (Japan-Knöterich) gewonnen. Rotwein und rote Trauben stellen auch eine reiche Resveratrol-Quelle dar. Doch die

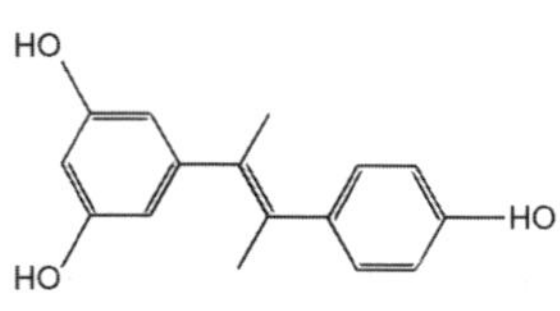

Gewinnung des Extrakts aus roten Trauben ist im Vergleich zu Polygonum so kostenintensiv, dass die meisten Hersteller eine winzige Menge von Trauben-Resveratrol mit einer viel größeren Menge des Polygonum-Extrakts kombinieren oder nur Polygonum verwenden. Muscadin-Trauben sind eine weitere Resveratrolquelle, aber bei den derzeitig existierenden Produkten wird der Anteil von Muscadintraubenpulver, also Resveratrol, nicht angegeben.

Trans- versus cis-Resveratrol

Das gewonnene Resveratrol, ob aus Trauben oder dem asiatischen Knöterich (botanische Bezeichnung Polygonum), wird nach dem Gehalt an trans-Resveratrol gemessen. Diese Form von Resveratrol ist die aktivste. Cis-Resveratrol ist auch in kleinen Mengen in den meisten Nahrungsergänzungsmitteln vorhanden und neuste Studien zeigen, dass diese Form mehr positive Eigenschaften haben könnte, als zunächst angenommen. So wie trans-Resveratrol, aktiviert auch cis-Resveratrol verschiedene Gene auf eine positive Art und Weise (International Immunopharmacology. 2005, Jg. 5, S. 393-406.).

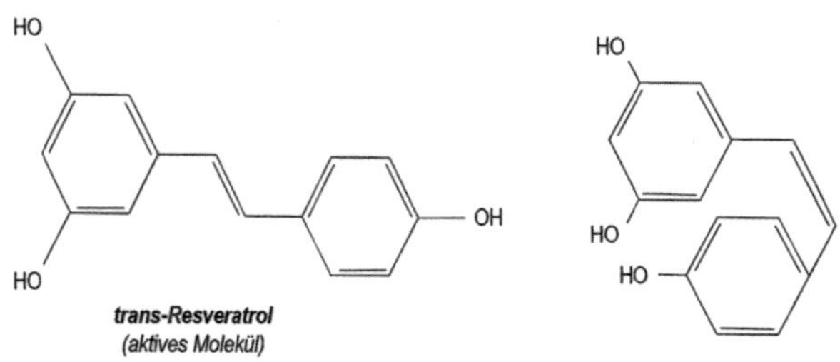

***trans*-Resveratrol**
(aktives Molekül)

***cis*-Resveratrol**
(inaktives Molekül)

Einige Hersteller behaupten nun listig, dass ihre Produkte nur trans-Resveratrol enthalten, als wenn sie suggerieren wollten, dass die anderen, minderwertigeren Marken nur das weniger aktive cis-Resveratrol anbieten würden. Viele Verbraucher erkundigen sich deshalb bei den Herstellern, ob deren Produkt trans- oder cis-Resveratrol enthält. Diese Frage ist aber irrelevant und von den Herstellern erfunden worden, um bei den Konsumenten Zweifel hervorzurufen. Alle Resveratrol-Ergänzungsmittel verwenden trans-Resveratrol. Zumindest ist es gerade trans-Resveratrol, das als Pulver aus Pflanzen gewonnen wird.

Wenn man nun aber den Rohstoff bzw. die Pillen nicht in geeigneter Form aufbewahrt und vor Licht schützt, kann trans-Resveratrol im Verlauf der Zeit in die cis-Form umgewandelt (isomerisiert) werden. Die meisten Hersteller von Resveratrol-Pillen unternehmen keine besonderen Schutzmaßnahmen, um die Rohstoffe während der Produktion vor Licht zu schützen und verwenden keine lichtundurchlässigen Verpackungsmaterialien (Neurosignals. 2005, Jg. 14, S. 61-70.).

Dosierung

Dosieranweisungen für die empfohlene Dosis Resveratrol als Nahrungsergänzungsmittel sind kaum zu finden. Eine Web-Seite empfiehlt Chiropraktikern: *„solange eine täglich erlaubte Dosis noch nicht gesetzt wurde, sind die Forscher der Ansicht, dass ein Minimum von 500 mg Resveratrol eingenommen werden sollte, um das Krebsrisiko zu senken."* Das wäre das Äquivalent zu 100 Gläsern Wein oder einer vollen Pillenpackung!

Nach der Überprüfung verschiedener Resveratrol-Marken hat man feststellen müssen, dass die Dosierung von 5 bis 50 mg Resveratrol pro Pille variiert. Es scheint kaum Konsens darüber zu herrschen, was ausreichend und was zu viel ist. Bei Tieren rief noch eine Dosis von 300 mg Resveratrol pro Tag keine Nebenwirkungen hervor (Toxicological Science. 2004, Jg. 82, S. 614-619.). Die relativ kurze Halbwertzeit des Resveratrols von etwa 30 Minuten und seine enorm schnelle Verarbeitung in der Leber minimieren wahrscheinlich die Nebenwirkungen einer Überdosierung.

Bei vielen im Labor durchgeführten Tierversuchen werden riesige Dosen verwendet, die beim Menschen einer Gabe von 1600 – 80000 mg Resveratrol entsprechen würden. Offensichtlich kommen solche Resveratrol-Mengen in der menschlichen Nahrung oder in Nahrungsergänzungsmitteln nicht vor. Eine neue Studie zu Prostatakrebs erläutert, dass *„die relativ niedrigen Konzentrationen von Resveratrol in Trauben und in Wein wahrscheinlich zusätzliche Nahrungsergänzungen erforderlich machen werden."* (Cancer Epidemiology Biomarkers. 2005, Jg. 14, S. 596-604.).

Oft verleiten die Hersteller die Verbraucher zum Kauf ihrer Produkte, indem sie vorgeben mehr Resveratrol anzubieten, als tatsächlich beim Verbraucher ankommt. Wie viel Resveratrol beinhaltet die folgende Beschreibung (Angaben von einer existierenden Packungsbeilage)?

Hier werden die Verbraucher in den Glauben versetzt, sie kauften 32 mg Resveratrol, wobei ein 50%-iges Extrakt eigentlich nur 16 mg hergibt!

Polygonum cuspidatum Extrakt (verarbeitet zu 50%-igem trans-Resveratrol)	32 mg

Biologische Aktivität

Bei all der Werbung, die die vielen Resveratrol-Marken hoch lobt, vergessen die Hersteller gern ihren potenziellen Kunden mitzuteilen, dass es beträchtliche Gründe dafür gibt, dass ihre Pillen unwirksam sind.

Forscher von der Harvard Medical School zeigten auf, dass allgemein zugängliche Rotweinpillen keine Wirkung haben. Einige dieser Pillen enthielten kein nachweisbares Resveratrol, andere entwickelten keinerlei biologische Aktivität. Dr. David Sinclair, der führende Wissenschaftler aus Harvard, der als erster über die Anti-Aging-Effekte von Resveratrol berichtete, wurde in einer Sendung des Fernsehsenders PBS mit den Worten zitiert: *„Resveratrol ist nicht besonders leicht vor Oxidation zu schützen. Die meisten erhältlichen Zusätze, die ich überprüft habe, hatten nicht die Fähigkeit die Sirtuin-1-Enzyme zu stimulieren."* Dr. Sinclair wiederholte seine Behauptung, dass die meisten Resveratrol-Pillen keine biologische Aktivität entwickelten, auch in der Ausgabe des Science Magazine vom 27. Februar 2004. Allem Anschein nach haben nur wenige Hersteller diesen Beitrag gelesen.

Eines der höchsten Hindernisse für Resveratrol war sein scheinbarer Mangel, dass über das Verdauungssystem nicht aufgenommen werden kann. Ursprünglich waren die Studien über die lebensverlängernde Wirkung von Resveratrol an Hefezellen durchgeführt worden und nicht an Säugetieren mit einer Leber, die die aufgenommene Moleküle umwandelt. Mindestens viermal erschienen im Jahre 2004 aus wissenschaftlichen Berichten hervorgehende Topstorys in den Zeitungen, die erklärten, dass Rotweinpillen oral nicht bioverfügbar und daher nicht von Nutzen seien. Da Rotweinmoleküle, wie die im Rotwein vorkommenden Resveratrol und Quercetin, fest an Schwefel und zuckerähnliche Moleküle beim ersten Passieren der Leber gebunden werden (der Prozess der so genannten Sulfatierung oder Glukuronidierung), bleibt nur wenig von dem freien (ungebundenen) Resveratrol übrig. Viele Konsumenten warfen ihre Pillen nach der Publikation dieser fehlerhaften Zeitungsberichte in den Müll. Forscher deuteten schließlich an, dass Resveratrol positive Auswirkungen auf den Verdauungstrakt haben kann, aber aufgrund des Lebermetabolismus keinen systematisch wirkenden, gesundheitsfördernden Nutzen erbringt.

Thomas Walle und seine Kollegen von der University of South Carolina zum Beispiel können nur bestätigen, dass mindestens 70 Prozent des oral aufgenommenen Resveratrols aufgrund dessen, dass es ein kleines Molekül ist, vom menschlichen Verdauungstrakt absorbiert werden können, aber dann das meiste Resveratrol im Blutplasma mit Schwefel und Glukuronsäure eine Verbindung eingeht, wenn es die Leber passiert (Drug Metabolism Disposition. 2004, Jg. 32, S. 1377-1377.). Andere Studien zeigen ebenfalls an, dass die Aufnahme von Resveratrol über den Magen in vivo sehr hoch sein kann, aber wegen der leistungsstarken Schwefelbindung eine nur beschränkte Bioverfügbarkeit besteht (J. Pharmacy Pharmacology. 2003, Jg. 55, S. 307-312.). Forscher aus Großbritannien vertreten ebenfalls die Ansicht, dass Resveratrol nicht bioverfügbar sei, weshalb ein Aerosolsystem (Spray) erforderlich wäre, um Lungenkrankheiten zu behandeln. (Am. J. Physilogy Lung Cell Molecular Physiology. 2004, Jg. 287, L. 774-783.).

Vor kurzem haben italienische Forscher, die Resveratrol in Wein untersucht haben, festgestellt, dass 30 Minuten nach der Aufnahme nur eine geringe Menge freien Resveratrols (nicht an Schwefel oder Glukuronsäure gebunden) im Blutkreislauf nachweisbar war. Dabei gab es von Person zu Person große Unterschiede in der Aufnahmefähigkeit, woraus die Wissenschaftler schlussfolgerten, dass dies *„die Zweifel über die gesundheitlichen Auswirkungen von Resveratrol in der Nahrung mehrt"* (Molecular Nutrition Food Research. 2005, April 14.). Nun werfen Sie aber Ihre Rotweinpillen nicht gleich weg.

Obwohl nur sehr geringe Mengen von Resveratrol im Blutkreislauf und in lebendem Gewebe bei Menschen nach oraler Aufnahme gemessen worden waren, sollte man erwähnen, dass zum Schutz von Nervenzellen nur winzig kleine Mengen von Resveratrol (nur ≈500 Nanomol, oder 500 Milliardstel eines Gramms) ausreichen (Nature Genetics. 2005, Jg. 37, S. 349-350.).

Zudem zeigen drei weitere Studien, dass die Kombination von Quercetin und Resveratrol die Sulfatierung hemmt und so die Bioverfügbarkeit verbessert (Xenobiotica. 2000, 30, S. 609-617; S. 857-866; S. 1047-1054.). Zusätzlich erkannte man die Fähigkeit von Lecithin die Absorption oral aufgenommener Polyphenole, wie Quercetin und Resveratrol, zu steigern. (J. Agriculture Food Chemistry 13. 2002, Jg. 50, S. 1706-1712.).

Aber ein wichtiger biochemischer Aspekt, warum Resveratrol über solche anscheinend magischen Eigenschaften verfügt, wurde übersehen. Der Prozess der Glukuronidierung in der Leber scheint Resveratrol vor dem Zerfall zu schützen, indem er seine Halbwerstzeit verlängert und seine biologische Wirkung bis zu 9 Stunden aufrechterhält. (Biochemistry Journal. 2003, Jg. 374 (1), S. 157-163.).

Forscher an der Abteilung für Humanvirologie des Biotechnology Institute der

University of Maryland schrieben einen ausführlichen Bericht, in welchem sie die biologischen Aspekte des Leberstoffwechsels im Zusammenhang mit Resveratrol beschreiben. Es folgt ein paraphrasierter Auszug aus diesem Bericht:

Worin besteht die biologische Funktion der Glukuronidierung von Resveratrol beim Menschen? Was stellt die wahre bioaktive Form von Resveratrol in lebenden Organismen dar? ... Es gibt Beispiele, die zeigen, dass der Leberstoffwechsel (Glukuronidierung) beim Anschlagen und bei der Fokussierung von Medikamenten im Menschen eine wichtige Rolle spielt. Es ist bekannt, dass Beta-Glukuronidase, das Enzym, das die Glukuronide aufbricht, überall in den menschlichen Organen, im Gewebe und in Körperflüssigkeiten vorhanden ist. Daher kann dieses Enzym ein Medikament entweder freisetzen oder ein Molekül wie Resveratrol lokal oder systematisch von einem Glukuronidkonjugat (wie Resveratrol-Glukuronid) binden. In der Tat wurden viele Glukuronid-Medikamente bereits entworfen und befinden sich derzeit im Entwicklungsprozess. Diese binden einen synthetischen Wirkstoff an das Glukuronid und sind in ihrer Wirkung anschließend von dem Beta-Glukuronidase-Enzym abhängig, das den Wirkstoff in das lebende Gewebe freisetzt.

Es ist deshalb wahrscheinlich, dass zumindest ein Teil des Resveratrols von seinem schützenden Boten unter Einwirkung des Glukuronidase-Enzyms ausgepackt wird und in freies Resveratrol wieder zurückgewandelt wird. Da die Aktivität des Beta-Glukuronidase-Enzyms im Gewebe oder im Serum an den von Krankheiten betroffenen Geweben wie Krebs, Leberkrankheiten und AIDS, ansteigt, würde Resveratrol hier gezielt in höheren Mengen in das kranke Gewebe frei gesetzt werden als in gesundes. *„Diese Beobachtungen erhöhen die Wahrscheinlichkeit, dass die Glukuronidierung von Resveratrol eine wichtige Rolle bei der Entgiftung, beim Anschlagen und bei der Verlängerung der Wirksamkeit von Resveratrol beim Menschen spielen könnte."* (Journal Pharm. Science. 2004, Jg. 93, S. 2448-2457.).

Die Eigenschaft, von der man annahm, das sie Resveratrol unverfügbar macht, schützt es eigentlich vor seinem Zerfall, beschränkt die mögliche Giftigkeit bei einer Überdosis, verlängert sein Vorkommen im Blut und lässt es gezielt in gerade den Geweben wirken, wo es am meisten gebraucht wird. Dieser Prozess sorgt für Resveratrolnachschub am rechten Ort zur rechten Zeit.

Oral aufgenommene Dosen von Resveratrol wurden in Organen wie im Darm, der Leber und den Nieren nachgewiesen. Italienische Wissenschaftler haben beispielsweise gezeigt, dass Resveratrol aus Rotwein bei Nagern *„eine* *signifikante Bioverfügbarkeit für das Herz"* aufweist (Drugs Experimental Clinical Research. 1998, Jg. 24, S. 51-55.). Andere Forscher kamen zu dem Schluss, dass *„Resveratrol nach oraler Vergabe bioverfügbar ist und meist in intakter Form verbleibt. Die Ergebnisse weisen auf eine große Bandbreite von Zielorganen, bei denen man Polyphenole aus Wein als chemische Krebsprävention beim Menschen anwenden könnte."* (Life Science. 2003, Jg. 72, S. 2219-2233.). Bemühungen den Leberstoffwechsel auszubremsen könnten Resveratrol der gewöhnlichen kurzen Halbwertszeit von 30 Minuten unterziehen, wobei der größte Teil bereits nach einer Stunde abgebaut worden wäre.

Die Behauptung, dass Resveratrol nicht bioverfügbar sei, ist falsch. Die Wissenschaftler widersprechen sich in dem Sinne, dass sie einerseits argumentieren, die Resveratrol-Pillen seien nicht bioverfügbar, weil sie schnell in der Leber abgebaut werden, aber andererseits die Pharmaunternehmen den Stoffwechsel (Glukuronidierung) in der Leber nutzen, um Wirkstoffmoleküle an ihr Ziel zu transportieren.

Lagerfähigkeit

Wenn Resveratrol ultraviolettem Licht, Hitze oder Sauerstoff ausgesetzt wird, kann sich die Isomerisierung beschleunigen, was die Moleküle biologisch nutzlos werden lässt (Journal Agriculture Food Chemistry. 1996, Jg. 44, S. 1253-1257.; Electrophoresis. 2001, Jg. 22, S. 2574-2579.). Um das rohe Resveratrol-Extrakt zu einem verlässlichen und wirksamen Nahrungsergänzungsmittel zu machen, wäre sofort nach der Extraktion eine angemessene Lagerung in einer lichtundurchlässigen, luftdichten Kapsel erforderlich, wobei es während der Verarbeitung kaum Licht oder Sauerstoff ausgesetzt werden dürfte.

In Forschungszentren wird lediglich Resveratrol in reiner Laborqualität verwendet. Da erkannt wurde, dass Resveratrols ein instabiles Molekül ist, wird es in Laborqualität stets in lichtundurchlässige, luftdichte Fläschchen unter einer Stickstoffatmosphäre abgefüllt und im Kühlschrank aufbewahrt. Nahrungsergänzungsmittel sind während der Herstellung gewöhnlich sowohl Licht als auch Hitze und Sauerstoff ausgesetzt, also allen Faktoren, die für die Zerlegung von Resveratrol bekanntermaßen benötigt werden. Es existiert nur eine Marke, die ihre Resveratrol-Pillen auf einzigartige Weise in luftdichte Kapseln abfüllt und unter der Verwendung der Licaps®-Technologie von Capsugel® in einer

Stickstoffumgebung herstellt, wodurch Resveratrol in Laborqualität nachgeahmt wird.

Potenzielle Nebenwirkungen

Einige Quellen zur Verbraucherinformation über Nahrungsergänzungsmittel geben fälschlicher Weise an, dass *„keine Nebenwirkungen in Verbindung mit der Einnahme von Resveratrol bekannt sind."* Aber dies hat seine Ursache darin, dass bisher keine Studien an Menschen veröffentlicht wurden. Das Linus Pauling Institute veröffentlicht derzeit einen respektablen Bericht zu Resveratrol und obwohl dieser offenkundige Schwächen aufweist, indem er Eigenschaften wie den Gen-Schalter, die DNA-Reparatur und die Anti-Aging-Eigenschaften dieses Moleküls übersieht, wird darin genauestens darauf hingewiesen, dass Resveratrol (und Quercetin) bis zu einem gewissen Grade die Entgiftungsenzyme (das Enzym Cytochrom p450) der Leber entschärft. Dies bedeutet, dass Resveratrol-Pillen manche Arzneimittel viel zu gut wirken lassen würden. Einige Personen, die Resveratrol und zugleich Medikamente gegen hohen Blutdruck einnehmen, berichteten von einem vorübergehenden Abfall des Blutdrucks und Schwindelanfällen. Eine zu hohe Dosierung könnte möglicherweise die Wundheilung und das Nervenwachstum beeinträchtigen. Resveratrol-Pillen sollten daher nicht vor Operationen, während der Schwangerschaft oder vor der Entbindung eingenommen werden. Zudem sollten Resveratrol-Pillen nicht von Kindern im Wachstum konsumiert werden. Trotzdem scheinen Resveratrol-Pillen das Blut nicht allzu sehr zu verdünnen und man sollte sich kaum sorgen, wenn man gleichzeitig Blut verdünnende Medikamente einnimmt.

Resveratrol - Aus dem Schatten der Wissenschaft an das Licht der Öffentlichkeit

Forscher revidieren die Rolle des p53-Tumor-Suppressor-Gens

Schon früh, in den ersten Monaten nach den Enthüllungen der Forscher an der Harvard Medical School Ende des Jahres 2003, als bekannt wurde, dass Resveratrol möglicherweise die menschliche Lebensspanne um ganze 50 Jahre verlängern könnte, legte sich eine wissenschaftliche Staubwolke um das kleine Molekül. Bei Laborexperimenten schaltete Resveratrol die DNA-Reparatur-Enzyme, die vom Sirtuin-1-Gen gesteuert werden, an, schaltete aber ebenso das p53-Tumor-Supressor-Gen aus. Die Forscher machten sich Gedanken, ob die Öffentlichkeit nicht vielleicht schon verfrüht nach Rotweinflaschen oder Resveratrol-Pillen, in der Hoffnung so zu einem langen Leben zu gelangen, griff, um dann festzustellen, dass sie damit einem höheren Krebsrisiko ausgesetzt war. Das p53-Gen ist bei mehr als der Hälfte der Krebsfälle beim Menschen inaktiv.

Vor kurzem berichteten Forscher des Salk Institute for Biological Studies in La Jolla in Kalifornien folgendes: *„Das mit Krebs in Verbindung stehende p53-Gen wird nicht gesteuert, wie eine vorherige Untersuchung einer Gewebekultur ergab."* Nachdem die Forscher des Salk-Instituts ihre Untersuchungen von Petrischalen auf lebende Tiere übertragen hatten, konnten sie schlussfolgern, dass die vorherigen Erkenntnisse über die Steuerung der p53-Aktivität aus Laborstudien (in vitro) nicht auf lebende, atmende Organismen zutreffen dürften. *„Es kam völlig überraschend. Diese Studie verursachte eine große Veränderung in unserem Konzept von p53"* so Kurt Krummel, der Untersuchungsleiter. Die Befunde der Salk-Wissenschaftler werden bald im Magazin Proceedings of the National Academy of Sciences (Abhandlungen der Nationalen Akademie der Wissenschaften) veröffentlicht werden.

Ist die Anti-Aging-Pille in greifbarer Nähe?

Das Fortune Magazine listet Sirtris, eine in Massachusetts ansässige Firma, die sich mit der Herstellung eines Resveratrol-Medikaments beschäftigt, als eine der 25 führenden Pionierunternehmen auf diesem Gebiet für das Jahr 2005 auf. Allerdings scheinen resveratrolhaltige Anti-Aging-Pillen bereits als Nahrungsergänzungsmittel zugänglich zu sein. Die Öffentlichkeit sollte nicht darauf warten, bis die Pharmaunternehmen ein entsprechendes Medikament entwickelt haben werden.

Es war Arthur Schopenhauer, ein deutscher Philosoph (1788-1860), der sagte: *„Jede Wahrheit durchläuft drei Phasen: Zuerst wird sie lächerlich gemacht. Zweitens, wird sie heftig attackiert. Drittens, wird sie als selbstverständlich akzeptiert."* Trotz der überwältigenden Beweise für Resveratrol als Anti-Aging-

Molekül wird die Aufnahme von Resveratrol in die Verfahren der menschlichen Gesundheitsvorsorge von den Forschern heruntergespielt und verzögert, und zwar bis die Forscher aus dieser Technologie auf irgendeinem Wege Kapital schlagen können. Kluge Verbraucher werden für sich Wege finden, um diese Endeckung rechtzeitig in die Praxis umzusetzen.

Wenn Resveratrol-Pillen wirklich eine WAHRE Quelle der Jugend sind, doch die Öffentlichkeit die Einbeziehung dieses Moleküls in die alltägliche Gesundheitsvorsorge für eine lange Zeit hinausschiebt, so werden vielleicht viele Menschen versterben, bevor diese Entdeckung akzeptiert wird. Bedenken Sie, dass das Fasten und der Genuss von Rotwein seit Jahrhunderten praktiziert werden und immer noch wird über nachgewiesene Verfahren, die Gesundheit und ein langes Leben versprechen, lebhaft diskutiert. Retrospektiv könnte man behaupten, dass Milliarden von Menschen vorzeitig starben, während das Anti-Aging-Molekül Resveratrol in mehr als 70 Pflanzenarten weltweit heranwuchs. Die Anti-Aging-Pille ist in greifbarer Nähe, so wie es seit Jahrhunderten der Fall ist.

Knowledge of Health, Inc, San Dimas, California

August 2005

Index

Bill Sardi
Autobiographie

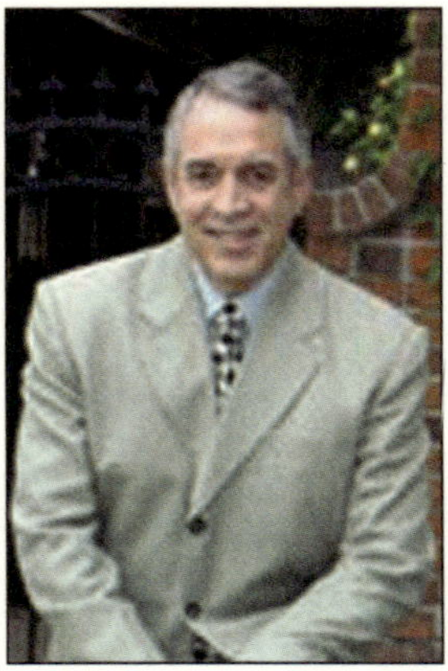

Bill Sardi ist Journalist im Bereich der Medizin und Verbraucheranwalt. Er erhielt seine journalistische Ausbildung (Bakkalaureus der Wissenschaften) an der California Polytechnic University in Pomona, Kalifornien.

Dies ist sein 9. Buch. Einige seiner weiteren Titel lauten The Iron Time Bomb, The New Truth about Vitamins & Minerals, Why Babies Die, In Search of the World's Best Water und Live 100 Year without Growing Old. Im ganzen Land hielt er bereits Lesungen und ist als Radiosprecher wöchentlich bei mehr als 1000 Radiosendern in den USA zu hören. Bill Sardi ist Mitbegründer des Unternehmens, das den weltweit ersten, stabilisierten Resveratrol-Nahrungszusatz herstellt.

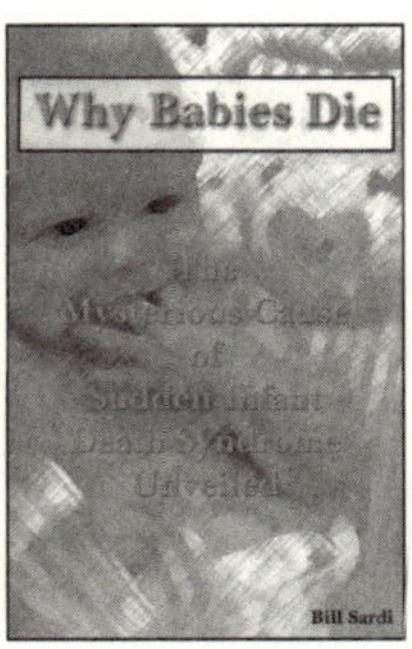

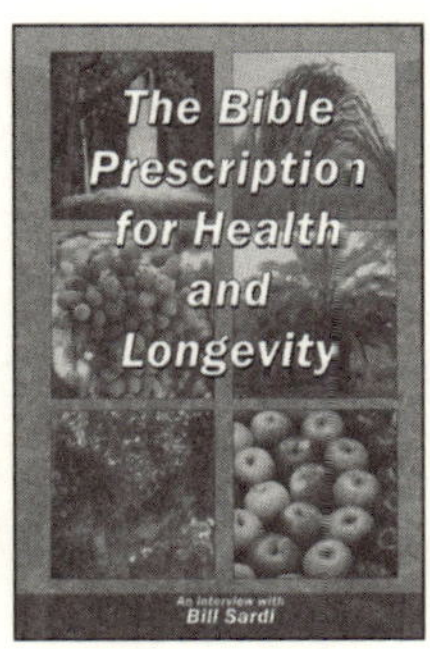

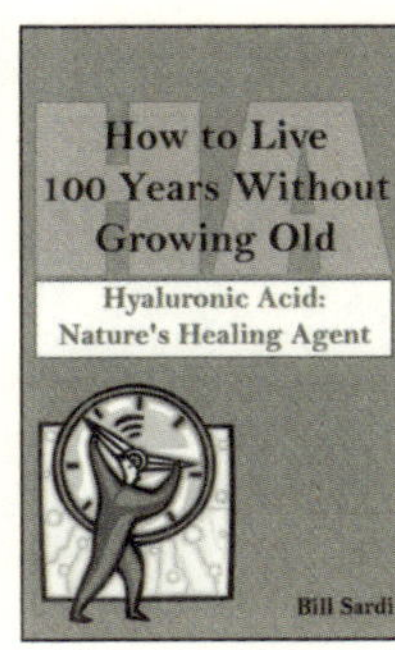

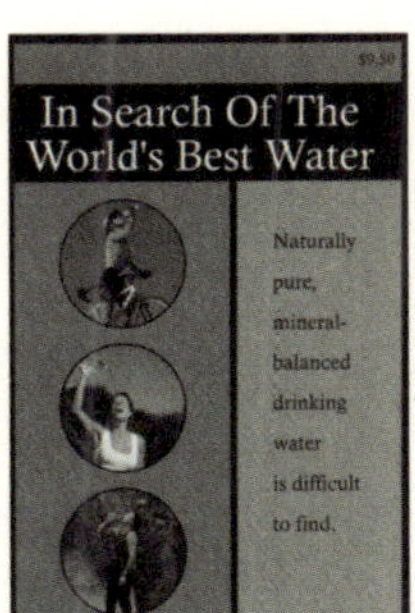

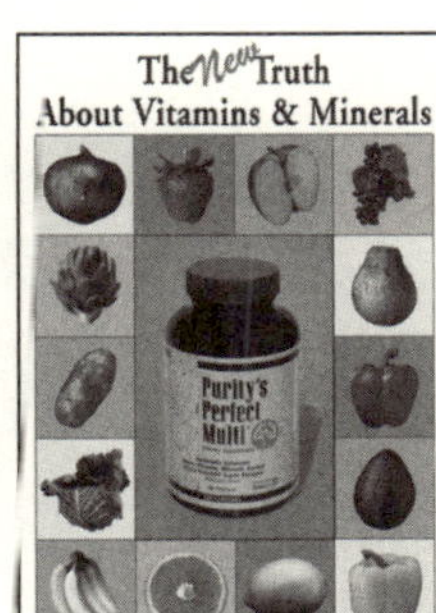

Über den Autor:

Bill Sardi ist Journalist im Bereich der Medizin und lebt in Kalifornien in den USA. Er hat viele Bücher zum Thema Gesundheit geschrieben, dies ist jedoch sein faszinierendstes Werk. *„Können Sie sich vorstellen,“* sagt Sardi, *„dass ein Mensch, der täglich Rotweinmoleküle einnimmt, höchstwahrscheinlich viel länger und gesünder als andere leben wird, ja sogar viel länger als Menschen die Vitamine zu sich nehmen, sich äußerst gesund ernähren und Sport treiben. Das ist doch bemerkenswert.“*

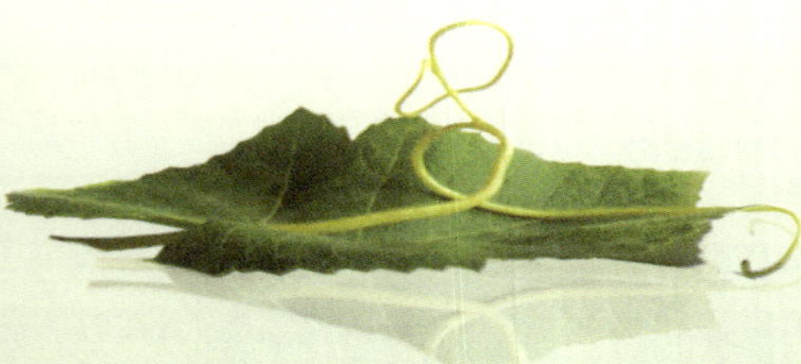

Here and Now Books
457 West Allen Avenue #117
San Dimas, California 91773 USA
www.hereandnowbooks.com in USA
ISBN 0-9774272-0-X
www.anti-aging-durchbruch.com

ISBN 0-9774272-0-X

9 780977 427208

Nach langer Suche hat die Wissenschaft in Rotwein ein natürliches Molekül gefunden, das das menschliche Leben verlängern kann. Nun kommt der Wirkstoff nach Europa!

In diesem Buch erfahren Sie:

- wie Rotweinmoleküle (Resveratrol) die Reparatur von Genen aktivieren,

- wie Rotweinmoleküle eine kalorienreduzierte Diät nachahmen,

- warum Sie als gewöhnlicher Konsument von Trauben, Traubensaft oder den meisten Rotweinsorten keine genügenden Mengen von Rotweinmolekülen aufnehmen, um eine maximale gesundheitsfördernde Wirkung zu erzielen,

- wie die Menschheit zum ersten Mal in der Lage sein wird, noch weitere 30 bis 50 Jahre bei guter Gesundheit zu leben,

- wie stark sich Rotwein- (Resveratrol) Pillen voneinander unterscheiden und wie diese Unterschiede zustande kommen,

- warum die Rotweinmoleküle in Nahrungszusätzen auf spezielle Art und Weise konserviert werden müssen, um ihre volle Wirkung zu entfalten.